一発合格!ここが出る!

食生活アドバイザー®検定 2級テキスト&問題集 第2版

NPO法人みんなの食育代表理事・食生活アドバイザー®公認講師
竹森美佐子 監修・著

ナツメ社

ビジュアル徹底図解

日本全国の主な郷土料理

中国地方

鳥取
あご野焼、カニ汁

島根
割子そば、めのは寿司

岡山
ままかり酢漬け、ばら寿司

広島
牡蠣料理、穴子飯

山口
岩国寿司、フグ料理

近畿地方

滋賀
鮒寿司、赤コンニャク煮

京都
おばんざい、サバの棒寿司

大阪
箱寿司、たこ焼き

兵庫
イカナゴ釘煮、ぼたん鍋

奈良
柿の葉寿司、茶飯

和歌山
めはり寿司、鯨料理

九州・沖縄地方

福岡
がめ煮、おきゅうと

佐賀
だぶ、白魚の踊り食い

長崎
ちゃんぽん、卓袱料理

熊本
辛子レンコン、馬肉料理

大分
ブリの温飯、手延べ団子汁

宮崎
冷や汁、かっぽ鶏

鹿児島
がね、キビナゴ料理

沖縄
ゴーヤチャンプルー、ソーキそば

四国地方

徳島
そば米雑炊、でこまわし

香川
讃岐うどん、あん餅雑煮

愛媛
鯛そうめん、ジャコ天

高知
カツオのたたき、皿鉢料理

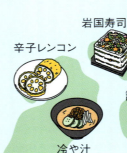

辛子レンコン　岩国寿司　カニ汁　ぼたん鍋　鱒寿司　讃岐うどん　サバの棒寿司　でこまわし　冷や汁

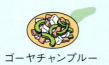

ゴーヤチャンプルー

北陸地方
新潟
のっぺい汁、笹寿司
富山
鱒寿司、イカの黒作り
石川
かぶら寿司、治部煮
福井
越前そば、鯖のへしこ

北海道
石狩鍋、ジンギスカン

東北地方
青森
いちご煮、せんべい汁
岩手
わんこそば、ひっつみ
宮城
ずんだ餅、笹かまぼこ
秋田
きりたんぽ、いぶりがっこ
山形
芋煮、どんがら汁
福島
こづゆ、棒ダラの煮物

関東地方
茨城
アンコウ料理、そぼろ納豆
栃木
しもつかれ、ちたけそば
群馬
おきりこみ、コンニャク料理
埼玉
つとっこ、冷や汁うどん
千葉
なめろう、太巻き寿司
東京
深川飯、ドジョウ鍋
神奈川
へらへら団子、鯵寿司

中部・東海地方
山梨
ほうとう、煮貝
長野
おやき、鯉料理
岐阜
朴葉味噌、栗きんとん
静岡
とろろ汁、桜エビ料理
愛知
ひつまぶし、きしめん
三重
手こね寿司、豆腐田楽

ジンギスカン

石狩鍋

きりたんぽ

わんこそば

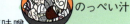
のっぺい汁

朴葉味噌

つとっこ

ほうとう　そぼろ納豆

ビジュアル 徹底図解

四季折々の家庭料理

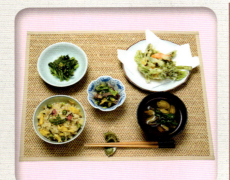

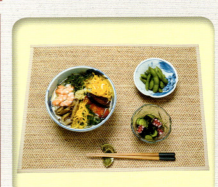

- ◆たけのこご飯
- ◆山菜の天ぷら（エビ・フキノトウ・タラの芽）
- ◆浅葱（あさつき）とホタルイカの酢味噌（みそ）和え
- ◆菜の花のおひたし
- ◆アサリのお吸い物

 春

- ◆そうめん（ウナギ・錦糸卵・ゆでたエビ・シイタケ・トマト）
- ◆キュウリとワカメとタコの酢の物
- ◆エダマメ

 夏

- ◆きのこと栗の混ぜご飯
- ◆サケの西京味噌焼き
- ◆きんぴらゴボウ
- ◆ホウレンソウとエノキのおひたし
- ◆豚汁

秋

- ◆タラちり鍋（タラ・ハクサイ・ニンジン・シイタケなど）
- ◆ぽん酢 醤油（しょうゆ）
- ◆うどん

 冬

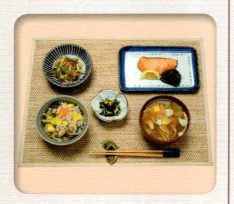

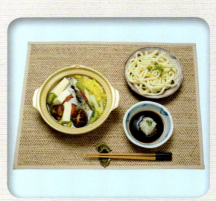

日本の主な年中行事と料理

時　期	行事名と行事内容・行事食	時　期	行事名と行事内容・行事食
1月 1〜3日	**正月** 門松 おせち料理 雑煮	7月7日	**七夕の節句** 短冊 天の川 そうめん
1月7日	**人日の節句** 七草粥 春の七草	9月9日	**重陽の節句** 菊酒 菊寿司 栗飯
1月11日	**鏡開き** 鏡餅 お汁粉	秋分の日を 中日とした 前後3日間	**彼岸（秋彼岸）** 精進料理 おはぎ 彼岸団子
2月3日 または4日	**節分** 柊鰯 煎り豆 恵方巻き	旧暦 8月15日	**十五夜（月見）** 中秋の名月 月見団子 きぬかつぎ
3月3日	**上巳の節句** 雛祭り ちらし寿司 ひなあられ	11月15日	**七五三** お宮参り 千歳飴
春分の日を 中日とした 前後3日間	**彼岸（春彼岸）** 精進料理 ぼた餅	12月22日 または23日	**冬至** ゆず湯 カボチャ料理 冬至粥
5月5日	**端午の節句** 鯉のぼり ちまき 柏餅 菖蒲湯	12月31日	**大晦日** 除夜の鐘 年越しそば

ビジュアル 徹底図解

食材の主な切り方

● 野菜の切り方

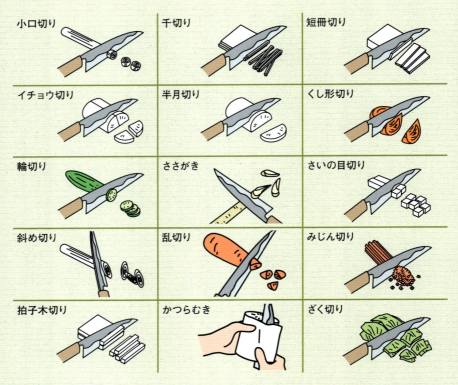

● 肉の切り方

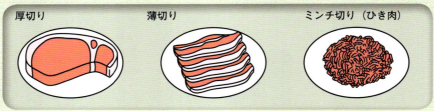

● 魚の切り方

腹開き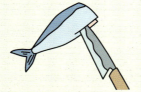

背開き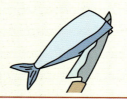

そぎ切り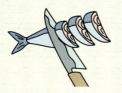

たたき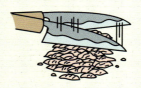

● 魚の二枚おろしと三枚おろし

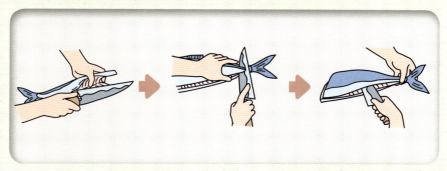

● 刺身のあしらい（添え物）

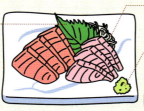

つま
大葉、芽じそ、穂じそなど

けん
大根などの千切り

辛味
わさび、しょうがなど

ビジュアル徹底図解

食事バランスガイド

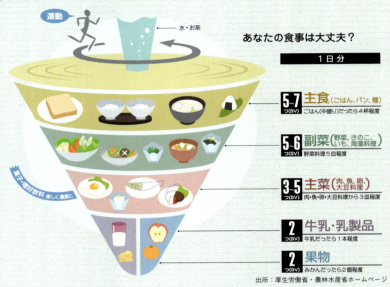

6つの基礎食品群

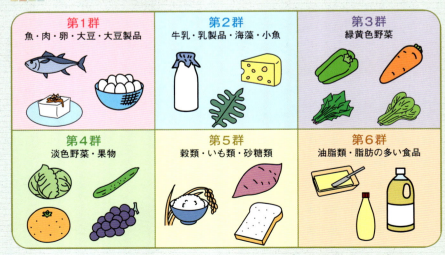

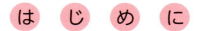

　食生活アドバイザー®検定の誕生から20年以上が経ちました。検定立ち上げのきっかけは、以前私が管理栄養士として勤務していた心療内科クリニックに持ち込まれた、ある相談でした。

　ダイエットを繰り返し、食べては吐くという食生活を続けていた30代の女性会社員。「朝食って、何を食べればいいの？」。有名大学卒業、一流商社勤務の彼女が、健康の源である食に対してあまりにも無知であることに愕然としました。

　また、日本は世界一の長寿国ですが、7～8年の寝たきり期間があり、一方では不健康な子どもが増え、若者や働き盛りの世代がうつや自殺などで心身を蝕まれていたりする現状もあります。

　豊かで便利な暮らしの中で、不規則な食事が増え、食材そのものを知ることも困難な時代になっています。

　このようなとき、医療機関でできることは多くありません。食に関する知識と技術を習得して、まず身近なところから食生活全般を見つめ直し、アドバイスできる人材を育てることが必要なのだと思います。そして、その人材こそが食生活アドバイザー®であり、今後も活躍の場は増えることでしょう。

　情報の氾濫に惑わされることなく、食生活全般にわたる正しい理解を身につけた食生活アドバイザー®によって、一人でも多くの人が健康な生活を送れることを心から願っています。

竹森 美佐子

本書の使い方

本書は、一般社団法人FLAネットワーク協会が年2回行う「食生活アドバイザー®検定2級試験」に合格するためのテキスト＆問題集です。

受験のために必要となる知識をカラーイラストや図解で楽しく理解し、節や章ごとの練習問題や、2回分の模擬試験を解くことで理解度を確認できます。

本冊

重要キーワード
学習するうえで特に大事なキーワードを集めました。

「重要！」マーク
試験によく出る内容に「重要！」マークを付けました。重点的に学習しましょう。

イラスト＆図解
見てすぐに理解できるようなイラストと図解を、たくさん盛り込みました。

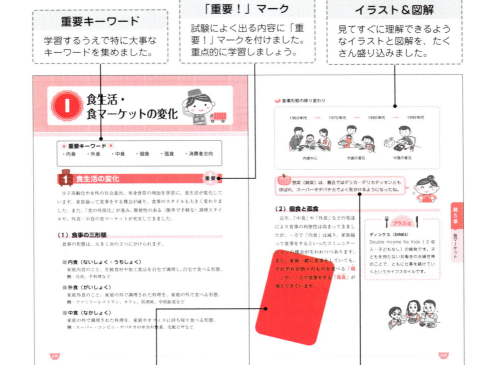

赤シート
重要な用語は、赤い文字になっています。付属の赤シートで文字が隠れますので、復習に役立てることができます。

先生からのアドバイス
覚え方のコツや、知るとさらに理解が深まる先生からのアドバイスです。

プラスα
本文の説明に付随して覚えておくとよいポイントを随所に載せています。

お役立ちコラム
学習の合間にほっと一息つける、生活お役立ちコラムです。食生活の豆知識として読んでみましょう。

確認テスト
本試験と同じ六肢択一や記述問題を、節の最後に解いてみましょう。

本節のまとめ
節を復習する際のポイントがまとめてあります。

表
暗記する内容を整理して、表にまとめています。

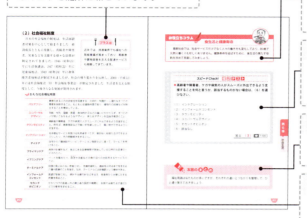

演習問題
各章末に学習内容を確認できる演習問題を用意しました。解答・解説には、参照ページも記載していますので、間違えた問題は本文に戻って確認しましょう。

模擬試験（2回分）
本試験と同じ六肢択一42問・記述13問の模擬試験を、2回分収録しました。コピーして使える解答用紙も付いていますので、合格ラインに届くまで繰り返し挑戦しましょう。

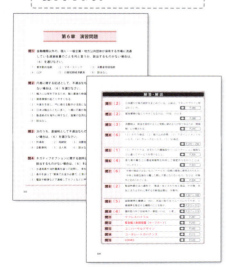
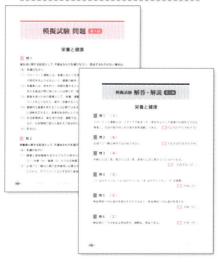

試験前の効率的な学習に役立つよう、重要用語と試験によく出る項目を、BEST10のランキング形式でコンパクトにまとめました。各項目に予想問題が付いていますので、解いて本試験に備えましょう！

重要用語集
効率的な学習に役立つ重要用語を、章ごとにまとめています。

出る順ランキング
本試験に頻出する内容を監修者が10項目厳選し、出る順にランキングしました。確実に得点できるよう、本冊で学んだ内容をNo.1から順番に復習していきましょう。

よく出る項目
試験によく出る項目をまとめています。本書のどこに掲載されている内容かがわかるよう、参照ページも記載しています。

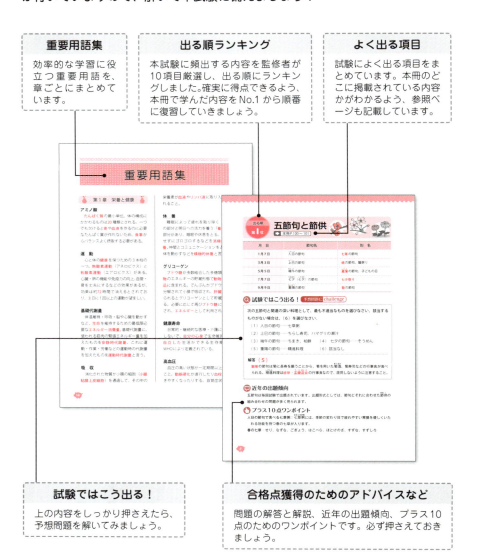

試験ではこう出る！
上の内容をしっかり押さえたら、予想問題を解いてみましょう。

合格点獲得のためのアドバイスなど
問題の解答と解説、近年の出題傾向、プラス10点のためのワンポイントです。必ず押さえておきましょう。

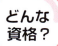

食生活アドバイザー®

食生活アドバイザー®はこんな人材

　食品表示の問題、食生活の乱れからくる肥満や健康障害——。近年、流通やサービスの形態が変化し続けていることにより、食品や食生活に様々な問題が起きています。食生活アドバイザー®は、このような問題と食生活をトータルにとらえ、健康な生活を送るために「生き方」「考え方」「生活そのもの」についてアドバイスできる人材と言えます。

　また、2005（平成17）年施行の「食育基本法」には食育についての基本理念がうたわれており、食生活アドバイザー®はそれらを実践するための食生活改善の提案を行います。

活躍の場

　食生活の知識を身に付けることで、様々なシーンでの提案、アドバイスにつなげることができます。

◆教育の現場

栄養、マナー、行事食などの知識を身につけることで、子どもたちへの食文化の継承に役立てることができます。

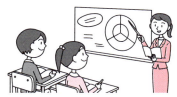

◆家　庭

食品選択のポイントなどを学ぶことで、家族の健康管理の担い手となり、より豊かな食生活を送ることができます。

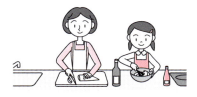

◆生産の現場

食のマーケットについて学ぶことで、商品の開発や提供方法の提案につながります。

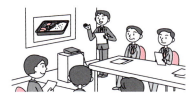

◆ **流通の現場**

商品の温度管理など物流の基本を習得することで、安心・安全な流通体制についてアドバイスをすることができます。

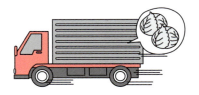

◆ **販売の現場**

栄養素や味覚などの知識を身に付けることで、お客様への商品説明、おいしく食べるための提案につなげることができます。

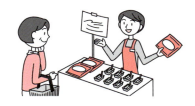

◆ **飲食の現場**

メニューやレシピ、衛生管理、店舗運営の助言などに、知識を役立てることができます。

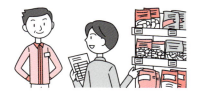

◆ **医療・福祉・介護の現場**

病気と食生活の関係などを学ぶことで、症状別の食事や健康管理のアドバイスに役立てることができます。

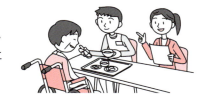

仕事の幅を広げるダブルライセンス

食や健康にかかわる資格にプラスして食生活アドバイザー®資格を取得すれば、活躍の場はさらに広がります。

◆ **栄養士＆食生活アドバイザー®**

栄養バランスに加え、環境・経済などの面からもアドバイスが可能に。

◆ **販売士＆食生活アドバイザー®**

食マーケットでの消費者の好み、食の安全性についてのアドバイスが可能に。

◆ **アスレチックトレーナー＆食生活アドバイザー®**

栄養・運動・休養など、食生活全般についてのアドバイスが可能に。

食生活アドバイザー®検定2級試験について

受験資格

特に制限はなく、食生活に興味のある人は誰でも受験できます。

試験日

7月中旬、11月下旬の年2回。

検定申し込みから受験までの流れ

食生活アドバイザー®検定2級試験は、次の要領で行われます。

	7月試験	11月試験
願書請求期間	3月上旬～5月中旬	7月中旬～9月下旬
願書受付期間	4月上旬～5月下旬	9月上旬～10月中旬
試　験	7月 第2日曜日	11月 第4日曜日
合否通知発送	8月上旬	12月下旬

受験会場（予定）

札幌、仙台、さいたま、千葉、東京、横浜、新潟、金沢、静岡、名古屋、大阪、神戸、広島、福岡。

※団体受験もあります。

受験料（各税込）

3級：5,000円　　2級：7,500円　　3・2級併願：12,500円

受験科目

①栄養と健康
（栄養、病気予防、ダイエット、運動、休養など）

②食文化と食習慣
（行事食、旬、マナー、配膳、調理、献立など）

③食品学
（生鮮食品、加工食品、食品表示、食品添加物など）

④衛生管理
（食中毒、食品衛生、予防、食品化学、安全性など）

⑤食マーケット
（流通、外食、中食、メニューメイキング、食品販売など）

⑥社会生活
（消費経済、生活環境、消費者問題、IT社会、関連法規など）

出題形式、合格基準

六肢択一（マークシート形式）42問、筆記（記述形式）13問。

試験時間は90分。合計点数の60％以上の得点で合格。

合格率

約40％

※実施回により多少異なります。

試験申し込み・問い合わせ

一般社団法人FLAネットワーク協会

食生活アドバイザー®検定事務局
〒160-0023　東京都新宿区西新宿7-15-10　大山ビル2F
TEL　03-3371-3593
フリーダイヤル　0120-86-3593（月～金曜日　9～17時）
ホームページ　http://www.flanet.jp

CONTENTS

巻頭フルカラー ビジュアル徹底図解

- はじめに ……………………………………………… 9
- 本書の使い方 ………………………………………… 10
- どんな資格？ 食生活アドバイザー® ……………… 13
- 試験概要 ……………………………………………… 15

第 1 章　栄養と健康

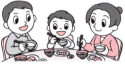

1. 食生活（健康と栄養） ……………………………… 22
2. 栄養素の種類と役割 ………………………………… 25
3. 炭水化物（糖質と食物繊維） ……………………… 28
4. たんぱく質 …………………………………………… 35
5. 脂　質 ………………………………………………… 40
6. ビタミン ……………………………………………… 47
7. ミネラル ……………………………………………… 53
8. 消化・吸収・代謝 …………………………………… 59
9. 食事摂取基準とエネルギー代謝 …………………… 67
10. 肥満とダイエット …………………………………… 71
11. 病気と食事の関係 …………………………………… 75
12. 健　康（運動と休養） ……………………………… 84
    - 演習問題 ………………………………………… 89

第 2 章 食文化と食習慣

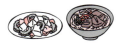

- 1 四季と行事食 …………………………… 98
- 2 通過儀礼と賀寿 ………………………… 102
- 3 郷土料理 ………………………………… 105
- 4 食材とおいしさ ………………………… 109
- 5 日本料理の特徴と世界の料理 ………… 115
- 6 調理方法 ………………………………… 121
- 7 盛り付けと器の種類 …………………… 128
- 8 食事とマナー …………………………… 133
- 9 食にまつわる四字熟語 ………………… 141
- 演習問題 ………………………………… 145

第 3 章 食品学

- 1 生鮮食品と加工食品 …………………… 152
- 2 加工食品 ………………………………… 157
- 3 食品の分類 ……………………………… 161
- 4 食品表示と食品表示法 ………………… 166
- 5 生鮮食品の表示 ………………………… 169
- 6 加工食品の表示 ………………………… 172
- 7 成分表示 ………………………………… 176
- 8 食品マークと表示 ……………………… 180
- 9 保健機能食品制度 ……………………… 184
- 10 有機農産物と特別栽培農産物 ………… 187
- 11 遺伝子組換え表示 ……………………… 190
- 演習問題 ………………………………… 193

第 4 章 衛生管理

1 食中毒の種類と特徴 ………………………… 200
2 食中毒の予防 ………………………………… 208
3 殺菌と洗浄 …………………………………… 212
4 HACCP ……………………………………… 214
5 食品の化学変化と保存方法 ………………… 218
6 食品の安全と遺伝子組換え ………………… 224
7 食品の安全と化学物質 ……………………… 228
8 食品の安全と感染症 ………………………… 232
　演習問題 ……………………………………… 236

第 5 章 食マーケット

1 食生活・食マーケットの変化 ……………… 244
2 ミールソリューション ……………………… 248
3 ホームミールリプレースメント …………… 251
4 小売業の種類と特徴 ………………………… 253
5 小売業の経営形態 …………………………… 257
6 流通の機能と役割 …………………………… 260
7 物流の機能と役割 …………………………… 263
8 日本の商慣行の特徴 ………………………… 266
9 流通業の経営戦略 …………………………… 269
10 フードサービス業の経営管理 ……………… 274
　演習問題 ……………………………………… 277

第6章 社会生活

1. 暮らしと経済 …………………………… 284
2. 暮らしと税金 …………………………… 290
3. 暮らしと契約 …………………………… 295
4. 高齢社会と社会福祉制度 ……………… 299
5. 食生活にかかわる環境問題 …………… 302
6. 食を取り巻く法律 ……………………… 307
7. IT社会と企業マネジメント …………… 313
8. 世界と日本の食料事情 ………………… 317
   演習問題 ………………………………… 322

模擬試験

第1回 問題 ………………………………… 328
第2回 問題 ………………………………… 348
第1回 解答・解説 ………………………… 368
第2回 解答・解説 ………………………… 376
索 引 ………………………………………… 385

【別　冊】

頻出項目 BEST❿ ………………………… 1
重要用語集 ………………………………… 18

第 1 章
栄養と健康

1 食生活（健康と栄養）‥‥‥‥‥‥‥‥‥ 22

2 栄養素の種類と役割‥‥‥‥‥‥‥‥ 25

3 炭水化物（糖質と食物繊維）‥‥‥‥‥‥ 28

4 たんぱく質‥‥‥‥‥‥‥‥‥‥‥‥ 35

5 脂　質‥‥‥‥‥‥‥‥‥‥‥‥‥‥ 40

6 ビタミン‥‥‥‥‥‥‥‥‥‥‥‥‥ 47

7 ミネラル‥‥‥‥‥‥‥‥‥‥‥‥‥ 53

8 消化・吸収・代謝‥‥‥‥‥‥‥‥‥ 59

9 食事摂取基準とエネルギー代謝‥‥ 67

10 肥満とダイエット‥‥‥‥‥‥‥‥ 71

11 病気と食事の関係‥‥‥‥‥‥‥‥ 75

12 健　康（運動と休養）‥‥‥‥‥‥‥‥ 84

演習問題

問　題‥‥‥‥‥‥‥‥‥‥‥‥‥‥‥ 89

解答・解説‥‥‥‥‥‥‥‥‥‥‥‥‥ 95

1 食生活
（健康と栄養）

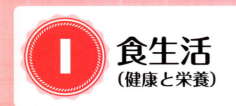
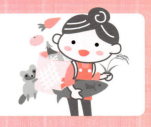

重要キーワード
・食生活　　・健康　　・栄養　　・栄養素

1 食生活と健康

　世界保健機関（WHO）の憲章によると、健康とは次のように定義されています。「健康とは、完全な肉体的、精神的及び社会的福祉の状態であり、単に疾病又は病弱の存在しないことではない。到達しうる最高基準の健康を享有することは、人種、宗教、政治的信念又は経済的若しくは社会的条件の差別なしに万人の有する基本的権利の一つである」（公益社団法人日本WHO協会ホームページより）。つまり健康とは、肉体的・精神的・社会的に良好な状態のことを言います。

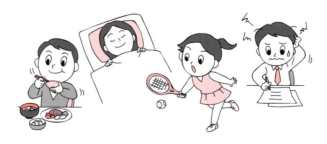

　「食生活」と言うと食べ物や食べ物に含まれる栄養素、栄養のバランスのこととらえがちですが、食べることだけでなく、睡眠や運動、ストレスなど生活全体のことを考える必要があります。この生活全体のことを考えることが、健康を考えることにつながります。

2 栄養と栄養素　　　重要

　栄養とは、「生命を維持するために必要な**食べ物**を体外から取り入れ、**成長**や**活動**に役立たせる状態」を表します。一方、栄養素とは、「生命を維持するために体外から取り入れる**物質**」を表し、具体的には炭水化物・たんぱく質・脂質・ビタミン・ミネラルのことを言います。

　「この食品には栄養がある」と言うと、その食品に1つの栄養素が多く含まれているととらえがちですが、食品には様々な栄養素や成分が含まれています。それらは、他の食品に含まれる栄養素や成分と体の中で相互にかかわり合いながら使われていきます。また、食品には、栄養素だけでは説明できない季節感やおいしさなどの側面もあるので、栄養素のみに注目するのではなく、食事として総合的にとらえるようにしましょう。

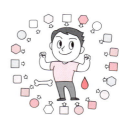

3 栄養と健康

　栄養素の欠乏や過剰により、健康のバランスを崩すことがあります。過度なダイエットにより、食事のとり方が十分ではなかったり栄養素が欠乏したりしていると、免疫力も低下するため、風邪などの感染症にかかりやすくなります。栄養素のとりすぎが続くと様々な障害を引き起こし、生活習慣病になる可能性があります。

　体のための栄養だけを考えると、心理的に負担に感じたり、おいしくないと感じたりすることがあります。反対に、心を満たすだけの食事をしていると、体調を崩すことがあります。**心**にも**体**にもおいしい食事が、健康的な食事と言えます。

　心の栄養には、彩りや盛り付けなどの**見た目**や**環境**、**嗜好**が大切であるとともに、食事の時間を重視する、食事を楽しむといった**心構え**も大切です。

お役立ちコラム　アンチエイジング

体の機能的な老化の予防と改善のことを、アンチエイジングと言います。「抗加齢」「抗老化」という意味で、老化の原因を抑制することにより、健康な体を保ち、質の高い生活を維持して長生きすることを目的としています。

スピードCheck!　確認テスト

☀ **食生活と健康に関する記述として、不適当なものを選びなさい。該当するものがない場合は、（6）を選びなさい。**

（1）健康づくりに必要なものとして、「栄養・運動・休養」の3つが挙げられ、これらを正しく実践することが重要である。

（2）健康を維持するためには、栄養価が高く、栄養素が豊富なものをとにかく多く摂取するよう心掛ける食生活が重要と言える。

（3）食生活においては、「いつ食べているか、何を食べているか、どのように食べているか」などを考え、実践することを心掛ける。

（4）栄養とは、物質を体外から取り入れ活用するといった状態のことで、栄養素は、体外から取り入れた物質そのものを言う。

（5）健康とは、単に病気や障害がない状態ではなく、肉体的にも精神的にも、そして社会的にも良好な状態を言う。

（6）該当なし

答え　**（2）**　➡ P.22～23

本節のまとめ

「健康の定義」「栄養と栄養素の違い」などがよく出題されます。うろ覚えや思い込みなどの多い内容なので、確認しておきましょう。

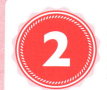
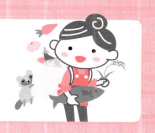

2 栄養素の種類と役割

重要キーワード
- 五大栄養素
- 三大栄養素
- 炭水化物
- 脂質
- たんぱく質
- ミネラル
- ビタミン
- kcal

1 栄養素の種類と役割　重要

人間の体に必要な栄養素は次の5つに分類され、それぞれ役割があります。

 五大栄養素とその働き

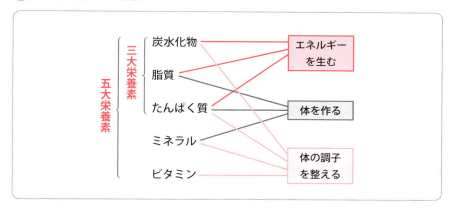

■ **エネルギーを生む**

　熱やエネルギーは、人間が活動するために必要なものです。エネルギーは、食べ物に含まれる栄養素の化学エネルギーが、運動エネルギーや電気的エネルギーなどに変換されることでもたらされます。栄養学では、エネルギーの単位としてkcal（キロカロリー）が使われています（単にcal（カロリー）とも呼ばれる）。なお、国連食糧

25

農業機関（FAO）や世界保健機関（WHO）では、国際的な単位としてJoule(ジュール)を用いることを推奨しています。

■ **体を作る**
　血液、骨、歯、毛髪、爪、筋肉、内臓、ホルモン、酵素などを作ります。

■ **体の調子を整える**
　体の様々な機能を正常に保つといった調節機能を果たします。これにより、生命を維持したり、病気を予防したりします。

2 水の役割

　水は成人の体重の約60％を占めていて、人間が生きていくうえで欠かせない物質です。水のままだけではなく、血液や細胞の中に様々な物質を溶かした状態でも存在しています。

　水の役割は、**栄養素やホルモンの運搬**、細胞の適度な柔らかさの保持、**老廃物の排泄**、体液のpHの調節、**体温の調節**などで、体内の水の10％を失うと健康が脅かされ、20％を失うと生命に危険が生じます。水は1日当たり、尿や糞便により約1,300mℓ、皮膚や呼吸からの蒸発（不感蒸泄）により約1,000mℓが排泄されます。失われた水分を補給するために、飲料水や食品から1日約2,000mℓ、呼吸の際の代謝により約300mℓの水分を摂取する必要があります。運動などによって大量に発汗したときは、その分を十分に補給することが大切です。

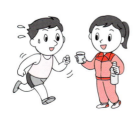

お役立ちコラム　サプリメント

食生活で不足しがちな特定の栄養素を補う目的で摂取する食品を、サプリメント（栄養補助食品）と言います。自分に必要なものを取り入れることができるため大変便利ですが、頼りきりにならないように、まずは日常の食事で栄養のバランスを整えることが第一です。

第1章 栄養と健康

スピードCheck! 確認テスト

☀ **栄養素とその役割の組み合わせとして、不適当なものを選びなさい。該当するものがない場合は、（6）を選びなさい。**

（1）ビタミン………エネルギーを生む
（2）たんぱく質……体を作る
（3）炭水化物…………エネルギーを生む
（4）ミネラル………体の調子を整える
（5）脂質……………エネルギーを生む
（6）該当なし

答え **（1）** 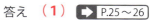 P.25〜26

 本節のまとめ

・五大栄養素にはそれぞれどのような役割があるか、25ページの図を丸ごと覚えておきましょう。
・水の役割や1日の摂取量を押さえておきましょう。

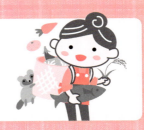

3 炭水化物
（糖質と食物繊維）

> ☀ **重要キーワード** ☀
> ・単糖類　　・二糖類　　・少糖類　　・多糖類　　・グリコーゲン
> ・唾液アミラーゼ　　・水溶性食物繊維　　・不溶性食物繊維

1 糖質

　糖質は、人間が生きていくうえで最も大切な栄養素です。日本人は、全エネルギーの**約60%弱**を糖質から摂取しています。消化・吸収後にエネルギー源となる糖質と、体内で消化されにくい食物繊維を合わせたものを**炭水化物**と言い、炭素（C）・水素（H）・酸素（O）からできています。

　糖質は１g当たり**4** kcalのエネルギーを持ち、**単糖類・二糖類・少糖類・多糖類**に分類することができます。

（1）糖質の分類

■単糖類
　糖質の最小単位で、ブドウ糖・果糖・ガラクトースなどがあります。

 単糖

ブドウ糖 （グルコース）	ショ糖・乳糖・麦芽糖・でんぷん・グリコーゲンなどを構成する糖で、脳のエネルギーになる。
果　糖 （フルクトース）	果実やはちみつなどに含まれ、甘味が強い糖。体内で中性脂肪に変わりやすく、とりすぎると肥満の原因になる。
ガラクトース	乳糖を構成している糖で、母乳や牛乳に多く存在している。海藻やサトイモの粘り成分の一つでもある。

■二糖類

　少糖類のうち、単糖が2つ結合したもので、ショ糖・乳糖・麦芽糖などがあります。単糖類と二糖類を総称して、糖類と言います。

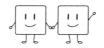

ショ糖 （スクロース）	ブドウ糖＋果糖。通常、砂糖と言われるもので、水溶性。とりすぎると肥満の原因になる。
乳　糖 （ラクトース）	ブドウ糖＋ガラクトース。母乳や牛乳に含まれる特有の成分。牛乳を飲むと下痢を起こすことがあるが、これは「乳糖不耐症」という乳糖分解酵素の分泌が不十分なために起こる、東洋民族に多い症状。
麦芽糖 （マルトース）	ブドウ糖＋ブドウ糖。甘味度はショ糖の約3分の1程度とされ、水飴や麦芽飴の主成分。でんぷんの分解物でもある。

■少糖類

単糖が3～9個程度結合したもので、オリゴ糖などがあります。

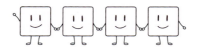

オリゴ糖	乳脂肪にも存在し、若干水に溶ける性質を持つ。トウモロコシやテンサイ（砂糖大根）などに含まれ、カロリーはショ糖の半分。人間の腸では消化・吸収されないため、ダイエットに向いている。善玉菌（乳酸菌やビフィズス菌）を増やして腸内環境を改善する作用もある。

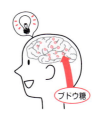

■ **多糖類**

単糖が10個以上結合したもので、でんぷんやグリコーゲンなどがあります。

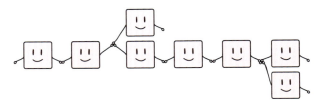

でんぷん	ブドウ糖が多数結合したもの。植物のエネルギーの貯蔵形態で、米・小麦・トウモロコシに多く含まれている。
グリコーゲン	ブドウ糖が多数結合したもの。動物のエネルギーの貯蔵形態で、肉類・魚介類などの動物性食品に含まれている。

（2）糖質の消化・吸収

ブドウ糖は、植物の光合成（光エネルギー）により作られます。植物はこのブドウ糖をでんぷんとして植物内に貯蔵し、それを私たちが摂取しています。

食べ物に含まれるでんぷんは、口内で**唾液アミラーゼ**によりデキストリンと麦芽糖に分解され、食道を通って胃に運ばれます。十二指腸で膵アミラーゼによって、より強力に麦芽糖に分解されます。さらに、小腸粘膜で膜消化酵素のマルターゼにより分解されて**ブドウ糖**になり、小腸で吸収されて毛細血管に入ります。そこから肝臓に送られると、ほとんどが**グリコーゲン**になって貯蔵されます。

グリコーゲンにならずに肝臓を通過したものは、**血液**を通って脳や筋肉などの各組織に運ばれ、**エネルギー**として利用されます。貯蔵されたグリコーゲンは必要に応じて再び**ブドウ糖**に変換され、**エネルギー**として利用されます。

過剰摂取された糖質は肝臓や筋肉にグリコーゲンとして蓄えられ、必要に応じて消費されるけど、さらに余ると**体脂肪**として蓄えられることを覚えておいてね！

● 糖質の消化・吸収

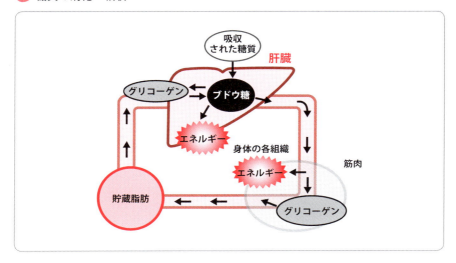

(3) 糖質の栄養

■エネルギー源

エネルギーは、糖質・脂質・たんぱく質によって供給されていますが、その中の約**60%弱**を糖質から摂取しています。糖質を多くとりすぎると**脂肪**が貯蔵されやすくなり肥満を誘発しますが、糖質が不足するとビタミンやミネラルが不足しやすくなり、エネルギーの利用効率が**悪く**なります。

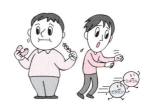

■糖質とビタミン

ビタミンB群は糖質の代謝と関係が深く、グリコーゲンから効率よくエネルギーを作り出すために欠かせません。**ビタミンB_1**が不足すると、食欲減退・疲労感・倦怠感・筋肉痛が出てきますが、これはグリコーゲンを分解してできたブドウ糖が、エネルギーを発生するときにビタミンB_1を必要とするためです。

【糖質が多く含まれる主な食品】
でんぷん（多糖類）として含まれるもの：
　穀類（米・小麦・トウモロコシなど）、豆類、
　イモ類（ジャガイモ・サツマイモ・サトイモなど）
糖類として含まれるもの：
　果物類、砂糖・はちみつなどの甘味料

2 食物繊維　　重要

　人の消化液では消化できない難消化性成分の総称を食物繊維と言い、「第6の栄養素」として重要視されています。1日の目標摂取量は17〜20 g以上ですが、多量摂取によりカルシウムや鉄などの重要な栄養素の吸収が妨げられたり、下痢などを引き起こしたりすることがあります。

（1）食物繊維の分類

　食物繊維は、水に溶ける性質を持つ水溶性食物繊維と、水に溶けない性質を持つ不溶性食物繊維の2つに大きく分けることができます。

■ 水溶性食物繊維の役割
・糖質の消化吸収を遅らせて糖尿病の発症を予防する。
・ナトリウムの吸収を抑制して血圧上昇を抑制する。
・腸内細菌による発酵を促す。
・コレステロールなどの吸収を抑制し、血中コレステロール値を正常化させる。

■ 不溶性食物繊維の役割
・大腸内で水分を保持し、排便を促進する。
・発がん性物質を吸着させ、大腸がん発生を抑制する。
・腸内細菌の増殖を助けるので、整腸作用がある。
・生体に有害な物質を、便とともに排泄（はいせつ）する。

食物繊維の分類

	含まれる部位	名称（物質名）	多く含む食品
水溶性食物繊維	植物細胞の貯蔵多糖類	ペクチン質	熟した果実
		食物グアガム	樹皮、果樹
		マンナン	種子、葉、根、コンニャク
		アルギン酸、ラミナリン、フコイダン	海藻
	食品添加物	化学修飾多糖類、化学合成多糖類	加工食品
不溶性食物繊維	植物細胞壁の構成成分	セルロース	野菜、穀類、豆類
		ヘミセルロース	穀類、豆類
		ペクチン質	熟していない果実、野菜
		リグニン	ココア、小麦ふすま、豆類
		イヌリン	ゴボウ、菊芋
	菌類の細胞壁	β-グルカン	キノコ、酵母
	甲殻類の殻の構成成分	キチン	エビ、カニの殻
その他	結合組織の成分	コンドロイチン硫酸、キチン、キトサン、ポリデキストロース	食品の骨、腱

お役立ちコラム　デトックス

　アンチエイジングの対策の一つで、体の内側から毒素を排出させることをデトックスと言います。日本語で「解毒」「浄化」という意味です。食物繊維の摂取、ミネラルウォーターやハーブティーの飲用、各種サプリメントや薬剤の摂取などといった食生活の改善のほか、絶食・入浴・岩盤浴・マッサージ・鍼灸など方法は多岐にわたります。

スピードCheck! 確認テスト

☀ **糖質に関する記述として、不適当なものを選びなさい。該当する ものがない場合は、（6）を選びなさい。**

（1）最小単位は単糖類で、ブドウ糖、果糖、ガラクトースなどがある。

（2）1g当たり4kcalのエネルギーを持つ。

（3）ビタミンDは、グリコーゲンから効率よくエネルギーを作り出すた めに欠かせない。

（4）糖質が含まれている主な食品は、穀類・豆類・イモ類・果物類・砂 糖・甘味料などである。

（5）小腸で吸収されて肝臓に送られると、ほとんどがグリコーゲンにな って貯蔵される。

（6）該当なし

答え （**3**） ➡ P.28〜32

🖍 本節のまとめ

・糖質は、糖質制限ダイエットのブームなどで悪者扱いされることも増えました が、エネルギー源になるため欠かせません。その役割や、炭水化物との違いを 押さえておきましょう。

・食物繊維の種類と役割を、きちんと学習しましょう。

4 たんぱく質

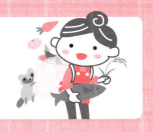

> **重要キーワード**
> ・単純たんぱく質　・複合たんぱく質　・誘導たんぱく質
> ・必須アミノ酸　　・非必須アミノ酸　・アミノ酸スコア
> ・第1制限アミノ酸

1 たんぱく質

(1) たんぱく質の分類

たんぱく質は、骨や筋肉・血液・酵素・ホルモン・免疫抗体などになる栄養素です。糖質や脂質と違い、炭素（C）・水素（H）・酸素（O）のほかに窒素（N）を含むことが特徴です。

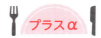

> サプリメントで使われるプロテインという言葉は、たんぱく質の英語名です。

たんぱく質を構成する最小単位は、アミノ酸です。1g当たり **4** kcalのエネルギーを持ち、結合するアミノ酸の種類や組み合わせなどにより、次の3つに分類することができます。

■ 単純たんぱく質

アミノ酸だけで構成されます。

アルブミン	血清アルブミン（血液）、オボアルブミン（卵白）、ラクトアルブミン（牛乳）
グロブリン	血清グロブリン（血液）、ラクトグロブリン（牛乳）、ミオシン（筋肉）、リゾチーム（卵白）
グルテリン	グルテニン（小麦）、オリゼニン（米）
プロラミン	グリアジン（小麦）、ツェイン（トウモロコシ）、ホルディン（大豆）
アルブミノイド	ケラチン（爪・毛髪）、コラーゲン（骨・歯・軟骨）

■複合たんぱく質

単純たんぱく質に、糖質や脂質などが結合したものです。

種　類	ほかの成分	主なたんぱく質（含有されるもの）
糖たんぱく質	糖　質	ムチン（唾液）、オボムコイド（卵）
リポたんぱく質	脂　質	リポたんぱく質（血漿）、リポビテリン（卵黄）
リンたんぱく質	リ　ン	カゼイン（牛乳）、レシチン（卵黄）
核たんぱく質	核　酸	ヌクレイン（細胞核）
色素たんぱく質	色　素	ヘモグロビン（血液）、ミオグロビン（筋肉）
金属たんぱく質	金　属	フェリチン（肝臓）

■誘導たんぱく質

単純たんぱく質や複合たんぱく質が、加熱・凍結・撹拌・希釈・乾燥などの物理的要因や、酸・酵素・アルコール・塩素などの化学的要因によって変化したものです。コラーゲンを熱水で抽出し変性させた「ゼラチン」などがあります。

（2）たんぱく質の消化・吸収

食品に含まれるたんぱく質は大きな分子で、体内に吸収されにくいためアミノ酸まで分解される必要があります。

たんぱく質は、まず胃液中のたんぱく質分解酵素ペプシンにより小さな分子に分解され、十二指腸に運ばれます。十二指腸では、膵液に含まれる分解酵素トリプシンとキモトリプシンにより、ペプチドに分解されます。小腸に入ると、粘膜から出される膜消化酵素ペプチダーゼにより**アミノ酸**に分解されます。

アミノ酸は**小腸**の上皮細胞で吸収されて毛細血管に入り、門脈を経て肝臓に送られます。肝臓から血液によって筋肉など体の各組織に運ばれ、各組織に必要なたんぱく質に再合成されます。それ以外のアミノ酸は、エネルギーを発生するのに使われた後、尿素に変えられて尿中成分になります。

たんぱく質の消化・吸収・代謝

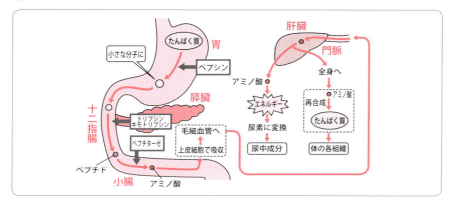

（3）たんぱく質の栄養

　たんぱく質の栄養価は、たんぱく質を構成するアミノ酸の種類と量によって決まり、主に**アミノ酸スコア**で表されます。アミノ酸スコアとは、人間にとって理想的なアミノ酸組成を100として、食品に含まれる9種類の必須アミノ酸の含有率をそれぞれ比較したときの、最も不足しているアミノ酸（**第1制限アミノ酸**）の割合のことを言います。

　一般的にアミノ酸スコアは、植物性たんぱく質より動物性たんぱく質のほうが高いのですが、動物性たんぱく質のとりすぎは動物性脂質のとりすぎにもつながるため、動物性たんぱく質は総たんぱく質の**40～50**％で摂取するのが理想的です。

　アミノ酸スコアの低い食品でも、アミノ酸スコアの高い食品を組み合わせることによって不足するアミノ酸が補われ、アミノ酸のバランスがよくなります。これを、たんぱく質の補足効果と言います。1回ごとの食事にできるだけ多くの種類の食品を組み合わせると、補足効果はより効率よく現れます。

【たんぱく質が多く含まれる主な食品】
動物性たんぱく質：肉類、魚類、卵、牛乳、乳製品
植物性たんぱく質：大豆、大豆の加工品（豆腐や納豆など）

2 アミノ酸

　たんぱく質の最小単位であるアミノ酸のうち、体の構成にかかわるものは20種類と言われています。そのうちの9種類は、体内で作ることができない**必須アミノ酸**です。残りの11種類は、他のアミノ酸から合成することができるので**非必須アミノ酸**と言います。

必須アミノ酸 （9種類）	バリン、ロイシン、イソロイシン、リジン、ヒスチジン、メチオニン、フェニルアラニン、トリプトファン、スレオニン
非必須アミノ酸 （11種類）	グリシン、アラニン、アスパラギン酸、アスパラギン、グルタミン酸、グルタミン、チロシン、セリン、アルギニン、システイン、プロリン

　20種類のうち1つでも欠けると、骨や血液を作るのに必要なたんぱく質を作ることができないため、食事からバランスよく摂取する必要があります。

🍌 たんぱく質を構成する20種類のアミノ酸

分　類	必須・非必須	名称（記号）
脂肪族アミノ酸	必須	バリン（Val）、ロイシン（Leu）、イソロイシン（Ile）
	非必須	グリシン（Gly）、アラニン（Ala）
ヒドロキシ アミノ酸	必須	スレオニン（Thr）
	非必須	セリン（Ser）
塩基性アミノ酸	必須	リジン（Lys）、ヒスチジン（His）
	非必須	アルギニン（Arg）
酸性アミノ酸 および酸アミド	非必須	アスパラギン酸（Asp）、アスパラギン（Asn）、グルタミン酸（Glu）、グルタミン（Gln）
含硫アミノ酸	必須	メチオニン（Met）
	非必須	システイン（Cys）
芳香族アミノ酸	必須	フェニルアラニン（Phr）、トリプトファン（Trp）
	非必須	チロシン（Tyr）
イミノ酸	非必須	プロリン（Pro）

スピードCheck! 確認テスト

☀ **たんぱく質に関する記述として、不適当なものを選びなさい。該当するものがない場合は、(6) を選びなさい。**

（1）たんぱく質の栄養価は、主にアミノ酸スコアによって表される。
（2）たんぱく質が多く含まれている食品は、肉類・魚類・卵・牛乳・乳製品・大豆・大豆の加工品などである。
（3）1g当たり4kcalのエネルギーを持つ。
（4）炭素（C）・水素（H）・酸素（O）のほかに、窒素（N）を含む。
（5）体内で作ることができない必須アミノ酸は、11種類ある。
（6）該当なし

答え （**5**） 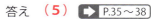 P.35〜38

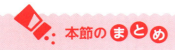 本節のまとめ

・体を作るために欠かせないたんぱく質が、アミノ酸を中心に構成されていることを覚えておきましょう。
・アミノ酸の数と種類を押さえておきましょう。

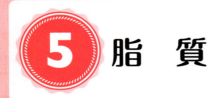
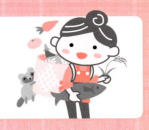

5 脂質

> ☀ **重要キーワード** ☀
> ・単純脂質　　・複合脂質　　・誘導脂質　　・必須脂肪酸
> ・飽和脂肪酸　・不飽和脂肪酸　・コレステロール
> ・トランス脂肪酸

　脂質とは、生物の体内に存在し、水に溶けずエーテルやクロロホルムなどの有機溶媒に溶ける性質を持つ物質の総称です。1g当たり **9** kcalのエネルギーを持ち、炭素（C）・水素（H）・酸素（O）によって構成されています。

　人間が食べ物としてとる脂質は、多くが油脂です。一般的に常温で液体のものを「油」、固体のものを「脂」と言います。

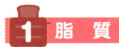 脂質

（1）脂質の分類

　脂質は、その働きや構造などから、次の3つに分類することができます。

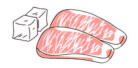

■単純脂質

　脂肪酸とアルコールが結合したもので、水に溶けにくい性質があります。1つのグリセロールに3つの脂肪酸が結合したものを**中性脂肪**、高級アルコールと1つの脂肪酸が結合したものを「ろう」と言います。

　食品中の脂質は大部分が中性脂肪で、主にエネルギー源として利用されます。中性脂肪は皮下脂肪として体内に蓄えられ（貯蔵脂肪）、体温の保持や臓器を外力から保護するクッションのような役割を果たしています。

中性脂肪の構造

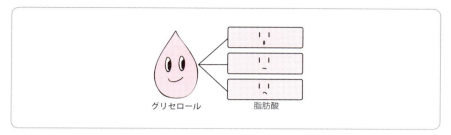

グリセロール　　脂肪酸

■ **複合脂質**

　水に溶けにくい単純脂質に、水に溶けやすい性質のリン酸や糖が結合したもので、リン脂質と糖脂質があります。

　リン脂質は生体膜の構成成分で、脳や神経組織、血液中の脂質成分、糖脂質は脳や神経組織などの脂質成分として存在しています。リン脂質は、食品中では卵黄や大豆、酵母に多く含まれています。特に大豆のリン脂質はレシチンと呼ばれ、血中コレステロール値を下げる作用があります。

■ **誘導脂質**

　単純脂質や複合脂質を加水分解してできるもので、脂肪酸とステロール類があります。

（2）脂質の消化・吸収

　脂質の多い食品は、糖質やたんぱく質の多い食品に比べて消化の始まりが遅く、吸収には食後 **3〜4** 時間かかります。

　食品中の脂質は、十二指腸で胆汁酸により乳化され、脂質分解酵素の膵リパーゼにより分解されます。その後小腸の上皮細胞で吸収され、再び脂肪に合成されてリンパ管に吸収され、最終的に**血液**に入ります。余分な脂質は再び**中性脂肪**の合成経路に入り、**中性脂肪**に再合成されて体内に貯蔵されます。この貯蔵脂肪は毎日一定量は**分解**されて、新しいものと入れ替わります。

脂質の消化・吸収・代謝

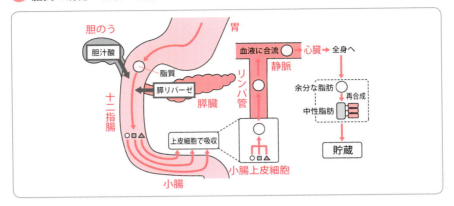

（3）脂質の栄養

■効率のよいエネルギー源

　脂質は1g当たり9kcalのエネルギーを持つため、糖質やたんぱく質と比べて少量でエネルギーが摂取できる効率のよい**エネルギー源**です。日本人の食事摂取基準では、摂取エネルギーのうち**20～30**％を脂質からとるとよいとされています。その脂質の構成成分である脂肪酸の比率は、「**飽和脂肪酸：一価不飽和脂肪酸：多価不飽和脂肪酸＝3：4：3**」が適正であり、多価不飽和脂肪酸の中でも、n-6系：n-3系＝4：1の比率で摂取することが望ましいとされています。

■必須脂肪酸

　脂肪酸の多くは体内で合成できますが、合成できない、もしくは合成量が足りないため食べ物から摂取しなければならないものもあり、これを**必須脂肪酸**と言います。サフラワー油や菜種油に多いリノール酸、アラキドン酸、γ-リノレン酸などのn-6系の脂肪酸

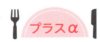

最近話題のオメガ3とは不飽和脂肪酸の一つで、二重結合が端（ギリシャ語でωは一番最後の文字のため）から3番目にあるものを言います。DHAやEPA、α-リノレン酸などがあります。

と、えごま油や亜麻仁油に多いα-リノレン酸、魚の油に多く含まれるエイコサペンタエン酸（EPA）、ドコサヘキサエン酸（DHA）などのn-3系の脂肪酸があります。必須脂肪酸は、血中コレステロール値を下げる効果があると言われています。

■脂質とビタミン

脂質の代謝には、水溶性ビタミンの**ビタミンB群**が不可欠です。また、脂溶性の**ビタミンA・D・E・K**を多く含む食品は、油脂とともに摂取することで吸収率を高めることができます。

【脂肪が多く含まれる主な食品】
動物性脂質：ラード、牛脂、バター
植物性脂質：大豆油、米油、ごま油、オリーブ油、
　　　　　　　サフラワー油（紅花油）、菜種油、
　　　　　　　パーム油、やし油など

2 脂肪酸

脂肪酸は、炭素の数や二重結合の数の違いによって次のように分類されます。

（1）炭素の数による分類

脂肪酸は炭素の数の違いにより、次の3つに分けられます。これらは、体内での消化吸収の過程や、栄養的な役割に違いがあります。

🍌 炭素の数による脂肪酸の分類

短鎖脂肪酸	炭素（C）数が6個以下。 乳脂肪に多く含まれ、水に溶ける性質がある。
中鎖脂肪酸	炭素（C）数が8個または10個。 やし油に多く含まれ、若干水に溶ける性質がある。
長鎖脂肪酸	炭素（C）数が12個以上。 水に溶けない性質を持ち、ほとんどの食用油脂がこれにあたる。

（２）二重結合の数による分類

　脂肪酸は、その科学的構造の中に二重結合を持たない**飽和脂肪酸**と、二重結合を持つ**不飽和脂肪酸**があります。

　飽和脂肪酸は、バターやラードなどの動物性油脂やパーム油、やし油に多く含まれ、常温で固体、酸化しにくいという性質を持ちます。

　不飽和脂肪酸は、植物性油脂や魚油に多く含まれ、常温で液体、飽和脂肪酸に比べて不安定で酸化しやすいという性質があります。不飽和脂肪酸の中で、二重結合が１つのものを一価不飽和脂肪酸、２つ以上のものを多価不飽和脂肪酸と言います。さらに、二重結合の位置によりn-9系、n-6系、n-3系に分類されます。

🍌 二重結合の違いによる脂肪酸の分類

炭素の数に よる分類	二重結合の 数による分類	二重結合の 位置による分類	脂肪酸名	炭素数： 二重結合数
短鎖脂肪酸	飽和脂肪酸	−	酪酸	4：0
		−	カプロン酸	6：0
中鎖脂肪酸		−	カプリル酸	8：0
		−	カプリン酸	10：0
		−	ラウリン酸	12：0
		−	ミリスチン酸	14：0
		−	パルミチン酸	16：0
		−	ステアリン酸	18：0
長鎖脂肪酸	一価不飽和脂肪酸	n-9系	オレイン酸	18：1
	多価不飽和脂肪酸	n-6系	リノール酸	18：2
			γ-リノレン酸	18：3
			アラキドン酸	20：4
		n-3系	α-リノレン酸	18：3
			エイコサペンタエン酸	20：5
			ドコサヘキサエン酸	22：6

3 ステロール類

ステロール類には、動物性の**コレステロール**、植物性のエルゴステロールなどがあります。

（1）コレステロールとは

コレステロールは、生命を維持するためになくてはならないものです。体に必要なコレステロールの70％は肝臓で合成され、残りの20〜30％は**食品**から摂取しています。

■コレステロールの主な役割

・**細胞膜**の材料となる。
・**性ホルモン**や**副腎皮質ホルモン**の材料となる。
・脂肪の消化に必要な胆汁酸の材料となる。
・カルシウムの吸収率を上げるビタミンDの材料となる。

（2）コレステロールの分類

体内のコレステロールは、大きく次の2つに分けられます。

■LDLコレステロール

悪玉コレステロールとも言われ、肝臓から全身にコレステロールを運搬、分配します。多すぎると血管壁に付着し、動脈硬化を促します。

■HDLコレステロール

善玉コレステロールとも言われ、末梢組織で不要になったコレステロールを回収します。

【コレステロールが多く含まれる主な食品】
例：牛肉や豚肉のレバー、イクラ、スジコ、タラコ、卵黄など

4 トランス脂肪酸

　食品の食感や風味を出したり、保存性を高めたりするため、植物油に水素を添加しますが、その過程で発生する脂肪酸を**トランス脂肪酸**と言います。

　トランス脂肪酸は、大量に摂取することによって心臓病を引き起こすリスクが高まると言われています。心臓病が国民病とも言われるアメリカでは、飲食店でのトランス脂肪酸を含んだ調理油の使用を禁止するという条例が施行されています（ニューヨーク市）。WHOはトランス脂肪酸の1日当たりの平均摂取量を総エネルギー摂取量の1％未満としていますが、日本では1人当たりの平均摂取量が0.6％ほどとされています。最近の研究では、若年層や女性などに1％を超える層があるとも言われています。

【トランス脂肪酸が多く含まれる主な食品】
　例：マーガリン、ショートニング、これらを使用している
　　　クッキー・ドーナツ・ピザ・パスタなど

スピードCheck! 確認テスト

☀ コレステロールが多く含まれている食品として、不適当なものを選びなさい。該当するものがない場合は、（6）を選びなさい。
（1）牛肉や豚肉のレバー　（2）イクラ　（3）タラコ　（4）卵白
（5）スジコ　（6）該当なし

答え **（4）**　 P.45

 本節のまとめ

「飽和脂肪酸と不飽和脂肪酸」「LDLコレステロールとHDLコレステロール」の違いや、新しく定着した用語「トランス脂肪酸」についてよく学習しておきましょう。

6 ビタミン

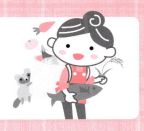

※ 重要キーワード ※
- 脂溶性ビタミン
- 水溶性ビタミン
- ビタミンA
- ビタミンB₁
- ビタミンB₂
- ナイアシン
- 葉酸
- ビタミンC

1 ビタミンとは

　ビタミンは、体の中でエネルギーや構成成分にはなりませんが、三大栄養素が体内でスムーズに働くために不可欠な栄養素です。微量栄養素と呼ばれ、必要量はごく微量ですが体内ではほとんど作ることができないため、食べ物から摂取する必要があります。不足すると特有の欠乏症になります。ビタミンの量は一般的に、mgやμgで表されます。

　ビタミンには、次の2つがあります。

（1）脂溶性ビタミン

油脂やアルコールに溶けやすい**脂溶性ビタミン**は、次の4種類です。

■ビタミンA

　皮膚・目・鼻・のど・肺・胃腸などの粘膜を正常に保ち、免疫力を高める働きをするビタミンです。ビタミンAには、ビタミンAの形をしたレチノールと、体内に入ってから必要な分だけビタミンAになるβ－カロテンの2

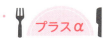

プラスα

脂溶性ビタミンは、体内の脂肪組織に貯蔵されやすく、過剰症を引き起こすことがあります。

種類があります。レチノールは動物性食品に、β-カロテンは植物性食品に含まれます。どちらも、**油**と一緒に摂取すると吸収率が上がります。

過剰症……頭痛、発疹、疲労感など
欠乏症……目の乾燥、**夜盲症**、肌荒れ、風邪、発育不全

【多く含む食品】
例：レバー、ウナギ、アンコウの肝、モロヘイヤ、ニンジン、西洋カボチャ、バター、卵

■ビタミンD

食品にはビタミンDになる前の状態で含まれており、日光に当たることでビタミンDに変わります。カルシウムやリンの働きを助けて**骨や歯の形成**を促進させる、血液中の**カルシウム濃度**を一定に保つ、筋力を維持するなどの働きがあります。

過剰症……のどの渇き、かゆみなど
欠乏症……くる病、歯や骨の発育不全、骨密度の減少

【多く含む食品】
例：アンコウの肝、紅ザケ、サンマ、カレイ、干しシイタケ、キクラゲ

■ビタミンE

強い**抗酸化作用**があり、体の老化を防ぐ、血管を強化する、発がんを抑制するなどの働きがあります。**ビタミンC**と一緒に摂取することで、抗酸化作用がさらにアップします。

欠乏症……溶血性貧血、冷え性、肩こり、不妊など

【多く含む食品】
例：アーモンド、クルミ、ゴマ、ヒマワリ油、胚芽

48

■ビタミンK

血液の凝固にかかわるビタミンKは、腸内細菌によって体内で多く合成されます。ビタミンDとともに骨の形成をする作用があり、骨粗鬆症予防にも重要です。

過剰症……溶血性貧血
欠乏症……頭蓋内出血、血が止まりにくくなる

【多く含む食品】
例：納豆、ヒジキ、緑黄色野菜、チーズ

（2）水溶性ビタミン

水に溶けやすい水溶性ビタミンは、体内にとどまらずに排泄されるため、毎日摂取しなければなりません。

■ビタミンB₁

成長の促進、心臓・脳神経・手足の神経の働きを正常に保つ役割があります。糖質はビタミンB₁を併せて摂取すると、効率よくエネルギーに変わります。

欠乏症……倦怠感、集中力低下、食欲減退、手足のしびれ、脚気、神経障害など

【多く含む食品】
例：豚ヒレ肉、豚モモ肉、ウナギ、ソラマメ、玄米

■ビタミンB₂

糖質・脂質・たんぱく質の代謝にかかわり、特に脂質の代謝を促進するので、脂質を摂取するときに欠かせないビタミンです。細胞の再生や成長を促進する、動脈硬化を予防する、粘膜を保護するなどの役割があります。

欠乏症……口内炎、口角炎、口唇炎、目の充血、皮膚炎、子どもの成長障害など

【多く含む食品】
例：レバー、ウナギ、卵、牛乳、アーモンド

■ビタミンB6

　たんぱく質の代謝に深くかかわります。**皮膚**や**歯**を作り、**成長**を促進する働きがあります。腸内細菌によって合成されます。

　欠乏症……口内炎、**皮膚炎**、手足のしびれ、成長障害、**貧血**など

【多く含む食品】
　　例：マグロ、サケ、サンマ、鶏肉、卵、玄米、
　　　　ニンニク、キャベツ、バナナ

■ビタミンB12

　成長の促進、**赤血球**の生成を助ける、**神経機能**の維持などの役割があります。また、アミノ酸の代謝、核酸の合成にも関係しています。植物性食品にはほとんど含まれていないので、菜食主義の人はビタミンB12不足に注意が必要です。

　欠乏症……**悪性貧血**、手足のしびれ、神経症など

【多く含む食品】
　　例：アサリ、牡蠣、レバー、サンマ、イワシ、マグロ、
　　　　卵、タラコ

■ナイアシン

　糖質・脂質・たんぱく質の代謝を助ける、**血行**をよくする、脳神経の働きを助けるなどの働きがあります。皮膚の発育や消化器系の働きにも関係しています。体内で、必須アミノ酸のトリプトファンから合成されます。

　過剰症……手足のほてり、かゆみ、下痢など
　欠乏症……食欲不振、口内炎、ペラグラ（日光皮膚炎）、神経障害など

【多く含む食品】
　　例：酵母、マグロ、カツオ、レバー、豆類、緑黄色野菜

■葉　酸

赤血球の生成、新しい細胞の生成、胎児の**先天異常**の防止など、核酸の合成やアミノ酸の代謝に関係しています。腸内細菌によって合成されます。

欠乏症……**悪性貧血**、口内炎、食欲不振など

【多く含む食品】
例：大豆、レバー、肉類、卵黄、緑黄色野菜、サツマイモ

■ビオチン

脂肪酸の合成や**エネルギー代謝**にかかわっています。**髪**や**皮膚**を健やかに保つ役割もあります。腸内細菌によって合成され、食品に広く含まれています。

欠乏症……皮膚炎、食欲不振、白髪、脱毛など

【多く含む食品】
例：レバー、卵黄、イワシ、クルミ、大豆、牛乳、玄米

■パントテン酸

糖質・脂質・たんぱく質の代謝にかかわる、**HDLコレステロール**を増やす、免疫力を高めるなどの働きがあります。様々な食品に含まれており、体内でも合成されます。

欠乏症……手足の知覚異常、血圧低下、副腎機能低下、成長障害、腰痛など

【多く含む食品】
例：レバー、子持ちガレイ、ニジマス、納豆、落花生、玄米

■ビタミンC（アスコルビン酸）

β－カロテン、ビタミンEとともに強力な**抗酸化作用**があり、**メラニン色素**の合成を抑える、**免疫力**を高める、**コラーゲン**の生成にかかわる、血中コレステロール値を下げる、腸内での**鉄**の吸収を促すなどの働きがあります。

肌に潤いや張りを与える作用もあります。体内で合成することができないので、食べ物から摂取する必要があります。また熱に弱いので、手早く調理することが大切です。

欠乏症……**壊血病**、歯ぐきや皮下の出血、疲労感、免疫力の低下、色素沈着など

【多く含む食品】
　例：柑橘類、カキ、キウイフルーツ、緑黄色野菜、
　　　サツマイモ、ニガウリ

スピードCheck! 確認テスト

ビタミンとその欠乏症の組み合わせとして、適当なものを選びなさい。該当するものがない場合は、（6）を選びなさい。

（1）葉酸…………骨の成長障害、骨密度の減少
（2）ビタミンD……悪性貧血、口内炎、食欲不振
（3）ビタミンE……血が止まりにくくなる
（4）ビタミンK……溶血性貧血、冷え症、不妊
（5）ビタミンA……目の乾燥、夜盲症、肌荒れ
（6）該当なし

答え　**（5）**　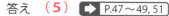 P.47〜49, 51

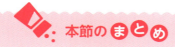 本節のまとめ

脂溶性ビタミン（ビタミンA・D・E・K）、水溶性ビタミン（ビタミンB群・C）のそれぞれの特徴や欠乏症、多く含まれている食品を押さえておきましょう。

7 ミネラル

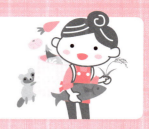

> ☀ **重要キーワード** ☀
> - 必須ミネラル ・主要ミネラル ・微量ミネラル
> - カルシウム ・リン ・マグネシウム ・カリウム
> - ナトリウム ・鉄 ・亜鉛 ・ヨウ素

1 ミネラルとは

　人体を構成する元素は約60種類とされており、これらの元素のうち約96％を酸素・炭素・水素・窒素が占めています。この４つの元素を除いた残りの元素を**ミネラル**（**無機質**）と言い、体重の５％を占めています。

　体内では合成できないため、食べ物から摂取する必要があります。不足すると欠乏症を、多量に摂取すると過剰症を引き起こすことがあります。

2 ミネラルの機能

　ミネラルは、体内では「骨や歯の構成成分、筋肉や細胞膜、血液などの成分など、体の構成成分としての機能」「体液のpH（ペーハー）や浸透圧を正常に維持する、神経や筋肉の働きを正常に保つ、体液の酸とアルカリのバランスを中性に保つなど、生理作用を調整する機能」を持ちます。健康を保つために不可欠な16種類のミネラルを、**必須ミネラル**と言います。必須ミネラルは、**主要ミネラル**（主要無機質）と**微量ミネラル**（微量無機質）に分けられます。

（1）主要ミネラル

　体内に多量に存在するミネラルを主要ミネラルと言い、次の７種類があります。

■ カルシウム（Ca）

　骨や歯の構成成分として体を支える、**精神**を安定させる、血を固めて出血を防ぐ、筋肉運動などに重要な働きをするなど、成人の体内に約1kg存在しています。その約99％が骨や歯の構成成分となっていて、体内のカルシウムの貯蔵庫の役割もしています。残りの約1％は、血液や筋肉内に存在しています。

　カルシウムは含まれている食品によって**吸収率**が異なり、乳製品は約**40～50**％、小魚は約**30**％、大豆・大豆製品は約**20**％、青菜・海藻類は約**18**％です。カルシウムは基本的に吸収率が悪く、加齢によりさらに低下していきます。**ビタミンD**や**クエン酸**と一緒に摂取すると、吸収率が高まります。

過剰症……マグネシウム、鉄、亜鉛などの吸収抑制の原因となるなど
欠乏症……**骨軟化症**、**骨粗鬆症**などの骨疾患、不整脈、神経過敏、イライラ、筋肉のけいれんなど

【多く含む食品】
　例：チリメンジャコ、チーズ、牛乳、シシャモ、海藻、木綿豆腐

■ リン（P）

　骨や歯・リン脂質・核酸などを構成する糖質・たんぱく質・脂質の代謝や、体液の浸透圧の調節などに関与しています。エネルギーを蓄える、細胞膜を形成するなどの働きもあります。体重の約1％を占めており、その80～85％が骨や歯に存在し、残りはリン脂質や核酸などの構成成分となっています。血液中のリンが多くなると、骨からカルシウムが溶け出て骨が弱くなります。カルシウム：リン＝1：2の摂取バランスがよいとされています。

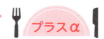

> **プラスα**
> 加工食品には食品添加物としてリン酸塩（リン酸ナトリウムなど）の形でリンが多く含まれていますが、とりすぎると食塩過多につながるので、気をつけましょう。

過剰症……骨の**カルシウム**の減少、腎機能低下など
欠乏症……骨折しやすくなる、歯槽膿漏、食欲不振、発育不全、筋肉の動きが悪くなるなど

【多く含む食品】
　例：ワカサギ、シシャモ、チーズ、ヨーグルト、加工食品

■マグネシウム（Mg）

　たんぱく質や核酸の合成、糖代謝などに関係するほか、**筋肉収縮**、**神経伝達**、**精神安定**、体温や血圧の調整などにも重要な働きをしています。体内に約25g存在し、多くは骨に貯蔵されています。カルシウムを多く摂取するほどマグネシウムの排出量が増えるため、マグネシウムとカルシウムの摂取バランスは1：2が望ましいとされています。

過剰症……軟便、下痢など
欠乏症……**イライラ**、集中力低下、不整脈、**骨粗鬆症**、心臓発作など

【多く含む食品】
　例：ナッツ類、そば、刻み昆布、大豆、干しヒジキ、玄米

■カリウム（K）

　細胞内液に多く存在し、細胞外液の**ナトリウム**とバランスを保って体液の**浸透圧**を調節する、**血圧の上昇**を抑える、酸やアルカリのバランスを調節するなどの役割があります。

過剰症……高カリウム血症
欠乏症……**血圧上昇**、食欲不振、**不整脈**、心臓病、脳血管障害、夏ばてなど

【多く含む食品】
　例：昆布、ホウレンソウ、干し柿、インゲン、枝豆、納豆、
　　　バナナ、キウイフルーツ

■ナトリウム（Na）

　細胞外液に多く存在し、細胞内液の**カリウム**とバランスを保って体液の**浸透圧**や**水分量**を調整する、神経に刺激を伝達する、筋肉の**収縮**にかかわるなどの役割があります。

過剰症……血圧上昇、胃がん
欠乏症……脱水症状、倦怠感、めまい、腎臓が弱る、食欲減退、熱中症、血圧低下など

【多く含む食品】
　例：カップ麺、味噌、梅干し、食塩、醤油、漬物

■その他の主要ミネラル

イオウ（S）	たんぱく質の構成元素として皮膚や髪、爪を作る。不足すると爪がもろくなったり皮膚炎を引き起こしたりするが、チーズや卵など動物性たんぱく質を含む食品に多く含まれているので、欠乏症になることは少ない。
塩素（Cl）	胃液の成分として、たんぱく質の消化を助ける。

（2）微量ミネラル

　主要ミネラル以外の存在量が少ないミネラルを、微量ミネラルと言います。微量ミネラルには、次の9種類があります。

■鉄（Fe）

　赤血球のヘモグロビンの構成成分としては「酸素を体内の各組織へ運ぶ」、筋肉のミオグロビンの構成成分としては「疲労を防ぐ」などの役割があります。体内には3〜5gほど含まれており、その大部分が赤血球のヘモグロビンの中と筋肉のミオグロビンの中に、残りは肝臓や骨髄などに貯蔵鉄として存在しています。

　肉やレバー、魚などの動物性食品に多いヘム鉄の吸収率は約 15〜25％、野菜や穀類などの植物性食品に多い非ヘム鉄の吸収率は約 2〜5％ですが、ビタミンCと一緒に摂取すると吸収率が高まります。カフェインやタンニン、食物繊維と一緒に摂取すると、吸収が妨げられます。

過剰症……鉄沈着症、幼児は急性中毒
欠乏症……鉄欠乏性貧血、疲労倦怠感、肩や首筋がこる、集中力や思考力の低下など

【多く含む食品】
　例：レバー、アサリ、カツオ、納豆、ホウレンソウ、コマツナ

■亜鉛（Zn）

　酵素の活性化、糖質の代謝、インスリンやコラーゲンの合成、**味蕾細胞**の生成に関与しています。加工食品やインスタント食品の過剰摂取、過度の飲酒で亜鉛不足になりやすくなります。食物繊維・鉄・銅などの過剰摂取は、亜鉛の吸収を阻害します。

　過剰症……急性中毒、膵臓機能の異常
　欠乏症……**味覚異常**、情緒不安定、髪が抜けやすくなる、子どもは成長障害、男性は性機能低下、妊婦は胎児の成長不良など

【多く含む食品】
　例：牡蠣、牛肉、ラム肉、豚レバー、ホタテ貝

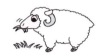

■マンガン（Mn）

　骨の形成や、糖質・脂質・たんぱく質の代謝で多くの**酵素**の働きを活性化します。疲労回復効果や、血糖値を下げる作用もあります。

　欠乏症……疲れやすい、平衡感覚の低下など

【多く含む食品】
　例：玄米、大豆、アーモンド

■ヨウ素（I）

　大部分が甲状腺に存在し、**甲状腺ホルモン**を作る、成長を促進するなどの働きがあります。ヨウ素を豊富に含む海藻を多く食べている日本人は、ヨウ素が欠乏することが少ないと言われています。

　過剰症……甲状腺肥大
　欠乏症……**甲状腺腫**、疲れやすい、機敏さを欠くなど

【多く含む食品】
　例：昆布、ワカメ、海苔、ヒジキ

■ その他の微量ミネラル

銅 (Cu)	赤血球のヘモグロビンの生成を助ける、多くの酵素の成分となる、骨や血管を強化するコラーゲンを生成するなどの働きをする。タコ、牡蠣、カニ、種実類などに多く含まれる。
セレン (Se)	胃や肝臓などに存在。膵臓から分泌される酵素の成分にも含まれており、抗酸化作用、がん予防に効果がある。魚介類、肉類の臓物、卵などに多く含まれる。
クロム (Cr)	尿や毛髪に含まれる。インスリンの働きを助けて血糖値をコントロールし、糖質の代謝、脂質の代謝などにかかわる。ヒジキ、ワカメ、イワシ、アナゴ、アサリなどに多く含まれる。
コバルト (Co)	ビタミンB12の構成成分として造血作用、神経の機能を正常に保つなどの働きをする。ワラビ、ヒジキ、ハマグリなどに多く含まれる。
モリブデン (Mo)	酵素の働きを助けて、糖質や脂質の代謝や尿酸を生成する代謝にかかわる。鉄の利用率を高めて、貧血を予防する働きなどがある。豆類、穀類、種実類に多く含まれる。

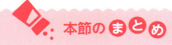

スピードCheck! 確認テスト

☀ **カルシウムとその吸収率の組み合わせとして、適当なものを選びなさい。該当するものがない場合は、(6) を選びなさい。**

（1）乳製品……約50〜60％　　（2）大豆・大豆製品……約40％
（3）小魚………約30％　　　　（4）海藻類……約25％
（5）青菜類……約10％　　　　（6）該当なし

答え （3）　➡ P.54

本節のまとめ

　主要ミネラルと微量ミネラルの違い、それぞれのミネラルの特徴や欠乏症、多く含まれている食品を押さえておきましょう。

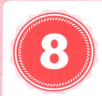 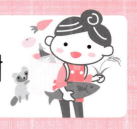

8 消化・吸収・代謝

重要キーワード
- 消化
- 吸収
- 消化酵素
- 消化器官
- 代謝
- 咀嚼
- 嚥下運動
- 物理的消化
- 化学的消化
- 生物的消化
- 蠕動運動
- 分節運動

1 栄養素の消化・吸収

　摂取した食べ物の成分を「吸収されやすい最小単位の栄養素にするために消化管内で起こる反応」を **消化** と言います。また、「消化された物質が小腸粘膜上皮細胞を通過して、その中の栄養素が血液やリンパ液に取り入れられること」を **吸収** と言います。口から摂取した食べ物の栄養素を体内に取り入れるために、口から直腸までの器官を食べ物が通過する間に、各消化器官から分泌された消

🍌 人間の消化器官

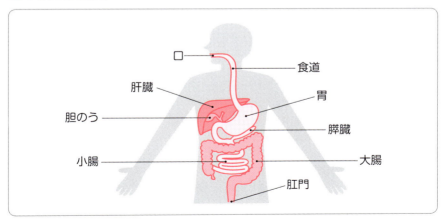

59

化液や消化酵素によって消化・吸収が行われます。

消化に関係する器官の集まりを、消化器官と言います。**口・食道・胃・小腸・大腸・肛門**までの食べ物の通路で、約9mの長い1本の管である消化管と、消化液を分泌する**肝臓・膵臓・胆のう**の付属器官からなります。

2 消化・吸収から代謝・排泄

食べ物はまず口で細かく粉砕され、胃や膵臓、肝臓から分泌される**消化酵素**によって分解されます。そして、次第に栄養素が吸収できる大きさにまで分解されて、主に小腸の壁から血液やリンパ液の中に入って体内に吸収されます。

小腸で吸収された栄養素はその多くが**肝臓**を通って全身をめぐり、エネルギー源や体の構成成分となって必要な部位で利用されます。これを、**代謝**と言います。最後に、残りカスが**便**となって排泄されます。

🍌 **食べ物の消化から排泄まで**

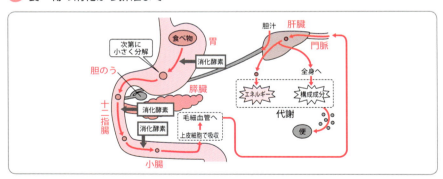

3 各消化器官の働き

（1）口

口では、入ってきた食べ物を歯で細かく噛み砕き、舌で唾液と混ぜ合わせて、飲み込みやすい形や大きさにして食道に送ります。この一連の作用を**咀嚼**と言

います。食べ物が粉砕されて表面積が大きくなることで**消化作用**を受けやすくなります。

消化酵素の**唾液アミラーゼ**は耳下腺から分泌され、でんぷんをデキストリンと麦芽糖に分解します。また、固形物が多くなると粘りのある**ムチン**が舌下腺や顎下腺から分泌され、唾液と食べ物を混ぜやすくします。口の奥の咽喉（のど）から咀嚼した食べ物を**嚥下運動**（飲み込むこと）で、食道へ送り込みます。

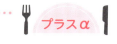

咀嚼の効果
①食べすぎを防ぐ、②胃腸での消化・吸収を助ける、③虫歯や歯周病を予防する、④味覚を発達させる、⑤顎を発達させ歯を丈夫にする、⑥脳を発達させる

🍌 咀嚼

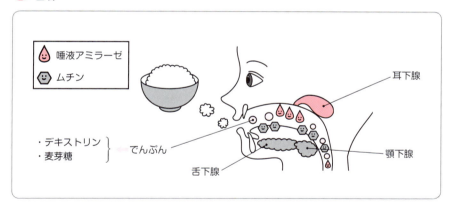

（2）食　道

食道では消化作用は行われませんが、口から送られてきた食べ物を**蠕動運動**でスムーズに胃に送ります。食べ物は、食道を1分以内で通過します。

（3）胃

胃は、食道を通ってきた食べ物を一時的に溜めておき、一部の栄養素やアルコールを吸収するとともに、蠕動運動によって**胃酸**と混ぜ合わせて粥状にし、次の消化器官である**十二指腸**に一定量ずつ送り込みます。食道を通り胃に送られて

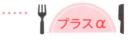

プラスα

胃液は強い酸性で、食べ物と一緒に入ってきたウイルスや細菌の増殖を抑制、殺菌します。

きた食べ物のかたまりが胃壁に触れると胃液の分泌が**促進**され、胃の**蠕動運動**を活発にさせて食べ物のかたまりと胃液を混ぜ合わせます。胃液にはペプシンという消化酵素が含まれ、たんぱく質を分解します。

胃での停滞時間は2～4時間で、摂取した栄養素により異なります。たんぱく質は糖質に比べて**長く**、脂質は胃液の分泌を抑制するため消化時間が**長く**なります。

胃の蠕動運動

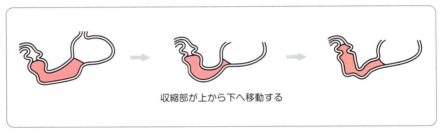

収縮部が上から下へ移動する

（4）小腸（十二指腸・空腸・回腸）

食べ物が胃に続く十二指腸に送られると、**膵液**と**胆汁**が分泌されます。膵液に含まれる膵アミラーゼで糖質を麦芽糖に、トリプシンとキモトリプシンでた

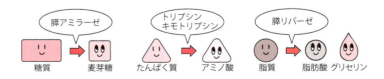

んぱく質をアミノ酸に、膵リパーゼで胆汁で乳化された（消化作用を受けやすくした）脂質を脂肪酸やグリセリンに**分解**します。

続く空腸・回腸では、これらを小腸壁のヒダにある絨毛表面の腸液に含まれる**膜消化酵素**で、さらに分解して最小分子にしたうえで吸収します。小腸で消化・吸収にかかる時間は 7～9 時間で、栄養素の約 **90**％が吸収されます。

（5）大腸（盲腸・結腸・直腸）

小腸で吸収されなかった**食物繊維**などの食べ物の残りカスは、大腸へ送られます。大腸では、**腸内細菌**の酵素の働きにより食物繊維が発酵し、いくつかのビタミンを合成しています。たんぱく質や脂質は腸内細菌に分解されて腐敗し、様々な臭い成分を生成して糞便特有の強い臭いを発生させます。

大腸を通る間に約80％の**水分**が吸収されて便を形成し、**排泄**が行われます。大腸に吸収される水分は1日に約 **1.3**ℓ ですが、水分が吸収されすぎると便は硬くなり、**便秘**になります。

食べ物を口から摂取して大腸に到達し、通過するまでに **12～24** 時間、大腸の最後の直腸に達するまでに **25～30** 時間かかるとされています。

🍌 小腸と大腸の働き

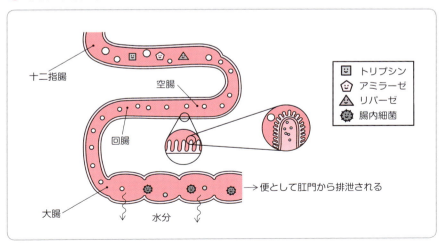

（6）肝　臓

　肝臓は体内で最も大きな臓器で、消化を助けるための**胆汁**の生成、糖質からグリコーゲンの**合成・貯蔵**、**脂質・たんぱく質**などの代謝、アルコールの分解などを行っています。また、体内に入った有害物質などの毒物を分解し、きれいな血液にするといった**解毒作用**も担っています。肝臓では、これらの機能によりきれいになった血液を貯蔵し、体内の血流量の調整をしています。通常で、全身の血液の約4分の1が存在すると言われています。

（7）胆のう

　胆のうは、肝臓で作られた胆汁を濃縮し、溜めておく**袋状**の臓器です。胆汁を十二指腸に注いで脂質を乳化し、脂質消化酵素のリパーゼの働きを助けます。

（8）膵　臓

　膵臓は胃の後ろにある臓器で、**膵液**を作って十二指腸に注ぎます。

4　消化管の運動

　食べ物は消化管の蠕動運動と分節運動によって運ばれ、もまれることにより消化が促進されます。それぞれ運動の特徴と働きは、次のとおりです。

🍌 蠕動運動と分節運動（図解）

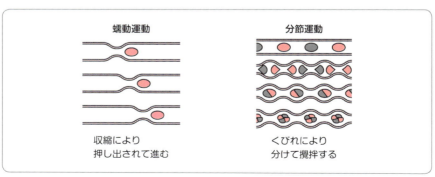

蠕動運動と分節運動

胃の蠕動運動	胃周辺の筋肉の収縮によって生じたくびれが、波のように胃の上部から下部へ徐々に伝わっていく運動。粥状にした食べ物を十二指腸へ運ぶ。
小腸の蠕動運動	小腸の筋肉の収縮によって生じたくびれが、波のように胃側から大腸側へ徐々に伝わっていく運動。胃から運ばれてきた食べ物を消化しながら、十二指腸から空腸・回腸・大腸へと運ぶ。
小腸の分節運動	小腸の筋肉が一定の間隔で収縮してくびれ、多数の分節に分けて食べ物を撹拌する運動。腸内容物と消化液とを混合する。

5 消化の種類と作用

消化には次の3種類があり、それぞれ役割が異なります。

（1）物理的消化（機械的消化）

舌や歯による咀嚼や胃腸の蠕動運動、腸の分節運動などの機械的な運動によって消化されることを**物理的消化**と言い、次のような役割を果たします。

舌や歯による咀嚼	食べ物を、細かく砕いて唾液と混合する。
胃腸の蠕動運動	撹拌・混合して粥状・液状にし、消化を促進する。
胃腸の蠕動運動・腸の分節運動	食べ物を、次の消化管まで運搬する。

（2）化学的消化（消化酵素による消化）

唾液・胃液・膵液・腸液中の消化酵素により栄養素を分解することを、**化学的消化**と言います。消化酵素ではありませんが、胆汁による**脂肪の乳化**もその一つです。

（3）生物的消化（腸内細菌による分解）

主に大腸の腸内細菌で未消化物や未吸収成分の分解を促進し、腐敗や発酵などを起こすことを、**生物的消化**と言います。

お役立ちコラム　食べ物によって変わる腸の長さ

　草食動物は食物繊維の多い植物を食べるため、長い腸を必要とします。一方、肉食動物は、腸内に溜まった肉類のカスが有害物質を作り出す前にそれを体外に排泄させるため、腸が短いのです。人間は草食動物と肉食動物との間ですが、日本人は長らく米や野菜を中心とした食事をしてきたため、肉食が中心の欧米人に比べて腸が80cm長いと言われています。肉食に適していない日本人の腸に、大量の肉や乳製品が入るようになったらどうなるのか、不安なところです。

スピードCheck! 確認テスト

☀ 体内に取り込まれた栄養素を消化・吸収した後、体内で利用し、老廃物を排泄するまでの過程を何と言うか。漢字2文字で答えなさい。

答え　**代謝**　　➡ P.60

本節のまとめ

・食べ物が口から入って体内を通る間に、どのようなことが起きているか、どのように体に取り込まれているのかを押さえておきましょう。
・消化の種類と作用、消化管の運動に関する用語を押さえておきましょう。

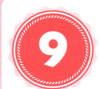 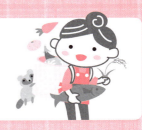

9 食事摂取基準とエネルギー代謝

> **重要キーワード**
> ・食事摂取基準　・エネルギー代謝　・基礎代謝量
> ・安静時代謝量　・運動時代謝量　・特異動的作用
> ・食事誘導性熱代謝

1 食事摂取基準

　食事摂取基準は、健康な生活を送るために必要なエネルギーや栄養素の摂取基準を示したものです。「日本人の食事摂取基準」では、国民の健康維持・増進、エネルギーや栄養素の欠乏の予防、生活習慣病の予防、過剰摂取による健康障害の予防を目的としています。特に、推定エネルギー必要量、栄養素の推定平均必要量・推奨量・目安量・耐容上限量・目標量の6つの指標を設けていることが特徴です。

2 エネルギー代謝

（1）食べ物に含まれるエネルギー

　栄養素のうち、糖質・たんぱく質・脂質は、呼吸によって取り込まれた酸素で燃焼されエネルギーに変わります。エネルギー（熱量）の単位には **kcal**（キロカロリー）を使い、エネルギー自体をカロリーと言うこともあります。糖質が1g当たり **4** kcal、たんぱく質が **4** kcal、脂質が **9** kcalなので、食品のエネルギーは次の式で算出されます。

> 糖質×4＋たんぱく質×4＋脂質×9

ただし、食品ごとの吸収率が異なるので、実際にエネルギーを求める場合には文部科学省の**日本食品標準成分表**を利用したほうがよいでしょう。

（2）エネルギー代謝の種類

食べ物から取り込まれたエネルギーは、体温を保つために使われる**熱エネルギー**、活動するために使われる**仕事エネルギー**、余った分を体内に蓄える**貯蔵エネルギー**になります。これらのエネルギーを利用するしくみを、**エネルギー代謝**と言います。

■ 基礎代謝量

体温を維持する、呼吸をする、脳や心臓を動かすなど、生命を維持するために最低限必要なエネルギー消費量のことを**基礎代謝量**と言います。これは、寝ているときの状態に近いエネルギー消費量です。基礎代謝量はほぼ一定で、その変動は±5％以内と言われています。

🍌 基礎代謝量の高いほうはどちら？

体重：**重い**＞軽い	体の表面積：**大きい**＞小さい	筋肉量：**多い**＞少ない
体温：**高い**＞低い	性別：**男性**＞女性	年齢：**若者**＞高齢者
季節：**冬**＞夏		

基礎代謝量の平均（20代）
　【女性】約1,100〜1,200kcal
　【男性】約1,300〜1,600kcal

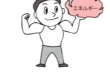

■ 安静時代謝量

座って安静にしている状態で消費されるエネルギー量のことを、**安静時代謝量**と言います。基礎代謝量に「使われる筋肉の緊張エネルギー量」を加えたものです。

■運動時代謝量

運動・作業・労働などのために消費されるエネルギー量のことを、**運動時代謝量**と言います。安静時代謝量に「それぞれの運動時の代謝量」を加えたものです。

■特異動的作用（食事誘導性熱代謝）

食べ物を摂取することによって消化機能が活発に働き、それによりエネルギー生産が高まります。これを、**特異動的作用**または**食事誘導性熱代謝**と言います。三大栄養素では、糖質が約6％、たんぱく質が約30％、脂質が約4％エネルギー生産を高めるとされています。

3 エネルギー必要量

生命を維持するための最小限のエネルギー消費量である基礎代謝量に対し、日常生活の中で必要なエネルギーをエネルギー必要量と言います。1日に必要なエネルギー量の指数を**推定エネルギー必要量**と言い、次の式で求めることができます。

> **推定エネルギー必要量＝1日の基礎代謝量×身体活動レベル**

身体活動レベルは、次の表のようになっているよ。

身体活動レベル	日常生活の内容
低い（Ⅰ） 1.50（1.40〜1.60）	生活の大部分が座位で、静的な活動が中心の場合
ふつう（Ⅱ） 1.75（1.60〜1.90）	座位中心の仕事だが、職場内での移動や立位での作業・接客等、あるいは通勤・買い物での歩行、家事、軽いスポーツ等のいずれかを含む場合
高い（Ⅲ） 2.00（1.90〜2.20）	移動や立位の多い仕事への従事者、あるいは、スポーツ等余暇における活発な運動習慣を持っている場合

出所：厚生労働省「日本人の食事摂取基準2020」

お役立ちコラム 基礎代謝量の求め方

基礎代謝量は、本来はある一定の測定条件で測定しますが、右の表の基礎代謝基準値（kcal/kg/日）に各自の体重を掛けることによって、簡易的に計算で求めることもできます。

1日の基礎代謝量＝基礎代謝基準値×体重

年齢区分	男性	女性
18～29歳	23.7	22.1
30～49歳	22.5	21.9
50～69歳	21.8	20.7
70歳以上	21.5	20.7

出所：厚生労働省
「日本人の食事摂取基準2020」

スピードCheck! 確認テスト

基礎代謝に関する記述として、不適当なものを選びなさい。該当するものがない場合は、(6) を選びなさい。

(1) 同じ体重なら、筋肉量が多いほうが高い。
(2) 女性より男性のほうが高い。
(3) 老人より若者のほうが高い。
(4) 冬より夏のほうが高い。
(5) 睡眠中よりも、起きているときのほうが上がる。
(6) 該当なし

答え　**(4)**　 P.68

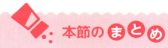 本節のまとめ

食べ物に含まれるエネルギーの算出方法、エネルギー代謝の種類、基礎代謝量を左右する要因などを覚えておきましょう。

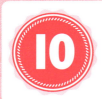
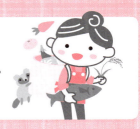

10 肥満とダイエット

> ☀ **重要キーワード** ☀
> ・BMI　　・隠れ肥満　　・内臓脂肪型肥満　　・皮下脂肪型肥満

　肥満は、高カロリー・高脂肪・高たんぱくの食事や運動不足が主な原因です。肥満になると、脂質異常症・高血圧・動脈硬化・糖尿病などになりやすく、果ては心筋梗塞や脳梗塞などを発症する危険性が高まります。一方で、間違ったダイエットで痩せることも問題です。また中年を迎えると、若い頃と同じように食べていたり、食べる量が減ったりしても太ってしまう、いわゆる「中年太り」が起こる場合があります。これは、加齢による基礎代謝量の低下と、運動や活動による消費エネルギー量の減少によるものです。

1 肥満とは

（1）肥満の判定方法

　見た目には太っていなかったり、**BMI** が25未満でも、体脂肪率が基準値を超えていると「**隠れ肥満**」です。体脂肪率の適正値は、次ページ表のとおりです。

$$BMI＝体重(kg)÷身長(m)^2$$

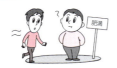

プラスα

国際的に用いられている体格指数を、BMIと言います。BMIが **25** 以上になると、高血圧や脂質異常症、糖尿病などにかかりやすくなると言われています。

🍌 **体脂肪率の適正値**

	年齢	適正値の範囲	肥満
男性	30歳未満	14〜20%	25%〜
男性	30歳以上	17〜23%	25%〜
女性	30歳未満	17〜24%	30%〜
女性	30歳以上	20〜27%	30%〜

（2）肥満の種類

　肥満には、内臓の周りに脂肪が付きやすい**内臓脂肪型肥満**と、皮下組織に脂肪が付きやすい**皮下脂肪型肥満**があります。内臓脂肪型肥満は腰周りに脂肪が付くのでその見た目から「リンゴ型肥満」、皮下脂肪型肥満は太ももやお尻などの下半身に脂肪がつきやすいので「洋ナシ型肥満」と言われています。

　生活習慣病になりやすいのは内臓脂肪型肥満ですが、内臓脂肪型は皮下脂肪型よりも改善しやすく、食事や運動などの生活習慣を見直すだけで効果が期待できると言われています。これは、内臓脂肪は血流のよい内臓や栄養の代謝に関係する臓器の周りに付くため、蓄積されるのも早い一方で分解されるのも早いためです。

リンゴ型　　洋ナシ型

2 肥満の予防・改善の食事とダイエット

　ダイエットの基本は、基礎代謝量を高めエネルギー消費量を増やすことです。リバウンドせずにダイエットを成功させるには、緩やかな摂取エネルギーの減少と消費エネルギーの増加を同時に行う必要があります。食事制限のみのダイエットはリバウンドを起こしやすいので、次のことに注意しましょう。

■ダイエットで注意するべきこと

- 1日の摂取エネルギーを守る
  →体格や消費エネルギー量などによるが、まずは1,600kcalから。
- 和食にする
  →洋食は、高カロリー・高脂肪・たんぱく質過剰になりやすい。
- 早食いをせずによく噛む
  →一口20〜30回、ゆっくり噛み満腹感を得る。
- 食物繊維をたっぷりとる
  →食物繊維の多い野菜やキノコ、海藻を十分に。
- 食事時間を決め朝食を確実に食べる
  →食事量を把握し、コントロールを。
- 大皿料理はやめる
  →食べた量がわかりにくいので、食べる分だけ個々の皿に取り分ける。
- 20時以降の食事は野菜中心に
  →20時以降は糖質が脂肪になりやすいので、低カロリーのものを中心に。
- 適度な運動を
  →筋肉が付いて基礎代謝量が増え、体脂肪が燃えやすくなる。

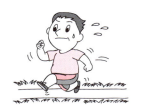

目標体重に達したら、その体重を**3か月**維持しましょう。目標を達成したからといって食べすぎてしまうと、2〜3日で**リバウンド**します。リバウンドで体重が増えたときは、リバウンド前より**体脂肪**だけが増えた状態となります。

第1章 栄養と健康

お役立ちコラム　消費エネルギーと摂取エネルギー

ダイエットを、69ページで学んだ「推定エネルギー必要量」から考えてみましょう。例えば、30歳／女性／50kgで身体活動レベルが「ふつう」の場合、21.7×50×1.75≒1,899kcalが一日に必要なエネルギー量となります。理論上では、普段の食事がこれより多いと太り、少ないと痩せ、同じであれば現状維持となります。

スピードCheck! 確認テスト

☀ **肥満に関する記述として、最も適当なものを選びなさい。該当するものがない場合は、(6)を選びなさい。**

(1) 国際的に用いられている体格指数をBMIと言い、BMIが30以上になると生活習慣病にかかりやすくなると言われている。
(2) 肥満は、低カロリー・低脂肪・低たんぱくの食事や運動不足が主な原因である。
(3) 肥満の型には内臓脂肪型と皮下脂肪型があり、前者は洋ナシ型肥満と言い女性に多く、後者はリンゴ型肥満と言い男性に多く見られる。
(4) 肥満になると、脂質異常症・高血圧・動脈硬化・糖尿病などになりやすく、心筋梗塞・脳梗塞などの危険性が高まる。
(5) 体脂肪率による肥満度においては、男性30％以上、女性25％以上が肥満と判定される。
(6) 該当なし

答え **(4)** 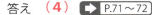 P.71～72

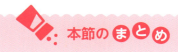

本節のまとめ

　肥満の判定方法・種類・リスクを知り、正しいダイエット法を学習しておきましょう。

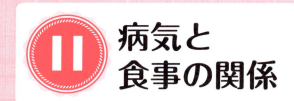 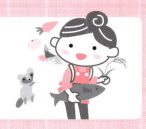

II 病気と食事の関係

> ✺ **重要キーワード** ✺
> ・生活習慣病　・健康寿命　・メタボリックシンドローム
> ・高血圧　・糖尿病　・脂質異常症　・動脈硬化　・狭心症
> ・心筋梗塞　・脳梗塞　・脳出血　・くも膜下出血

 生活習慣病と健康寿命

（1）生活習慣病

　生活習慣病は、食事や飲酒・喫煙・運動・休養などの生活習慣やストレスによって発症・進行する疾患の総称です。**高血圧・糖尿病・脂質異常症・動脈硬化・心疾患・脳卒中**などが挙げられます。生活習慣病は以前は成人病と呼ばれ、成人にしか発症しないと考えられていましたが、現在では子どもにも発症することが増えたことから名称が変更されました。

　生活習慣病にかかる人が増えた原因の一つに、栄養素の過剰摂取が挙げられます。食の欧米化により、高カロリーで動物性脂質・たんぱく質を多く含む食品を口にする機会が増えた一方で、食物繊維の摂取が減ったことがあります。

　もう一つの原因として、日常生活での運動量が減少していることが挙げられます。第一次産業（農業・林業・水産業など）に携わる人が減ったことに加え、機械化の導入によって肉体労働が減少しました。また、家電製品の発達や普及による家庭内での運動量の減少、移動手段の発達や普及による歩行量の減少も見られます。

　このように、生活習慣病は、生活習慣の変化によって増えてきた疾患群なのです。

（2）健康寿命

　健康寿命とは、「日常的・継続的な医療・介護に依存しないで、自分の心身で生命維持し、自立した生活ができる生存期間」とWHOにより定義されています。平均寿命と健康寿命との差は、日常生活に制限のある「健康ではない期間」を意味します。2016（平成28）年においては、この差は男性8.84年、女性12.35年でした。

平均寿命と健康寿命

	男　性	女　性
平均寿命	80.98歳	87.14歳
健康寿命	72.14歳	74.79歳
差	8.84年	12.35年

出所：厚生労働省「第11回健康日本21（第二次）推進専門委員会（2018）」をもとに作成

2　生活習慣病と疾病

（1）メタボリックシンドローム

　メタボリックシンドローム（内臓脂肪症候群）とは、**内臓脂肪型肥満**に**高血糖・高血圧・脂質異常症**のうち2つ以上を合併した状態です。通称「**メタボ**」と呼ばれています。2008（平成20）年4月から、40歳以上の医療保険の被保険者・被扶養者を対象に、特定健診および保健指導の実施が義務付けられました。

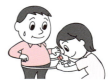

　内臓脂肪は、**腹囲**と比例します。このため、内臓脂肪型肥満の判定は、まず腹囲を測定することで行います。

　正確な診断のため、CT検査による内臓脂肪を計測する方法もあり、内臓脂肪の面積が100cm^{2}以上の場合、内臓脂肪型肥満である可能性があります。

> 腹囲の基準　男性…**85cm以上**　女性…**90cm以上**

（2）高血圧

血圧は、気温の変化や緊張・興奮などの精神的変化などにも左右されます。血圧の高い状態が一定期間以上続くことを、高血圧と言います。一時的な上下動は大きな病気ではありませんが、血圧が高い状態が続くと血管に過度の負担がかかり、血流が悪くなったり、動脈硬化が進行したり、血栓ができやすくなったりします。さらに、脳卒中・心筋梗塞・腎不全などの生命にかかわる病気につながります。

■診断基準

高血圧の診断基準は次のとおりで、正常高値血圧からは注意が必要です。

診察室血圧	最高血圧		最低血圧
正常血圧	120 mmHg未満	かつ	80 mmHg未満
正常高値血圧	120〜129 mmHg	かつ	80 mmHg未満
高値血圧	130〜139 mmHg	かつ／または	80〜89 mmHg
Ⅰ度高血圧	140〜159 mmHg	かつ／または	90〜99 mmHg
Ⅱ度高血圧	160〜179 mmHg	かつ／または	100〜109 mmHg
Ⅲ度高血圧	180 mmHg以上	かつ／または	110 mmHg以上

■症　状

高血圧特有の自覚症状はほとんどありませんが、頭痛・肩こり・めまい・耳鳴り・手足のしびれなどがある場合があります。

■原　因

直接の原因は特定できませんが、高血圧の危険因子として、遺伝・**塩分**の高い食事・**喫煙・肥満・アルコール・ストレス・運動不足**などがあります。

■予防・改善のために気をつけること

・**塩分**を控える。　　・漬物や汁物を**とりすぎない**。

- **練り製品、加工食品、酒の肴**には塩分が多く含まれている場合があるので注意する。
- カリウム、カルシウム、食物繊維の豊富な**野菜**や**海藻**をたっぷり添える。
- **食べすぎない**ようにする。
- 血管を強化する働きのあるたんぱく質を含む食品をとる。

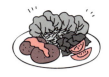

（3）糖尿病

膵臓（すいぞう）から出る**インスリン**の量や作用が不十分だと血糖値が高くなり、全身の血管や神経に負担をかけ、全身の細胞の働きが低下します。この状態が続くと、**糖尿病**になります。主な原因は生活習慣ですが、他にも小児糖尿病や妊娠糖尿病などがあります。

■診断基準

糖尿病の診断基準は、次のとおりです。最近では、**HbA1c（ヘモグロビン・エーワンシー）**の値を測定するようになりました。HbA1cとは赤血球のたんぱく質であるヘモグロビンとブドウ糖が結合したもので、空腹時血糖**126**mg/dℓ以上でHbA1c**6.5**％以上の場合、糖尿病型と診断されます。

糖尿病型 （1つでもあてはまる場合）	空腹時血糖 **126**mg/dℓ 以上 ブドウ糖負荷後2時間血糖 200mg/dℓ 以上 随時血糖 200mg/dℓ 以上
境界域	どちらにもあてはまらない
正　常 （両方で）	空腹時血糖 110mg/dℓ 未満 ブドウ糖負荷後2時間血糖 140mg/dℓ 未満

■症　状

のどが渇く、水分を多くとる、尿の回数や量が多い、体重の増加または減少、疲れやすい、目のかすみ、皮膚の乾燥やかゆみなどがあります。初期はほとんど自覚症状がありませんが、進行すると脳卒中・心筋梗塞（しんきんこうそく）・感染症な

ど様々な合併症を引き起こします。**神経障害・網膜症・腎症**を、**三大合併症**と呼んでいます。

■ **原　因**

　遺伝子の異常やほかの病気が原因となる場合もありますが、ほとんどが**食べすぎ・飲みすぎ・運動不足**などの生活習慣や精神的ストレス、過労や病気からくる身体的ストレスによるものです。

■ **予防・改善のために気をつけること**

・**砂糖**を控える。
・ご飯は、**玄米**や**胚芽米**にする。
・**脂肪分**や**塩分**に気をつける。
・**食物繊維**をたっぷりとる。
・1日の**摂取エネルギー**を守り、様々な食品を**バランス**よく食べる。
・**どか食い**（一度に大量に食べること）、**ながら食い**（何か他のことをしながら食べること）をしない。

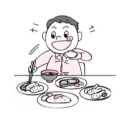

（4）脂質異常症

　血液中に含まれる脂質の量が多かったり少なかったりすると、血管が硬くなったり、血液がドロドロになったりします。この状態を脂質異常症と言います。

■ **診断基準**

　現在、脂質異常症の診断基準は、以下の通りです。

高コレステロール血症	血中総コレステロール**220**mg/dl 以上
高中性脂肪血症	血中中性脂肪**150**mg/dl 以上
低HDLコレステロール血症	血中HDLコレステロール**40**mg/dl 未満
高LDLコレステロール血症	血中LDLコレステロール**140**mg/dl 以上
境界域高LDLコレステロール血症	血中LDLコレステロール**120〜139**mg/dl

■ 症　状
　脂質異常症は、自覚症状がありません。検査して初めてわかるということが多いので、定期的に検査を受けましょう。

■ 原　因
　ほとんどが**過食**、**動物性脂肪**や**コレステロール**の高い食品・**アルコール**・**糖質**の過剰摂取、**運動不足**や**肥満**などの生活習慣に関連した原因が重なって発症します。

■ 予防・改善のために気をつけること
・コレステロールを多く含む食品、増やす食品を**控える**。
・コレステロールを下げるDHA、EPA、タウリン、レシチン、ポリフェノールを多く含む食品を**増やす**。
・**動物性食品**を控える。　　・**水溶性食物繊維**を増やす。
・外食は定食スタイルの**和食**に、中食はおむすびやインスタントの味噌汁にする。
・**摂取エネルギー**を抑えて、適正な体重を保つ。
・禁煙する。

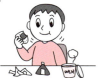

（5）動脈硬化

　脂質が付くことによって動脈の壁が厚く硬くなり、血管の内側が狭くなることによって血液の循環が悪くなります。このような状態を、動脈硬化と言います。

■ 診断基準
　動脈硬化の明確な診断基準はありませんが、脂質異常症の診断基準のLDLコレステロール140mg/dℓ以上を目安にしています。

■ 症　状
　脳梗塞・**狭心症**・**心筋梗塞**・**大動脈瘤**など、表面的な自覚症状はなくても放置すると生死に直結する病気に結び付きます。

■原　因

　高血圧、脂質異常症、肥満、痛風、遺伝、ストレス、喫煙などが主な原因となります。

■予防・改善のために気をつけること
・塩分を控える。
・脂肪やコレステロールの多い食品を控える。
・内臓類、甘いもの、アルコールを控える。
・摂取エネルギーを抑えて、適正な体重を保つ。
・規則正しく、ゆとりのある生活をする。

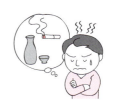

（6）心疾患

　動脈硬化などで冠動脈の血流量が不足して、心臓への酸素供給量が低下した状態を虚血性心疾患と言います。虚血性心疾患には、狭心症と心筋梗塞があります。

■症　状

　狭心症は、突然胸部を締め付けられる感じや激痛の発作が30秒～5分続くほか、血圧上昇・脈拍増加・冷や汗・顔面蒼白などが見られます。

　心筋梗塞は、狭心症のような痛みが30分以上続く・脈が弱くなる・大量の冷や汗・顔面蒼白・チアノーゼなどが見られます。

■原　因

　高血圧、糖尿病、肥満、運動不足、ストレス、過労、喫煙、飲酒などが原因となります。

■予防・改善のために気をつけること
・胸痛があるときは絶食、症状が落ち着いたら流動食から始める。
・消化・吸収のよい食品を選び、心臓の負担にならないようにゆっくり食べる。
・食塩を制限する。

- **脂質**が少なく、**たんぱく質**が多い食品をとる。
- 抗酸化作用のある**ビタミンA・C・E**の多い食品をとる。
- **n-3系脂肪酸**の多い食品をとる。

（7）脳卒中（脳血管障害）

　脳の血管がもろくなったり詰まったりして、脳細胞に**栄養**や**酸素**を十分に供給できなくなる病気を脳卒中（脳血管障害）と言います。脳卒中には、**脳梗塞・脳出血・くも膜下出血**があります。

　脳梗塞は、脳の血管が詰まって血液が流れなくなる結果、酸素や栄養素が来なくなって脳細胞が壊死します。**脳出血**は、脳の深部の細い血管が破れて出血します。**くも膜下出血**は、脳の太い血管の動脈瘤が破裂して、脳の表面に出血が広がります。

■症　状

　脳梗塞と脳出血は症状がほぼ共通していて、代表的なものは**片側麻痺**（顔や手足の右か左が突然動かなくなる）や、その部位の感覚が鈍くなったりしびれが生じたりします。また、**呂律**が回らなくなったり、言葉が出なくなったりする言語障害のほか、足元がふらついて、立ったり歩いたりできなくなったり、片目が見えなくなったり、意識障害が起こったりします。

　くも膜下出血は**激しい頭痛**が特徴的で、時には意識障害や嘔吐が伴うこともあります。

■原　因

高血圧、**脂質異常症**、**糖尿病**、**心臓病**、**肥満**、**ストレス**、**喫煙**、**飲酒**などが原因となります。

■予防・改善のために気をつけること

- **動物性脂肪**や**コレステロール**の多い食品を控える。
- 抗酸化作用のある**ビタミンA・C・E**の多い食品をとる。

- **n-3系脂肪酸**の多い食品をとる。
- **食塩**を制限するとともに、ナトリウムの排泄を促す**カリウム**や**食物繊維**の多い食品をとる。
- 意識的に**水分**をとる。　・適度な**運動**を行う。　・**喫煙**や**飲酒**を控える。

スピードCheck! 確認テスト

☀ **食事と病気予防に関する記述として、不適当なものを選びなさい。該当するものがない場合は、（6）を選びなさい。**

（1）糖尿病の予防では、標準体重や生活活動量を考慮し、栄養バランスを保つこと、適正なエネルギー量を摂取することが重要である。

（2）心疾患の予防では、様々な食品をバランスよく、規則正しく、ゆっくりと時間をかけて食べることを心掛けるようにする。

（3）脳卒中の予防では、コレステロールの多い食品を控えるとともに、様々な食品をバランスよく摂取することを心掛ける。

（4）動脈硬化の予防では、たんぱく質の多い食品をできるだけ控えるようにし、アルコール類・カフェイン・炭酸飲料のとりすぎには注意する。

（5）高血圧の予防では、血液中にナトリウムが増えると、その塩分濃度を調節するために血流量が増え血圧が上昇することから、摂取量には注意する。

（6）該当なし

答え　**（4）**　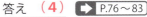 P.76〜83

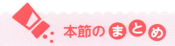 **本節のまとめ**

　生活習慣病とメタボリックシンドローム、それぞれの疾病の原因や予防・改善方法をよく押さえておきましょう。

第1章 栄養と健康

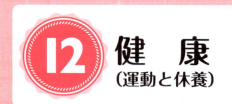
12 健　康
（運動と休養）

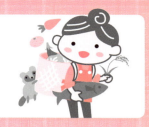

> ☀ **重要キーワード** ☀
> ・健康の3本柱　　・栄養　　・運動　　・休養　　・無酸素運動
> ・有酸素運動　　・積極的休養　　・消極的休養

1 健康の3本柱

　体や心の健康を保つための3本柱は、バランスの取れた「**栄養**」、適度な「**運動**」、心身の疲労回復と充実した人生を目指す「**休養**」です。栄養・運動・休養をバランスよくとり、その人に合った方法で実行・改善していくことが大切です。

> 世界保健機関（WHO）の憲章では、「健康とは完全な肉体的・精神的及び社会的福祉の状態であり、単に疾病又は病弱の存在しないことではない」としているわ（22ページ参照）。

2 栄養から考える健康

　食事だけで健康を維持したり病気を治したりすることはできませんが、食事を通して病気にかかりにくい体質を作ったり、自然治癒力を高めたりすることは可能です。健康を保つために欠かせない1つの柱として、栄養のバランス、食事、食生活をとらえることが大切です。食べ物の様々な栄養素は、相互に働きかけながら取り入れられ、体の栄養状態を適正に保ちます。1つの栄養素や食べ物に注目するのではなく、食べ物や料理の組み合わせ・調理法・時間なども含めて食生活全体を見直していくことが大切です。

3 運動から考える健康

　運動をすると、脂肪を減らし筋肉を増やす、皮膚・筋肉・骨などを活性化させる、ストレスを発散させる、健康になり生活が楽しめるなどといった変化が起き、体にとってよい効果をもたらします。生活が楽しくなればホルモンの分泌がよくなり、免疫力が向上します。

（1）運動の種類

　体は、グリコーゲンを分解することによってエネルギーを作り出します（30ページ参照）。そのエネルギーを使って運動した結果、筋肉には**乳酸**という物質が発生し、それを分解してさらにエネルギー源として再利用します。

　運動には、大きく分けると次の2つがあります。

■無酸素運動（アネロビクス）

　呼吸をほとんど止めた状態で行う激しい運動のことで、主に消費するエネルギーは**糖質**です。無酸素運動は酸素が取り込まれず、乳酸が分解されません。筋肉に乳酸が多量に蓄積してphバランスが酸性に傾くことや、糖質（グリコーゲン）の蓄えが少なくなること、また、エネルギー物質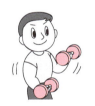
が分解されて筋収縮が行いにくくなることなどから筋肉が疲労します。そのため、無酸素運動の継続時間は**2〜3**分が限度です。

　代表的な運動としては、**筋肉トレーニング**が挙げられます。主な効果としては「エネルギー（グリコーゲン）を筋肉に取り込む能力が**高まり**、筋持久力が向上する」「筋肉量を増やすことで**基礎代謝量**が向上する」があります。

■有酸素運動（エアロビクス）

　呼吸により得た酸素を筋肉に送り込みながら行う軽めの運動のことで、主に消費するエネルギーは**脂質**です。筋肉内には無酸素運動と同様に乳酸が発生しますが、酸素によって乳酸を分解しながら運動します。そのため、有酸

素運動は**長時間継続**できます。

　代表的な運動として、**ウォーキング**や**マラソン**など長時間行うものが挙げられます。主な効果として、「脂肪燃焼を促進し、代謝を活発にする」「心肺機能を向上させる」「全身持久力を改善し、体脂肪率を改善する」があります。

（2）運動の効果

　運動の効果は約**72**時間で消えるとされているので、**3**日に1回以上は運動することが望ましいと考えられます。一度効果が消えると運動前の状態に戻ってしまいますが、無理をして続けられなくなるよりは、自分のペースに合わせて運動するのがよいでしょう。運動による効果には、次のようなものがあります。

■心臓や肺の機能が向上する
・心臓から送る1回の**血液量**が増加する。
・呼吸筋が強くなり、**呼吸能力**が向上する。
・肺から**酸素**を血液中に送り込む能力が向上する。

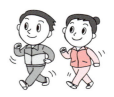

■血管を丈夫にする
・血圧を正常に保つことで、高血圧を予防・改善する。
・血管の内壁がきれいになることで血管の**弾力性**が増し、血液の輸送能力が向上する。それにより、動脈硬化や虚血性心疾患(きょけつせい)を予防・改善する。
・血液中の**糖**を取り込む能力が向上し、糖尿病を予防・改善する。
・毛細血管が活性化され**血行**がよくなることで、冷え性などを改善する。

■免疫力が向上する
・**善玉コレステロール**（HDLコレステロール）が増える。

■骨を丈夫にする
・運動で圧力が加わることで、**骨の形成**を促進する。

無酸素運動も有酸素運動も、ストレッチで事前に体を柔らかくしておくことが大切です。ストレッチは、筋肉や関節などの緊張を取り除き、筋肉の収縮時間を短くする効果があります。

　運動をする前の**準備運動**（**ウォーミングアップ**）にはリズミカルな動きが伴う「動的ストレッチ（ダイナミックストレッチ）」、運動後の**整理運動**（**クールダウン**）には特定の筋肉が伸びる姿勢を保持する「静的ストレッチ（スタティックストレッチ）」が有効とされています。

　動的ストレッチは体温を上げるのに適しており、ラジオ体操やリズム体操などがこれに含まれます。一方、静的ストレッチは筋肉の柔軟性と関節可動域の向上をもたらすもので、1つの姿勢を20〜30秒保持するストレッチが、これに含まれます。これにより、リラクゼーション効果も得られます。

4　休養から考える健康

（1）休養の種類

　休養には、睡眠によって疲れを取り除く「**休**」の部分と、明日への活力を養う「**養**」の部分があります。睡眠や休息をとる、家で何もせずにゴロゴロするなどといったリラックス（＝「休」の部分）を**消極的休養**、仲間とコミュニケーションをとる、体を動かす、外出する、レクリエーションを行うなどといったリフレッシュ（＝「養」の部分）を**積極的休養**と言います。

　消極的休養は休養の基本です。一定の消極的休養をとった後は外に出かけて少しでも体を動かすなど、積極的休養を行うことで活力を養いましょう。

（2）疲労の種類と回復

　十分に休養をとらないと、疲労が蓄積され慢性疲労になります。疲労が積み重なると、体にも精神面においても病的な兆候が現れるので注意が必要です。

　疲労には、精神的なストレスが持続することにより感じる精神的疲労と、体を動かすことによる生理的な肉体的疲労の2つがあります。それぞれの疲労の回復には、次のような方法があります。

第1章　栄養と健康

疲労の回復法

精神的疲労を回復するには	体操やウォーキング、ジョギングなど体を動かすことがよいとされている。これらを、気の合う仲間とコミュニケーションをとりながら行うとよい。音楽鑑賞や美術鑑賞、アロマテラピーなど五感を働かせる方法や趣味の活動を行うことも有効。
肉体的疲労を回復するには	体を十分に休め、睡眠をとることが一番。入浴・リラクゼーション・ストレッチ・マッサージなどで老廃物を出し、循環をよくすることも大切。また、疲労の原因である乳酸の除去を早める軽いジョギングや体操・ウォーキングなどもよい。

スピードCheck! 確認テスト

☀**運動の効果に関する記述として、不適当なものを選びなさい。該当するものがない場合は、（6）を選びなさい。**

（1）運動で圧力が加わることで、骨の形成を促進し、骨を丈夫にする。

（2）血管の内壁がきれいになり、弾力性が増し輸送能力が向上することで、動脈硬化の予防・改善、虚血性心疾患の予防・改善になる。

（3）心臓から送る1回の血液量が増加したり、肺から酸素を血液中に送り込む能力が向上したりする。

（4）善玉コレステロール（HDLコレステロール）が増え、免疫力向上につながる。

（5）血液中の糖を取り込む能力が向上し、糖尿病の予防・改善になる。

（6）該当なし

答え **（6）** ➡ P.86

本節のまとめ

　11節までは、健康の3本柱のうちの栄養（食生活）について学習してきましたが、本節では運動や休養について学びました。運動の種類と効果、休養の種類と疲労の回復方法をそれぞれ押さえておきましょう。

第1章　演習問題

問1　食生活に関する記述として、不適当なものを選びなさい。該当するものがない場合は、（6）を選びなさい。

（1）生活習慣病の要因としては、エネルギー量の高い食品が入手しやすくなったことや、体を動かすことが少なくなったことが挙げられる。

（2）健康づくりに必要な要素として「栄養・運動・休養」が挙げられるが、これらのバランスをとりながら実践することが重要となる。

（3）栄養素には、体の組織を形成し体調を整えるという働きがあるが、栄養素が豊富に含まれる食品が常に体によいとは限らず、逆に病気を引き起こす場合がある。

（4）健康や安全を考えることは食生活上必要であるが、「○○が血液をサラサラにする」「△△は××に効果がある」などといった情報に過剰に反応しすぎると、食事を通じたコミュニケーションや食事の楽しみを見過ごしてしまう可能性がある。

（5）食生活とは、食べ物や栄養素、栄養のバランスなど食べることだけを考えればよい。

（6）該当なし

問2　栄養素に関する記述として、不適当なものを選びなさい。該当するものがない場合は、（6）を選びなさい。

（1）たんぱく質は、臓器・筋肉・酵素・ホルモンなどの構成成分となるだけでなく、エネルギー源になるほか、体の調子を整えるという役割を持つ。

（2）水は栄養素ではないものの、体液の流動や消化・吸収などにきわめて重要な成分であり、成人の場合は体重の約3分の1程度を占めている。

（3）脂質は重要な高エネルギー源で、「炭素（C）・水素（H）・酸素（O）」の元素によって構成される脂肪酸とグリセリンが結合した物質である。

（4）ナトリウムの過剰症として代表的なものに高血圧症が、欠乏症の代表的なものに脱水症状や熱中症といった疾病がある。

（5）糖質に食物繊維を合わせたものが炭水化物であり、糖質は1g当たり4kcalのエネルギー量を持つが、食物繊維のエネルギーは期待できない。

（6）該当なし

問3 ビタミンに関する記述として、適当なものを選びなさい。該当するものがない場合は、（6）を選びなさい。

（1）油脂に溶けやすい特性を持つビタミンを脂溶性ビタミンと言い、その代表的なものをビタミンB群とビタミンCに大別している。

（2）ビタミンEは大別すると、最初からビタミンEの形をしたレチノールと、体内に取り入れられてからビタミンEに変わるβ−カロテンがある。

（3）ビタミン不足の場合は、ビタミンドリンクなどで補給するとよいと言われているが、その理由は摂取による過剰症の心配がないからである。

（4）ビタミンは、少量で役割を果たすことから微量栄養素とも呼ばれることがあり、そのほとんどは体内で合成される。

（5）ビタミンは、喫煙や度の過ぎた飲酒などのほかに、精神的・肉体的ストレスが溜まる生活を送ることによっても不足することがある。

（6）該当なし

問4 ミネラルに関する記述として、不適当なものを選びなさい。該当するものがない場合は、（6）を選びなさい。

（1）日本人におけるカルシウム不足が問題になっていることから、骨粗鬆症予防のためにもカルシウムを意識的にとるように心掛ける。

（2）加工食品や清涼飲料はリンを使用していることが多いため、現代人の食生活ではリンが過剰気味であると言われている。

（3）現代人には鉄不足が見られるが、鉄欠乏症により貧血を起こしたり、思考力や集中力の低下につながる可能性がある。

（4）亜鉛が不足すると、味細胞の減少に伴い嗅覚神経への伝達が異常に活発化することにより、味覚障害を引き起こす可能性がある。

（5）ミネラルの補給源としてサプリメントを使う人が増えているが、摂取の仕方によっては、過剰摂取による弊害を引き起こす可能性がある。

（6）該当なし

問5 脂質に関する記述として、不適当なものを選びなさい。該当するものがない場合は、（6）を選びなさい。

（1）脂質は高エネルギーであるため、肥満から糖尿病や心臓病などの疾病を招くこともあるが、生きていくうえで欠かせない栄養素である。

（2）成長期におけるダイエットで、極端に偏った食事をとることによって、脂質不足による発育障害を招く恐れがある。

（3）脂質の一つであるコレステロールは、動脈硬化を促進し心筋梗塞や脳卒中などを引き起こすことから、健康を守るうえでは不要と言える。

（4）脂質は水には溶けず、エーテル・クロロホルム・メタノールなどの有機溶媒に溶ける有機化合物である。

（5）脂肪酸は飽和脂肪酸と不飽和脂肪酸に分類され、前者は動物の脂に多く含まれ、後者は植物の油に多く含まれている。

（6）該当なし

問6 食物繊維に関する記述として、不適当なものを選びなさい。該当するものがない場合は、（6）を選びなさい。

（1）体内の消化酵素では消化されない食物中の成分の総称が「食物繊維」で、ダイエタリーファイバー（Dietary Fiber）とも言う。

（2）穀類・野菜類・イモ類・海藻類などの植物性食品に多く含まれ、咀嚼の回数を増やし唾液の分泌を促すことで、満腹感が得られやすい。

（3）糖質の消化や吸収を抑制して、血糖値の上昇を緩やかにする特性があることから、糖尿病予防につながることが期待できる。

（4）不溶性食物繊維は燃焼しやすいという特徴を持つことから、エネルギー源や体の構成成分としても有効活用される。

（5）便通をよくし、発がん性物質を抑制する働きがあることから、便秘の解消や大腸がんといった病気の予防が期待できる。

（6）該当なし

問7 生活習慣病に関する記述として、不適当なものを選びなさい。該当するものがない場合は、（6）を選びなさい。

（1）心疾患は生活習慣病との関係が深い病気と言われ、心臓を取り巻く冠動脈が狭くなったり詰まったりすることで、血液が十分に流れない状態となる。

（2）脳卒中の危険因子として肥満が挙げられるが、その他、大量の飲酒や喫煙、精神的ストレスなどが病気を引き起こすと言われる。

（3）脳梗塞は脳卒中の一つで、脳の血管が詰まり血液が流れなくなることで、脳細胞が壊死してしまう疾病である。

（4）肥満は、高血圧症・糖尿病・脂質異常症など様々な生活習慣病を引き起こす原因となることから、肥満予防が生活習慣病防止につながる。

（5）生活習慣病の早期発見・早期治療はもちろんであるが、日常生活の中で自己管理し、病気にならない生活習慣を心掛ける「予防」が重要となる。

（6）該当なし

問8 高血圧と食事に関する記述として、不適当なものを選びなさい。該当するものがない場合は、（6）を選びなさい。

（1）カリウムにはとりすぎたナトリウムを体外に排出する働きがあることから、カリウムを多く含む牛乳や乳製品、小魚などを積極的にとるよう心掛ける。

（2）高血圧の原因は、塩分のとりすぎによる影響が大きいので、普段から減塩を意識することが大切である。

（3）たんぱく質には血管を強化する働きがあるが、不足すると脳卒中を引き起こしたり高血圧になったりする可能性があるため、肉・魚・大豆製品・卵などのたんぱく質を偏りなく適度にとるようにする。

（4）減塩のため、できるだけ控えるように心掛けたい食品としては、干物・佃煮・漬物・塩辛・梅干し・インスタント食品などがある。

（5）血圧が高い状態が続くと血管に過度の負担がかかり、血流が悪くなったり、動脈硬化が進行したり、血栓ができやすくなったりする。

（6）該当なし

問9 消化と吸収に関する記述として、不適当なものを選びなさい。該当するものがない場合は、（6）を選びなさい。

（1）消化とは、摂取した食べ物の成分が体内において吸収できるよう、消化器官において最小単位に分解することを言う。

（2）食べ物に含まれている栄養素は、「機械的・化学的・生物的」消化作用によって、体内で栄養として吸収される。

（3）唾液に含まれる消化酵素をペプシン、胃液に含まれるたんぱく質の分解酵素をアミラーゼと言う。

（4）たんぱく質・脂質・炭水化物など栄養素の大部分は小腸で吸収するが、アルコールは胃で吸収される。

（5）大腸では、小腸で吸収されなかった約80％の水分の吸収、便の運搬・貯蓄・排泄が主な働きである。

（6）該当なし

問10 運動に関する記述として、不適当なものを選びなさい。該当するものがない場合は、（6）を選びなさい。

（1）有酸素運動は、生活習慣病などの予防や改善が期待でき、効率的に行うことで脂肪燃焼量を増やすことが可能となる。

（2）一般的に、運動の効果は運動後72時間程度しか持たないことから、いったん運動の効果が失われるとゼロからの出発と言われる。

（3）無酸素運動において、主に使われるエネルギー源は「糖」。体内で酸素を活用しない運動であることから、短時間しかできない。

（4）運動前にストレッチを行うことにより、筋肉の収縮時間が長くなるため、筋肉や関節を柔らかくしてくれる効果が高まる。

（5）運動は、骨や血管を丈夫にしたり、心臓や肺の機能を向上させたりする働きがあるばかりでなく、ストレスを発散する効果もある。

（6）該当なし

問11 **休養に関する記述として、不適当なものを選びなさい。該当するものがない場合は、（6）を選びなさい。**

（1）精神的疲労を回復するには、体操・ウォーキング・ジョギングなど体を動かすことがよいとされている。

（2）肉体的疲労を回復するには、体を十分に休め睡眠をとる、入浴・リラクゼーション・ストレッチ・マッサージなどで老廃物を出して循環をよくすることが大切である。

（3）十分に休養をとらなくても、少し睡眠をとれば疲労は蓄積されず、慢性疲労にはならない。

（4）消極的休養は休養の基本であるが、一定の消極的休養をとった後は外に出かけて少しでも体を動かし、積極的休養をとることも大切である。

（5）栄養・運動・休養をバランスよくとり、その人に合った方法で実行・改善していくことが大切である。

（6）該当なし

問12 **次の特徴を持つ栄養素は何か、3文字で答えなさい。「大部分が甲状腺に存在し、甲状腺ホルモンを作る、成長を促進するなどの働きがあり、過剰になると甲状腺肥大、欠乏すると甲状腺腫、疲れやすい・機敏さを欠くなどの症状が出る。昆布、ワカメ、海苔、ヒジキなどに多く含まれる。」**

問13 **「解毒」「浄化」という意味で、アンチエイジング対策の一つである「体の内側から毒素を排出させること」を何と言うか。カタカナ5文字で答えなさい。**

問14 **次の特徴を持つ栄養素は何か、カタカナ4文字で答えなさい。「必要量はごく微量であるが、体内ではほとんど作ることができないため、食べ物からとる必要がある。脂溶性のものと水溶性のものに分類される。」**

解答・解説

問1（5） 食べることだけでなく、睡眠や運動、ストレスなど生活全体のことを考える必要がある。
➡ P.22〜23

問2（2） 水は、成人では体重のおよそ「60％程度」を占めている。
➡ P.25〜28,40,55〜56

問3（5） （1）脂溶性ビタミンは「ビタミンA・D・E・K」。（2）ビタミンAの説明。（3）脂溶性ビタミンは過剰症になることもある。（4）ほとんど体内で合成されないため、食品からとる必要がある。
➡ P.47〜48

問4（4） 亜鉛が不足すると、味覚神経への伝達が停滞し、味覚障害を引き起こす可能性がある。
➡ P.54〜57

問5（3） コレステロールは誘導脂質の一つで、生命を維持するためになくてはならないものである。細胞膜の材料となる、性ホルモンや副腎皮質ホルモンの材料となる、脂肪の消化に必要な胆汁酸の材料となる、カルシウムの吸収率を上げる、ビタミンDの材料となるなどの役割がある。
➡ P.40〜45

問6（4） 燃焼しやすいという特徴はない。また、体内に吸収されないので、エネルギー源や体の構成成分にはならない。
➡ P.32〜33

問7（6） 生活習慣病は、食事や飲酒、喫煙・運動・休養などの生活習慣やストレスにより発症・進行する疾患の総称で、高血圧・脂質異常症・糖尿病・動脈硬化などが挙げられる。
➡ P.71,75,81〜82

問8（1） カリウムを多く含むのは、「野菜類・豆類」。牛乳や乳製品、小魚に多いのはカルシウム。
➡ P.54〜55,77〜78

問9（3） 唾液に含まれる消化酵素は「アミラーゼ」、胃液に含まれるたんぱく質の分解酵素は「ペプシン」。
➡ P.59〜65

問10（4） 運動前のストレッチは、筋肉の収縮時間が短くなり、筋肉や関節を柔らかくしてくれる効果が高まる。
➡ P.85〜87

第1章 栄養と健康

解答・解説

問11 **(3)** 十分に休養をとらないと、疲労が蓄積されて慢性疲労になり、積み重なると身体面においても精神面においても病的な兆候が現れやすくなる。　➡ P.87〜88

問12 **ヨウ素**（ようそ／ヨウソ／よう素でも可）　➡ P.57

問13 **デトックス**　➡ P.33

問14 **ビタミン**　➡ P.47〜52

第 2 章
食文化と食習慣

1 四季と行事食 …………………… 98

2 通過儀礼と賀寿 ………………… 102

3 郷土料理 ………………………… 105

4 食材とおいしさ ………………… 109

5 日本料理の特徴と世界の料理 …… 115

6 調理方法 ………………………… 121

7 盛り付けと器の種類 …………… 128

8 食事とマナー …………………… 133

9 食にまつわる四字熟語 ………… 141

演習問題

問　題 …………………………… 145

解答・解説 ……………………… 150

四季と行事食
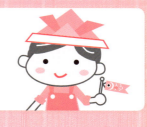

☀ 重要キーワード ☀
- ハレとケ
- 年中行事
- 五節句
- 人日の節句
- 上巳の節句
- 端午の節句
- 七夕の節句
- 重陽の節句

1 ハレとケ

　昔から日本では、儀礼や祭り、年中行事などの非日常を「**ハレ**」、日常の生活を「**ケ**」と区別していました。正月や節分、雛祭りなどの季節ごとの行事や、誕生日や結婚式、入学式などの特別なイベントの日は「**ハレの日**」

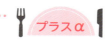

ケの日を「ケガレ」ととらえ、普段の日以外に通夜や告別式などの悲しみごとを含める場合もあります。

で、その季節の食材を使った行事食やご馳走を食べながら祝います。それ以外の普段の日を「**ケの日**」と言い、食事はハレの日のように豪華ではなく、地味で質素なものでした。

　かつてハレの日に食べていたご馳走は、現代の食卓では特別なものではなく、日常化してきています。

2 年中行事　　　　　　　　　　　　　　　　　　　重要

　年中行事とは、毎年同じ日や時季に家庭や地域で行われる**儀式**や**催し**のことを言います。もとは宮中で行われるものを指しましたが、後に民間の行事や祭事のことも言うようになりました。年中行事で食べる行事食には、**季節感**や**地域性**が見られます。

（1）暮らしの中の年中行事

　日本人は昔から季節の節目に料理を作って神様やご先祖様にお供えし、豊作や無病息災を願ってきました。年中行事と代表的な行事食は、次のとおりです。

月	時　期	行事名	行事食
1月	1月1〜3日	正月	若水、おせち料理、雑煮、お屠蘇、鏡餅
	1月7日	人日の節句	七草粥
	1月11日	鏡開き	お汁粉
	1月15日	小正月	小豆粥
2月	2月3日または4日	節分	煎り豆・恵方巻き、（柊 鰯）
	2月の最初の午の日	初午	赤飯、油揚げ
3月	3月3日	上巳の節句（雛祭り）	ちらし寿司、ハマグリの潮汁、白酒、菱餅、桜餅
	春分の日を中日とした前後3日間	彼岸（春彼岸）	精進料理、ぼた餅
4月	4月8日	灌仏会（花祭り）	甘茶
	桜の咲く頃	花見	花見弁当
5月	5月5日	端午の節句	ちまき、柏餅
6月	6月30日	夏越の祓	水無月（和菓子）
7月	7月7日	七夕（七夕）の節句	そうめん
	7月13〜15日	盂蘭盆会	精進料理
8月	旧暦7月13〜15日	盂蘭盆会（旧盆）	精進料理
9月	9月9日	重陽の節句	菊酒、菊寿司、栗飯
	秋分の日を中日とした前後3日間	彼岸（秋彼岸）	精進料理、おはぎ、彼岸団子
	旧暦8月15日	十五夜（月見）	月見団子、きぬかつぎ
10月	旧暦9月13日	十三夜	月見団子、栗、豆
11月	11月15日	七五三	千歳飴
	11月23日	新嘗祭	新しい穀物で作った餅、赤飯
12月	12月22日または23日	冬至	カボチャ料理、冬至粥
	12月25日	クリスマス	クリスマスケーキ
	12月31日	大晦日	年越しそば

第2章　食文化と食習慣

（2）五節句

　節句は、季節の変わり目を指す言葉です。人日の節句、上巳の節句、端午の節句、七夕の節句、重陽の節句の5つを五節句と言います。行事食を食べて節句を祝うことで、次の季節の食べ方に変える意味合いもありました。節句に食べる料理を、節供と言います。

■人日の節句（別名：七草の節句）……1月7日
　昔、中国には占いを行う風習があり、元日から6日までは獣を、7日に人を占ったことが由来です。正月のご馳走で疲れた胃を休め、青葉の少ない冬場に若葉で体調を整えたり栄養を補給したりするために、七草粥を食べます。
【春の七草】
　せり、なずな、ごぎょう、はこべら、ホトケノザ、すずな、すずしろ

■上巳の節句（別名：桃の節句、雛祭り）……3月3日
　雛人形や桃の花を飾って、女の子の成長を祝い幸せを願います。
【縁起がよいとされる食べ物】
　例：ちらし寿司、ハマグリの潮汁、菱餅、桜餅、ひなあられ、白酒、甘酒

■端午の節句（別名：菖蒲の節句、こどもの日）……5月5日
　鯉のぼりや五月人形（武者人形）を飾って、男の子の成長と出世を願います。
【縁起がよいとされる食べ物】
　例：ちまき、柏餅

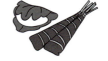

■七夕の節句（別名：七夕祭り）……7月7日
　短冊や飾り物を笹竹に吊るして、願いごとをする行事。七夕（しちせき）の節句とも呼ばれます。
【縁起がよいとされる食べ物】
　例：七夕そうめん

■ **重陽の節句**（別名：菊の節句）……9月9日

9が重なるめでたい日に、秋の収穫を盛大に祝います。

【縁起がよいとされる食べ物】

例：菊寿司・菊花かぶ・菊の和え物・菊酒など菊づくしの膳、栗飯など

 春の七草に対して、**秋の七草**もあるよ。食べられないけれど、「ハギ」「オバナ（ススキ）」「クズ」「ナデシコ」「オミナエシ」「キキョウ」「フジバカマ」を言うよ。

スピードCheck! 確認テスト

☀ **年中行事と行事食の組み合わせとして、不適当なものを選びなさい。該当するものがない場合は、（6）を選びなさい。**

（1）小正月……小豆粥
（2）初午………油揚げ
（3）秋彼岸……おはぎ
（4）新嘗祭……ちらし寿司
（5）大晦日……年越しそば
（6）該当なし

答え　<u>　（4）　</u>　 P.99

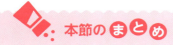

　五節句の名前と行事食の組み合わせは、よく出題されます。確認しておきましょう。

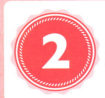 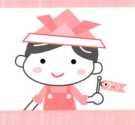

2 通過儀礼と賀寿

> ☀ **重要キーワード** ☀
> ・還暦　・古稀　・喜寿　・傘寿　・米寿　・卒寿
> ・お食い初め　・七五三

1 様々な通過儀礼

人生の節目ごとに、家族や親族が揃って祝う習慣があります。

（1）賀　寿

長寿の祝いのことを**賀寿**と言い、数え年で、ある一定の年齢に達したときにそこまで長生きしたことを祝います。代表的な賀寿は、次のとおりです。

還暦	61歳を祝う。60年で十干十二支が一巡するため、人生を再び始める節目の年として祝う。
古稀	70歳を祝う。杜甫の詩「人生七十古来稀」より。
喜寿	77歳を祝う。「喜」の草書体「㐂」は七が重なるため。
傘寿	80歳を祝う。「傘」の俗字が「仐」になるため。
米寿	88歳を祝う。米を分解すると八十八になるため。
卒寿	90歳を祝う。「卒」の俗字が「卆」になるため。
白寿	99歳を祝う。「百」の字から「一」を除くと「白」になるため。
上寿	100歳を祝う。かなり上ということから。
茶寿	108歳を祝う。茶の旧字体の草かんむりが＋＋になっていることから十と十で二十、下の部分は八十八。20と88で108になるため。
皇寿	111歳を祝う。白は99歳、王は分解すると十二。99と12で111になるため。

102

（2）誕生に関する祝い事

昔は出産をするにも危険が伴って命懸けだったこと、また、無事に生まれても大人になるまでに命を落とすことが多かったことから、各節目で祝いました。

帯祝い	お産の軽い犬にあやかって安産を願い、妊娠5か月目の戌の日に腹帯を巻く儀式。
お七夜	生後7日目の祝い。この日に命名をする習慣がある。
初宮参り	生後初めて産土神にお参りし、出産の報告と子どもの成長を願う。
お食い初め	生後100日目に、料理を食べさせるまねをする儀式。
初節句	生後初めて迎える節句。女の子は3月3日、男の子は5月5日に祝う。
七五三	男の子が3歳と5歳、女の子が3歳と7歳に成長を祝い、神社にお参りする。
十三参り	生まれた年の干支が初めて巡ってくる数え年13歳に、子どもの知恵と福寿を祈願し、菩薩に参詣する。
成人式	前年の4月2日からその年の4月1日に成人する人を対象に、各自治体などが行う。元服や裳着に由来する通過儀礼。

（3）その他の祝い事

結婚や学業に関する祝い事もあります。

結婚	婚約、結納、結婚式、結婚記念日、銀婚式（25周年）、金婚式（50周年）
学業	入園、卒園、入学、進学、卒業、就職

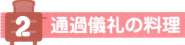

2 通過儀礼の料理　　重要

通過儀礼の料理には、こうでなければならないという決まりはありませんが、次のようなものが出されます。

誕生	産飯	十三参り	赤飯
お七夜	赤飯、鯛	成人式	赤飯
初宮参り	赤飯、紅白餅、鰹節	婚礼	赤飯、鰹節、昆布、スルメ
お食い初め	お食い初め膳、赤飯、尾頭付きの魚、吸い物	賀寿の祝い	赤飯、紅白餅、鯛
初誕生日	赤飯、力餅、一升餅	葬儀	枕飯、枕団子
七五三	赤飯、鯛、千歳飴		

103

お役立ちコラム
十干十二支(じっかんじゅうにし)

干支(えと)というと十二支を思い浮かべる人が多いかもしれませんが、本来は十干十二支の60の組み合わせのことを言います。十干とは、甲(こう)・乙(おつ)・丙(へい)・丁(ちょう)・戊(ぼ)・己(き)・庚(かのえ)・辛(しん)・壬(じん)・癸(みずのと)のことです。甲子→乙丑と順に進み、壬戌(みずのえいぬ)→癸亥(みずのとい)で一巡します。これに60年かかるので、暦が巡って「還暦」となります。

スピードCheck! 確認テスト

☀ **通過儀礼と料理の組み合わせとして、不適当なものを選びなさい。該当するものがない場合は、(6)を選びなさい。**

（1） お食い初め……尾頭付きの魚
（2） 初誕生日………力餅
（3） 初宮参り………一升餅
（4） 誕生……………産飯
（5） 七五三…………千歳飴
（6） 該当なし

答え **(3)** P.103

本節のまとめ

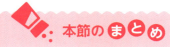

賀寿と年齢の組み合わせは、よく出題されます。賀寿の用語は、その由来とともによく覚えておきましょう。

3 郷土料理
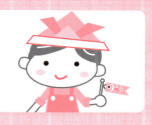

> ※ **重要キーワード** ※
> ・郷土料理　・地産地消　・スローフード
> ・フードマイレージ

1 郷土料理とは　　　　　　　　　　　　　　　　　重要

　その地域でとれる食材や調味料、調理法で作られてきた伝統的な料理のことを**郷土料理**と言います。今では特別な行事のときしか作らないものもありますが、先人たちの知恵と工夫によって生まれ、長年にわたり伝承されてきました（巻頭カラー２～３ページ参照）。郷土料理の特徴は、次の４つです。

- その**土地特有**の生活習慣や条件のもとで、生活の知恵や工夫の中から生まれ、**受け継がれてきた**料理。
- 土地特有の**食材**を、その土地特有の**方法**で調理した料理。
- **食材**がその土地特有の料理。
- **調理方法**がその土地特有の料理。

2 食に対する考え方や取り組み

（１）地産地消とは

　地産地消とは「地域生産＋地域消費」の略語で、地域でとれた農産物や水産物などをその地域で消費することを表します。

　地産地消のメリットは、**新鮮**なものが手に入ること、消費者として**安心感**が得られること、輸送にかかる**エネルギー**や**コスト**が節約できること、環境に優しいこと、**地域経済**の活性化、**伝統的食文化**の継承です。これらは、**食料自給**

各都道府県の代表的な郷土料理

都道府県	郷土料理	都道府県	郷土料理
北海道	石狩鍋、ジンギスカン	青森県	いちご煮、せんべい汁
岩手県	わんこそば、ひっつみ	宮城県	ずんだ餅、笹かまぼこ
秋田県	きりたんぽ、いぶりがっこ	山形県	芋煮、どんがら汁
福島県	こづゆ、棒ダラの煮物	茨城県	アンコウ料理、そぼろ納豆
栃木県	しもつかれ、ちたけそば	群馬県	おきりこみ、コンニャク料理
埼玉県	つとっこ、冷や汁うどん	千葉県	なめろう、太巻き寿司
東京都	深川飯、どじょう鍋	神奈川県	へらへら団子、鯵寿司
新潟県	のっぺい汁、笹寿司	富山県	鱒寿司、イカの黒作り
石川県	かぶら寿司、治部煮	福井県	越前そば、鯖のへしこ
山梨県	ほうとう、煮貝	長野県	おやき、鯉料理
岐阜県	朴葉味噌、栗きんとん	静岡県	とろろ汁、桜エビ料理
愛知県	ひつまぶし、きしめん	三重県	手こね寿司、豆腐田楽
滋賀県	鮒寿司、赤コンニャク煮	京都府	おばんざい、鯖の棒寿司
大阪府	箱寿司、たこ焼き	兵庫県	イカナゴ釘煮、ぼたん鍋
奈良県	柿の葉寿司、茶飯	和歌山県	めはり寿司、鯨料理
鳥取県	あご野焼、カニ汁	島根県	割子そば、めのは寿司
岡山県	ままかり酢漬け、ばら寿司	広島県	牡蠣料理、穴子飯
山口県	岩国寿司、フグ料理	徳島県	そば米雑炊、でこまわし
香川県	讃岐うどん、あん餅雑煮	愛媛県	鯛そうめん、ジャコ天
高知県	カツオのたたき、皿鉢料理	福岡県	がめ煮、おきゅうと
佐賀県	だぶ、白魚の踊り食い	長崎県	ちゃんぽん、卓袱料理
熊本県	辛子レンコン、馬肉料理	大分県	ブリの温飯、手延べ団子汁
宮崎県	冷や汁、かっぽ鶏	鹿児島県	がね、キビナゴ料理
沖縄県	ゴーヤチャンプルー、ソーキそば		

率（317ページ参照）の回復につながることが期待されています。地産地消とほぼ同じ意味で、「**域内消費**」という言葉もあります。

「土産土法と身土不二」

土産土法とは、その土地で生産されたものを旬のうちに、その土地特有の方法で調理して食べることよ。**身土不二**とは、「身体と環境は切り離せない関係である」という意味で、その土地に育った食物を食べることが、その土地に暮らす人間の体に最も合っているということを表しているの。

（2）スローフード運動

スローフード運動とは、1986（昭和61）年にイタリアで起こった「食を中心とした地域の伝統的な文化を尊重し、生活の質の向上を目指す世界運動」です。ここでは、ファストフードに対して**スローフード**という言葉が生まれました。

スローフード運動では、希少で消えようとしている食品を保護する、一定の基準を満たす小規模生産者を直接支援する、子どもをはじめとする消費者に味などの感覚を通じた食教育を行う、消費者と生産者を結ぶ、などの活動を行っています。

（3）フードマイレージ運動

生産地から食卓までの距離が短い食料を食べたほうが輸送に伴う環境への負荷が少ないという考え方から、輸入食品が食卓に運ばれてくるまでにかかったエネルギーを数値化したものを**フードマイレージ**と言います。

フードマイレージ運動は、イギリスの消費者運動家ティム・ラングが1994（平成6）年から提唱している概念「Food Miles」に基づいて、できるだけ近くで生産されたものを消費しようとする取り組みです。

「フードマイレージの算出方法」

フードマイレージ（t・km）は、「輸入相手国別の食料輸入量（t）×輸出国から日本までの距離（km）」で求められるわ。

お役立ちコラム　郷土料理とB級グルメ

　B級グルメとは、安価で庶民的でありながら、おいしいと評判の料理のことです。1985（昭和60）年頃から使われるようになってきた言葉ですが、最近では町おこしと結び付けて、B級ご当地グルメを指すことが増えてきました。郷土料理のように農山漁村の生活に根付いたものではなく、歴史が浅く、近年になって開発された料理が多いのが特徴です。

スピードCheck! 確認テスト

次の地域と郷土料理の組み合わせとして、最も不適当なものを選びなさい。該当するものがない場合は、（6）を選びなさい。

（1）九州……がめ煮、卓袱料理、冷や汁
（2）近畿……鮒寿司、柿の葉寿司、めはり寿司
（3）関東……しょっつる、きりたんぽ、わんこそば
（4）四国……皿鉢料理、あん餅雑煮、カツオのたたき
（5）中部……ほうとう、朴葉味噌、鱒寿司
（6）該当なし

答え　**（3）**　　P.2～3, 106

本節のまとめ

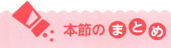

・各都道府県の郷土料理とその特徴を、それぞれよく押さえておきましょう。
・地産地消とそれに類似した用語を、意味とともに覚えておきましょう。

4 食材とおいしさ
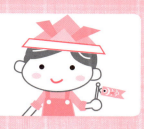

重要キーワード
- 旬の走り　・旬の盛り　・旬の名残　・時知らず
- 初物　　　・旬外れ　　・対比効果　・抑制効果
- 相乗効果　・変調効果　・順応効果

1 旬とは

（1）旬の食材

　旬とは、その食材がほかの時期よりも新鮮でおいしく食べられる出盛りの時期を言います。新鮮でおいしいだけでなく、その季節に必要な栄養素も豊富です。

🍌 様々な旬の食材

春	サヤエンドウ／イチゴ／タラの芽 タケノコ、アスパラガス、フキノトウ、キャベツ、ジャガイモ、菜の花、ウド、ワラビ、レモンなど	アサリ／ワカメ サワラ、シジミ、マスなど	秋	サトイモ／ユリネ／ギンナン シイタケ、マツタケ、サツマイモ、レンコン、ゴボウ、ヤマイモ、カブ、米、クリ、リンゴ、ナシ、ブドウ、カキなど	サンマ／イカ サケ、イワシ、サバなど
夏	ニガウリ／冬瓜／スイカ トマト、キュウリ、ナス、ピーマン、トウモロコシ、カボチャ、レタス、シソ、オクラ、エダマメ、モモ、メロン、ビワなど	ウナギ／ウニ アジ、ハモ、アナゴなど	冬	黒豆／春菊／キンカン ハクサイ、ダイコン、ネギ、ホウレンソウ、コマツナ、ニンジン、ブロッコリー、カリフラワー、温州ミカン、ポンカンなど	アンコウ／牡蠣 ブリ、フグ、タラ、マグロ、ヒジキ、昆布など

109

（2）旬に関する言葉

旬には2〜3か月の幅があるので、時期によって次のような言い方に分けられます。

■旬の走り

ある食材の旬の出始めのことを「**走り**」、その季節に初めて収穫したものを**初物**（はつもの）と言います。希少性から高値になることが多いものの、季節を先取りすることができ、昔から「初物を食べると75日寿命が延びる」として珍重されてきました。

■旬の盛り

ある食材の旬の最盛期のことを、「**盛り**（さか）」と言います。狭義では、この期間を**旬**と言います。大量に出回るため値が下がり、栄養価も高くておいしい時期です。

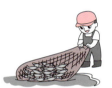

■旬の名残

ある食材の旬の終わり、最盛期を過ぎた頃のことを「**名残**（なごり）」と言います。旬が過ぎつつある食材の名残を惜しむ、日本人らしい言葉です。「**旬外れ**」とも言います。

■時知らず

1年中食べることができ、旬を**感じさせない**食材のことを「**時知らず**」と言います。

2 食の役割

食べることには、おなかを満たすだけでなく次のような役割もあります。

生理的役割	食べ物に含まれる栄養素を体内に取り込み、生命を維持する。栄養素を消化吸収して体内に取り込み、その栄養素を代謝して体の構成成分にしたり、エネルギーに変えて活力源にしたりする。
社会的役割	「食べる」という行為は、個人としては生活活動の基盤となる。また、コミュニケーションの場として、家族や学校、会社など集団生活に欠かせない。
文化的役割	特別な日や季節の行事には、国や地域、家庭によってそれぞれの食事の楽しみ方がある。また、それぞれの独特な食生活を伝え継いでいく役割もある。

3 食材などの数え方

食材などには様々な数え方があり、次のようなものがあります。

株 (かぶ)	ホウレンソウやコマツナなど、根の付いた葉野菜
貫 (かん)	握り寿司
客 (きゃく)	器
切れ (き)	切り身になった魚、一口大の薄い切り身の肉
個 (こ)	リンゴ、カキ、ミカンなどの果物、サトイモなどのやや大きめの球形の野菜
棹 (さお)	羊羹などの細長いお菓子
柵 (さく)	刺身用に長方形にさばいた魚
升 (しょう)	米、酒、醤油、みりんなどの液体。1升は1.8ℓ
帖 (じょう)	海苔10枚で1帖
膳 (ぜん)	ご飯が盛られている茶碗、お箸
束 (たば)	野菜、刈り取った稲、乾麺など束ねられるものすべて
把 (たば)	束ねられる野菜など
玉 (たま)	麺類などの細長い乾物、キャベツやレタスなどの結球する野菜
丁 (ちょう)	豆腐
粒 (つぶ)	穀類、豆類、魚卵、イチゴやブドウなどの小さめの球形の果物
杯 (はい)	イカ、タコ、飲み物やご飯
腹 (はら)	タラやサケなどの魚卵のかたまり
尾 (び)	尾ひれが付いたままの魚
匹 (ひき)	魚
房 (ふさ)	ブドウやバナナなどの果物の実全体
本 (ほん)	ダイコン、ニンジン、ゴボウ、バナナなどの細長い野菜や果物
枚 (まい)	油揚げや春巻きの皮などの薄いもの、薄切り肉、おろした魚
羽 (わ)	鶏や鴨などの鳥類、ウサギ
把 (わ)	ホウレンソウやコマツナなど根の付いた葉野菜を、売りやすい量にまとめたもの

4 おいしさの感じ方

おいしさは主観的な感覚ですが、おいしさを感じる要因には次のようなものがあります。

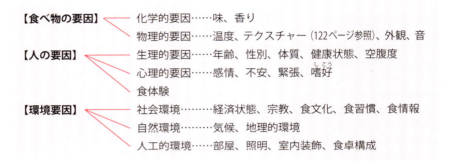

（1）味覚の種類

味には**甘味**(かんみ)・**酸味**(さんみ)・**塩味**(えんみ)・**苦味**(にがみ)・**うま味**の五味（基本味(きほんあじ)）のほか、辛味・渋味・えぐ味などがあります。舌の表面の**味蕾細胞**(みらい)で感じとり、味覚神経を通じて脳に伝わり、味として感知されます。

（2）味の相互作用

食べ物は様々な味が複合された形で味わうことが多く、2種類以上の呈味物質(ていみ)（味を感じさせる物質）が混ざると、その感じ方に変化が起こります。

■ 対比効果

異なる味を持つ2つの物質を混ぜたとき、一方の味を強めます。

例：甘味＋塩味（甘味を強める）→スイカに塩をふる
　　うま味＋塩味（うま味を強める）→すまし汁の塩

■抑制効果

異なる味を持つ2つの物質を混ぜたとき、一方の味を弱めます。

例：苦味＋甘味（苦味を弱める）→チョコレート（カカオ＋砂糖）

酸味＋塩味・甘味（酸味を弱める）→酢の物、寿司酢

塩味＋うま味（塩味を弱める）→醤油、塩辛

■相乗効果

同系統の味を持つ2つ以上の物質を混ぜたとき、その味がいっそう強調されます。

例：うま味＋うま味（うま味が強くなる）→昆布と鰹節のだし

■変調効果

先に食べたものの味の影響で、後に食べるものの味が異なって感じられます。

例：濃厚な食塩水の後の水は、甘く感じる

■順応効果

ある強さで長い時間味わっていると、閾値（味を感じるのに必要な最小濃度の値のこと）が上がります。

例：甘いケーキを食べ続けると、甘味の感度が鈍くなる

お役立ちコラム　わかりにくい旬

旬に関する言葉が豊富なことから、日本人が旬のものを食べることを大切にしてきたことがわかります。現在は、栽培や貯蔵・輸送の技術が発達したことや、冬の寒いときには南の暖かい地域から、夏の暑いときには北の涼しい地域からと産地が移り変わるようになったことなどから、旬がわかりにくくなっています。旬の食材を知って食べることで、日本の四季や食文化を感じることが大切ですね。

スピードCheck! 確認テスト

食べ物の味に関する記述として、不適当なものを選びなさい。該当するものがない場合は、(6) を選びなさい。

(1) 昆布と鰹節でだしを取ると味の深みが増すというように、違う味が混合することで、単独の味よりうま味を引き出すことを、相殺効果と言う。
(2) 甘いケーキを続けて食べることによって、その甘味に対する感度が鈍ってしまうような現象のことを、順応効果と言う。
(3) スイカに塩をかけると甘味が増すというように、別の味が加わることで一方の味がさらに強まることを、対比効果と言う。
(4) コーヒーに砂糖を加えると苦味が緩和するように、別の味を混合することで一方の味が弱められることを、抑制効果と言う。
(5) 濃厚な食塩水を味わった直後に真水を飲むと、その水を甘く感じてしまうような現象のことを、変調効果と言う。
(6) 該当なし

答え **(1)** 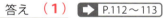 P.112〜113

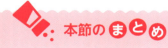 本節のまとめ

・旬の食材、旬に関する言葉の意味、食材と数え方の組み合わせを覚えておきましょう。
・おいしさを感じる要因や味の相互作用もよく出題されるので、学習しておきましょう。

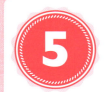

5 日本料理の特徴と世界の料理

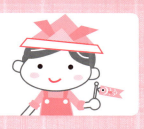

> ☀ **重要キーワード** ☀
> ・目で楽しむ料理　・五法　・五味　・五色　・五感
> ・本膳料理　・懐石料理　・会席料理　・精進料理
> ・香りを楽しむ料理　・味を楽しむ料理

1 日本料理　　　　　　　　　　　　　　　　　　　重要

　日本料理は季節感を重視し、**目**で楽しむ料理と言われます。刺身・焼き物・煮物・和え物・蒸し物・揚げ物・漬物など、様々な調理法があります。

（1）日本料理の特徴

　日本料理には「米食が中心」「旬の新鮮な**魚介類**や**野菜**を使う」「**だし**の味を基本とし、調味料は醤油や味噌などの大豆の発酵食品を使って**淡白**で**繊細**な味付けをし、素材の味を生かす」「色彩や形、器や盛り付け方、外観など**見た目**を重視する」といった特徴があります。

　また、日本料理は、**五法・五味・五色・五感**を大切にします。

■**五法**
　切る（刺身）・**焼く**（焼き物）・**煮る**（煮物）・**蒸す**（蒸し物）・**揚げる**（揚げ物）を、「調理の五法」と言います。

■**五味**
　甘味・酸味・塩味・苦味・うま味を、「五味」と言います。調味料の「さしすせそ」に通じます。「さ」は**砂糖**、「し」は**塩**、「す」は**酢**、「せ」は**醤油**、「そ」は**味噌**を表します。

115

■ 五色
　白・黒・黄・赤・青（緑）を、「五色」と言います。一食の中にこの五色が揃うと、自然と栄養素も揃いやすくなります。

■ 五感
　視覚・聴覚・味覚・嗅覚・触覚を、「五感」と言います。日本料理は、この五感で感じとることが大切な料理と言えます。

（2）日本料理の種類

日本料理には、次のような種類があります。

■ 本膳料理
　日本料理の正式な膳立てで、一人ひとりの正面に膳を配ります（**銘々膳**）。**一汁三菜**を基本に、宴席の規模に応じて二汁五菜、三汁七菜と料理の数を増やします。

　膳の数は、**本膳・二の膳・三の膳**が基本ですが、料理の数によって、与の膳・五の膳と増やしていきます。脚付きの**銘々膳**を使い、盛り付けはすべて**銘々盛り**を基本とします（次ページ表を参照）。もともとは武家社会の食事様式で、室町時代に確立され、江戸時代に発達し、明治まで続きました。今日ではほとんど見られなくなりましたが、現代の食事の献立構成に受け継がれています。

■ 懐石料理
　茶会などの席で出される**濃茶**をおいしく飲むための軽い食事で、**茶懐石**とも言われます。折敷という一尺四方の脚のない銘々膳を使います。銘々盛りの料理と大皿盛りの料理がありますが、盛り付ける量は**少量**です。向付・汁・飯・椀盛り・焼き物の一汁三菜が基本で、これに箸洗い・八寸・強肴・湯桶・香の物・茶と菓子が出されます。

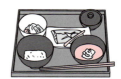

本膳料理の献立構成（三汁七菜）

膳組み	献立構成	多く含む食品
本　膳	本汁	味噌仕立てのもの。
	膾（なます）	現在の刺身のようなもの。酢で和えてある。
	坪（つぼ）	汁の少ない煮物。やや深めの蓋付きの器に盛る。
	香の物	2～3種類の漬物。たくあんとその他のものを盛り合わせることが多い。
	飯	白飯
二の膳	二の汁	主にすまし汁
	平（ひら）	海、山、里のものを3～5種類盛り合わせたもの。浅めの蓋付きの器に盛る。
	猪口（ちょく）	主に野菜の和え物、お浸しなど。筒型の蓋付きの器に盛る。
三の膳	三の汁	主に潮汁
	刺身	季節の魚
	鉢物	口代わり（くちがわり）
与の膳	焼き物	季節の魚の姿焼き
五の膳	台引（だいびき）	土産物用の膳で、引き物膳とも言う。箸を付けないで、折り詰めにして持ち帰る。

■ 会席料理

宴席で**酒**を楽しむための料理です。お品書きに従って、一品ずつ出す場合とすべての料理を一度に配膳する場合があります。前菜・刺身・吸い物・口代わり・焼き物・揚げ物（または煮物）・蒸し物・和え物（または酢の物）・止め椀・香の物・飯・水菓子（果物）という献立構成となります。

本膳料理を略式化したものを袱紗料理と言い、儀式的要素や礼儀作法を気にせず、料理本来の味を楽しむためのものでしたが、これが後の会席料理に発展していきました。

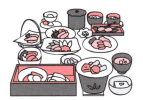

■ 精進料理

仏教における殺生禁断の教えに由来するもので、魚介類や肉類などの**動物**性の材料を一切使用せず、**植物**性の材料のみで作ります。だし汁は昆布やシイタケでとり、たんぱく質は豆腐や湯葉などの豆類や野菜からとります。一般的には、仏事の際の料理です。

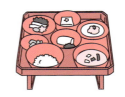

■ 卓袱料理

江戸時代初期に長崎で生まれたもので、西洋料理や中国料理を日本化させた食事様式です。卓袱とは中国で食卓に掛ける布のことを意味し、円卓を囲んで大皿に盛られた料理を各自が取り分けて食べます。

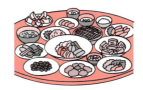

2 世界各国の料理

（1）各国の様々な料理

世界には様々な料理があり、それぞれ特徴があります。

🍌 世界の主な料理

アメリカ	ハンバーガー、ホットドッグ
イギリス	フィッシュアンドチップス、サンドイッチ、ローストビーフ
イタリア	パスタ、ピザ、リゾット、ジェラート
スペイン	パエリア、ガスパチョ、サングリア
ドイツ	ザワークラウト、ソーセージ、ジャーマンポテト
フランス	フォアグラ、テリーヌ、ミルフィーユ、エスカルゴ
ロシア	ピロシキ、ボルシチ、ビーフストロガノフ
トルコ	ドネルケバブ、ケシュケキ、シシュケバブ
インド	タンドリーチキン、ナン、チャパティー、マサラティー

タ イ	トムヤムクン、グリーンカレー、バミー
ベトナム	フォー、生春巻き
韓 国	キムチ、プルコギ、ビビンパ、サムゲタン
中 国	北京ダック、麻婆豆腐、八宝菜、小籠包
メキシコ	タコス、トルティーヤ、ワカモーレ

（2）各国の料理の特徴

■西洋料理

フランス料理をはじめとして、イタリア料理やスペイン料理など欧米各国の料理を総称して西洋料理と言います。

西洋料理は**香り**を楽しむ料理と言われ、**香辛料**を用いた加熱料理が中心です。主材料は、牛・豚・鶏などの**肉類**と**乳製品**で、味付けは一般的に**濃厚**です。香辛料やワインで風味を加え、様々なソースを作ります。ナイフやフォーク、スプーンを用いて食べることも特徴です。

■中国料理

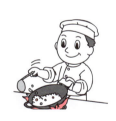

中国は国土が広く、地域によって異なる気候や風土に基づいた料理がありますが、大きく分けると北方系の**北京**料理、東方系の**上海**料理、西方系の**四川**料理、南方系の**広東**料理の4つの系統になります。北京料理は濃い味、上海料理は酸味、四川料理は辛味、広東料理は淡白な味と各地方で違いがあります。

中国料理は**味**を楽しむ料理と言われ、調理法よりも調味中心で**味付け**を重視します。様々な材料が使われ、料理の種類が多いことが特徴です。フカヒレ、ツバメの巣、ナマコなどの乾物の利用も発達しています。

ほとんどの料理が1本の包丁と中華鍋、鉄べら、鉄杓子、蒸籠で調理されます。料理は大皿に盛られ、各自が取り分けて食べます。

■ エスニック料理

　タイやベトナム、トルコなどの東南アジアや中近東などの料理を、エスニック料理と言います。日本でも、日本人向けにアレンジされた料理を出すレストランが増えてきたり、家庭向けに加工された食品が販売されたりしています。

お役立ちコラム　世界で注目の和食

　2013（平成25）年12月に、「和食：日本人の伝統的な食文化」がユネスコ無形文化遺産に登録されました。日本の食事は健康的であるため、以前より世界から注目されていましたが、多様で新鮮な食材とその持ち味を尊重する点、自然の美しさや季節の移ろいを表現する点、年中行事と密接にかかわっている点などが評価されました。旅行者だけでなく、世界のシェフたちが日本の食事を目的に来日しています。

スピードCheck! 確認テスト

☀ **本膳料理の献立構成のうち、汁の少ない煮物でやや深めの蓋付きの器に盛るものを何と言うか。**

答え　**坪**　　➡ P.116〜117

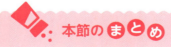 本節のまとめ

　日本料理や世界各国の料理の種類や特徴について、学習しておきましょう。特に、本膳料理や懐石料理の献立構成について押さえておきましょう。

重要キーワード
- 煮上げ ・煮切り ・煮こごり ・煮転がし ・煮しめ
- 煮付け ・刃元 ・刃先 ・峰 ・小口切り ・千切り
- 短冊切り ・イチョウ切り ・半月切り

1 調理の種類　　　　　　　　　　　　　　重要

食材によって様々な調理法があり、目的に応じて使い分けます。

（1）調理の目的

調理は、見た目や味のためだけでなく、安全性や栄養価の向上といった機能を高める目的でも行われます。

■衛生上の安全

有害物質や食に適さないものを**排除**し、衛生上の**安全性**や**保存性**を向上させます。汚れを洗い落としたり、加熱して細菌や微生物を殺したり、有害物質を取り除いたりすることによって、食中毒などを防ぎます。

■栄養価の向上

加熱・切断・粉砕することにより、**消化吸収率**や食べやすさを向上させ、**栄養価**を高めます。ただし、水にさらしたり煮たりすることでビタミンやミネラルなどが流出・分解してしまい、栄養価が減少することもあります。

■ **おいしさの演出**

調理によって食欲を増すように**風味**をよくしたり、うま味を付けたり、色彩や盛り付けなどで**外観**を美しくしたりします。

■ **団欒の場づくり**

食事をする人同士が食事の時間を共有し、料理を囲みながら食事をすることは、心理的な**充足感**や**満足感**につながります。

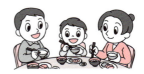

（2）調理法

■ **洗う**

食品に付いている汚れや有害物質を取り除く、ぬめりを取る、あくを抜く、変色の防止、吸水などが目的です。洗浄方法は食品により異なります。

■ **浸す**

乾燥食品を軟らかくする、うま味成分を抽出する、酵素作用を阻止する、味を浸透させる、テクスチャーを向上させる、微生物の繁殖を阻止する、不味（味がよくない）成分を除去するなどの目的があります。

「テクスチャーとは」

テクスチャーは食感とも言い、食品の硬さ・軟らかさ・歯切れ・きめ・舌ざわりなど口の中の感覚のことよ。日本人はテクスチャーを大事にしていて、軟らかい・喉ごしがよい・ホクホク・ガリガリ・サクサク・とろとろ・ネバネバ・プリプリなど、テクスチャーを表す言葉がたくさんあるの。

■ **切る**

食べられない部分を**除去**する、食べやすい**形**にする、**加熱**しやすくする、**味**を付けやすくする、見た目を**美しく**するなどの目的があります。

■ 混ぜる・こねる・和える
　材料や味を均一にする目的があります。

■ 泡立てる
　空気を取り込みながら、かき混ぜる目的があります。

■ おろす・つぶす
　食品の細胞や組織を壊すことで食味に変化を与え、風味や香りをよくする、酵素を活性化させるなどの目的があります。

■ 押す・握る・こす
　「押す」「握る」は、食品に外的な圧力を加えて成型する操作です。「こす」は、食品の固形物と液体を分ける操作です。

■ 冷やす・凍らす
　食品の保存、嗜好性を向上させる、凝固させるなどの目的があります。

■ 焼く
　串や網を使用し、熱源の放射熱を利用して直接加熱する「**直火焼き**」と、鉄板・フライパン・オーブンを使用し、熱源の伝導熱・放射熱・対流熱を利用して間接的に加熱する「**間接焼き**」があります。

■ 炒める
　熱した鍋や鉄板などに少量の油を入れて、食品を混ぜながら調味・加熱する方法です。加熱時間が**短い**、**油脂**を使用する、栄養素の損失が**少ない**などの特徴があります。

■揚げる

　高温の油の中で加熱する方法です。高温短時間で加熱する、形や味を保ったまま加熱できる、栄養素の損失が少ないなどの特徴があります。

■ゆでる

　多量の湯の中で加熱する方法です。食品の下ごしらえに用いることが多く、あくを抜く、軟らかくする、発色をよくする、煮崩れを防止する、たんぱく質を凝固させるほか、吸水・脱水、殺菌などの目的があります。

■煮る

　調味料液の中で加熱する方法で、加熱しながら調味できるという特徴があります。煮物には、次のようなものがあります。

煮上げ	落とし蓋をして、煮汁が少量になるまで十分に煮ること。
煮切り	酒やみりんを煮立たせて、アルコール分を蒸発させること。または、煮汁がなくなるまで煮詰めること。
煮こごり	ゼラチン質の多い魚や肉の煮汁を冷やして、ゼリー状に固めること。
煮転がし	イモ類などを鍋の中で転がしながら、煮汁をからめて煮詰めること。
煮しめ	食材を崩さないように時間をかけて煮ること。醤油などの煮汁がよく染み込み、味や色が付く。
煮付け	煮汁の味を染み込ませるように煮ること。煮しめより短時間で煮る。

■蒸す

　水蒸気の熱を利用して加熱する方法です。煮物に比べて栄養素の流失は少ないですが、調理時間がかかる、加熱中の調味が難しいなどの難点もあります。

■炊く

　米については、水を含ませて加熱しながらゆでる・蒸す・焼くという操作を断続的に行うことを言います。野菜や魚については、煮汁を含ませて煮汁がなくなるまで加熱することを「炊く」と言うことがあります。

2 調理器具の種類

調理器具には、主に調理の前処理用のものと加熱用のものがあります。

（1）前処理用の調理器具

前処理とは、「洗う」「切る」「混ぜる」などのことを言います。

包丁	鋼製、ステンレス製、セラミック製などがあり、和包丁、洋包丁、中華包丁などがある。食材や料理の用途ごとに使い分けるとよい。
まな板	木製と合成樹脂製がある。野菜と肉・魚は使い分けしたほうがよい。
おろし器	野菜をおろすときに使う。金属製やセラミック製などがある。
フードプロセッサー	大量の食材をみじん切りにしたり、すり混ぜたり、攪拌したりするときに使う。
泡立て器	手動のものと電動のものがあり、メレンゲやホイップクリーム、マヨネーズソースなどを作るときに使う。
こし器（ストレーナー）	食品をこしたり、ろ過したりするときに使う。用途によって、茶こしや味噌こし、油こしなどがある。
すり鉢	すりこぎを使って食品をすりつぶすときに使う。
オープナー	缶詰やびんを開けるときに使う。

（2）加熱用の調理器具

加熱とは、「焼く」「炒める」「揚げる」「ゆでる」「蒸す」「煮る」などの、食品に熱を加える操作です。

鍋	煮る・蒸す・ゆでる・揚げるなど幅広い用途に使う。浅鍋・深鍋・丸底鍋・平鍋・両手鍋・片手鍋と形状も様々なので、料理に応じて使い分けるとよい。
フライパン	炒める・焼く・揚げるのに使う。鉄製・フッ素加工のものなどがある。フッ素加工のものは焦げ付きにくく、汚れが落としやすい。
電子レンジ	温める・蒸す・解凍などに使う。熱源は電気で、マイクロ波を利用して加熱する。

第2章 食文化と食習慣

125

（3）その他の調理器具

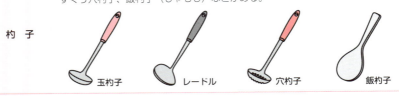

杓子	汁や飯をすくうときに使う。玉杓子（お玉）、盛り付け用のレードル、具だけをすくう穴杓子、飯杓子（しゃもじ）などがある。
ざる	水切りやゆで野菜・麺類の湯切りに使う。粉をふるう、こすときにも使う。

3 食材の切り方

（1）包丁の使い方

　包丁の使い方は、刃で切ることだけではありません。各部位には様々な機能があり、食材によって部位を使い分けます。

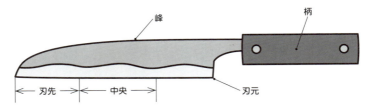

- **刃元**……ジャガイモの芽や傷んでいるところを取り除くときなど。
- **刃元**の近く……皮むきや魚などの骨切りをするときなど。
- 刃の**中央**………野菜の押し切りやみじん切りをするときなど。
- **刃先**……小魚をおろす、ゴボウをささがきにするときなど。
- **峰**………肉やエビをたたいて軟らかくしたり、つぶしたりするときなど。
- **刃元から刃の中央**……魚を刺身にするときなど。

（2）目的に合った切り方

　食材の切り方によって、調理時間が変わります。また、目的に応じた様々な切り方があります（巻頭カラー6～7ページ参照）。

野菜の切り方	・小口切り ・半月切り ・さいの目切り ・拍子木切り	・千切り ・くし形切り ・斜め切り ・かつらむき	・短冊切り ・輪切り ・乱切り ・ざく切り　など	・イチョウ切り ・ささがき ・みじん切り
魚の切り方	・腹開き ・そぎ切り	・背開き ・たたき　など	・三枚おろし	・二枚おろし
肉の切り方	・厚切り	・薄切り	・ミンチ切り（ひき肉）　など	

スピードCheck! 確認テスト

☀︎ 煮るに関する記述として、不適当なものを選びなさい。該当するものがない場合は、（6）を選びなさい。

（1）煮汁が少量になるまで十分に煮ることを「煮上げ」と言う。
（2）ゼラチン質の多い魚や肉の煮汁を、冷やしてゼリー状に固めたものを「煮こごり」と言う。
（3）イモ類などを鍋の中で転がしながら、煮汁をからめて煮詰めることを「煮転がし」と言う。
（4）酒やみりんを煮立たせて、アルコール分を蒸発させることを「煮切り」と言う。
（5）食材を崩さないように、時間をかけて煮ることを「煮付け」と言う。
（6）該当なし

答え　（5）　 P.124

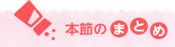

調理の目的や調理法、「煮る」に関する用語をよく覚えておきましょう。

7 盛り付けと器の種類

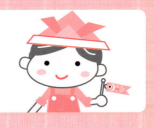

> ☀ **重要キーワード** ☀
> ・山水の法則　・頭左　・あしらい　・前盛り
> ・陶器　・磁器　・土器　・漆器

1 盛り付けの基本　　　　　　　　　　　　重要

　人間は体温前後の温度のものはぬるく感じ、おいしく感じられないので、温かいものは**温かく**、冷たいものは**冷たく**して提供することが基本です。器も、料理に合わせて温めたり冷やしたりしておきます。また、器は料理を**引き立てる**役割があるので、料理の彩りに合わせて**季節感**のあるものを選ぶことが大切です。

(1) 日本料理の盛り付け方

　日本料理の基本となる盛り付け方は、次のとおりです。

■**皿**
　中心を決め、皿の余白を活かすように盛り付け、立体的に山と谷を作ります（**山水の法則**）。色の取り合わせを考えることも大切です。

■**鉢**
　鉢の高さとバランスをとりながら、小高く盛り上がった**山**を作るように盛り付けます。

■**椀**
　椀だねは、切り身などの魚のように角がはっきりしたものやサトイモのように丸みのあるものを下から順々に積み重ねていき、**円錐形**になるようにします。吸い地（汁）は、椀だねの七分目の高さまで張ります。

刺身	ダイコンや青ジソ、キュウリなどのツマを添え、そのツマに立てかけて盛り付けると、立体感が出て刺身の色が引き立つ。何種類かを盛り合わせるときは、皿の奥を高く、手前を低くする。また、マグロの赤、タイの半透明、イカの白など色の取り合わせを考えながら対角線上に盛る。 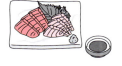
天ぷら	皿に敷き紙を敷く。2枚使うときは右側が上になるように、1枚使うときは左上がりに折り、折り山を手前にして敷く。 カボチャやサツマイモなどのボリュームのあるものは下、エビは中央、シシトウなどの青いものは手前に置いて立体感を出す。
煮物	汁気があるため鉢に盛る。何種類かを盛り合わせるときは、できるだけ同じ色の食材が隣同士にならないようにし、中央を高くすると美しく見える。鉢には浅め・深めなど様々な種類があるが、料理が器の縁に付かないように盛り付ける。
焼き魚	頭と尾が付いたままの魚は、腹が**手前**、頭が**左**になるようにして盛り付ける（頭左）。切り身魚は、皮や背を奥にして盛り付ける。 季節感を出す、彩りを加えるなど、料理を引き立たせるための添え物をあしらいと言う。おろし大根は焼き魚の右手前に、シシトウやはじかみなどは、魚に立てかける（前盛り）。 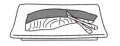
電子レンジ	1人分のときは小皿や小鉢だが、数人分を盛り合わせるときは鉢を用いる。奥には大きいものを、手前には小さいものを置き、ダイコンの白、キュウリの緑、ニンジンの赤というように、食材の彩りを考えて盛り付ける。

（2）西洋料理の盛り付け方

　西洋料理は料理に合わせて少し**大きめ**の皿を選び、料理が皿からはみ出ないように中央に山高くして、余白が4〜5割残るように盛り付けます。皿にマークがある場合は、マークが向こう正面になるように皿を置き、皿の中心を決めてから盛り付けます。付け合わせは、主材料の**向こう側**に盛ることが基本です。

2 料理に用いる器の種類

　料理は器に盛り付けますが、何でもよいというわけではありません。意味や目的に応じて選びましょう。

（1）日本料理に用いる器

　日本料理は使う器の種類が多く様々なものがありますが、料理に合わせて選ぶことが大切です。

■陶器：焼き物

　吸水性のある土に釉薬（陶器表面にかける薬品）をかけて焼いたものです。磁器よりも焼く温度が低いため強度がやや低く、採取した粘土の種類と焼き温度、産地により種類が豊富です。

　　例：常滑焼（愛知）、益子焼（栃木）、信楽焼（滋賀）、備前焼（岡山）

■磁器：焼き物

　石の粉に粘土を混ぜた磁土に、釉薬をかけて焼いたものです。高温で焼くため素地が緻密で、硬くて吸水性がなく、たたくと金属のような音がします。

　　例：九谷焼（石川）、瀬戸焼（愛知）、有田焼（佐賀）、清水焼（京都）

■土器：焼き物

　不純物の多い粘土や石の粉で作られ、釉薬をかけないで焼いたものです。焼く温度が低く、多孔質で吸水しやすいのが特徴です。

　　例：ほうろく、七輪など

■漆器：塗り物

　杉やヒノキ、ケヤキを素地として漆を塗ったもので、漆を塗る工程を何度も繰り返すため、耐水性・耐酸性・耐久性があります。重箱や椀、膳や盆などに使われます。

　　例：津軽塗（青森）、会津塗（福島）、輪島塗（石川）

■ガラス食器

　ソーダガラス、クリスタルガラス、耐熱ガラスなどがあります。ソーダガラスは一般的な食器に、光沢と重量感があるクリスタルガラスは高級食器に多く使われます。

　　例：江戸切子（東京）、薩摩切子（鹿児島）

■ 木工品

森林の多い地域では、そこに生える木を利用して器が作られてきました。おひつ・桶・八寸などに使われます。

例：大館曲げわっぱ（秋田）、樺細工（秋田）、奥会津編み組細工（福島）

■ 竹細工

清涼感を表現する器として、ざる・かご・杓子・さじ・盛り皿・箸置きなどに使われます。

例：駿河竹千筋細工（静岡）、別府竹細工（大分）

🍌 器の日本地図

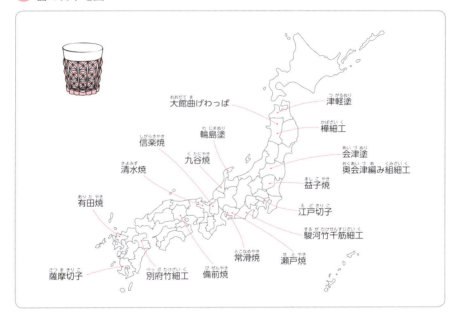

（2）その他の料理に用いる器

西洋料理では、磁器や金属器がよく使われます。

磁器は、白陶土の代わりに牛骨灰を原料とした**ボーンチャイナ**が多く、マイセン（ドイツ）、ウェッジウッド（イギリス）、ロイヤルコペンハーゲン（デンマーク）、リチャードジノリ（イタリア）などが有名です。

金属器には、アルミニウム製やステンレス製のものなどがありますが、洋食器の最高級品とされているのが**銀食器**です。銀食器は、黒変したり強い酸に溶けたりするので、注意して手入れする必要があります（中には、銀メッキをした安価かつ手入れが楽な製品もあります）。一方、ステンレスは錆びないので手入れが簡単で、盛り皿やナイフ、フォークやスプーンなどに使われています。

スピードCheck! 確認テスト

☀日本の食器に関する記述として、適当なものを選びなさい。該当するものがない場合は、（6）を選びなさい。

（1）ガラス食器は、ざる・かご・箸置きなど清涼感のある食器として使用されているほか、伝統工芸品としても数多くある。
（2）木工品は塗り物とも呼ばれ、重箱・椀・膳・盆などに多く使われる。輪島塗りや津軽塗りなどがある。
（3）漆器はおひつや桶、八寸などに使われる。曲げわっぱや樺細工などが、代表的な伝統工芸品である。
（4）磁器は不純物の多い粘土や石の粉で作られ、釉薬をかけないで焼いたものである。焼く温度が低く、多孔質で吸水しやすいのが特徴である。
（5）陶器は粘土を原料とした焼き物で、土を使い吸水性の素地に釉薬を塗って焼くが、磁器に比べると少し強度が低い。
（6）該当なし

答え　**（5）**　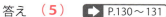 P.130〜131

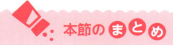

本節のまとめ

　日本料理の盛り付け方の特徴や用語、陶器と磁器の違い、それぞれの産地をよく覚えておきましょう。

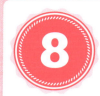
8 食事とマナー
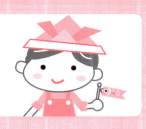

> ☀ **重要キーワード** ☀
> ・一汁三菜　・口内調味　・かき箸　・探り箸　・刺し箸
> ・せせり箸　・ねぶり箸　・もぎ箸　・寄せ箸　・渡し箸

1 食事のマナーの基本

　食事のマナーで大切なことは、お互いに**不快感**を与えることなく、楽しい時間を一緒に過ごすことです。周りに不快感を与えない、相手に恥をかかせない、相手の話をよく聞き、相手も自分も楽しいと感じる、食事中にたばこを吸わないなど、国や地域・人種が違っても最低限のマナーは共通です。

　また、体調が優れないときは早めに欠席の連絡をする、食事中に爪楊枝は使わない、げっぷが出てしまったときは「失礼しました」と小声ではっきりと謝る、咳やしゃっくりが出そうになったり鼻をかんだりするときは洗面所へ行く、なども心掛けましょう。

2 日本料理のマナー　　　　　　　　　　　　　　重要

（1） 一汁三菜の食べ方

　現在の日本の食事の形式は、本膳料理から受け継がれた**一汁三菜**（いちじゅうさんさい）が基本です（巻頭カラー4ページ参照）。

　一汁三菜では、飯碗を**左手前**、汁椀を**右手前**、主菜を**右奥**、副菜を**左奥**、小鉢を**真ん中**に配置します。持ち上げるものを**手前**に、置いたままで食べる器を**奥**に配置しており、美しい**所作**（しょさ）で食事ができるように考えられています。

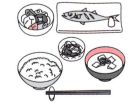

食べ方にも順番があり、ご飯は汁とおかず、おかずとおかずの間に食べるようにします。これは、あまり味のないご飯を口の中でおかずの味で味付けしながら食べていく**口内調味（口中調味）**という日本独特の食べ方です。

（2）箸使いのタブー

　箸使いには、マナーに反した使い方である「**嫌い箸**」と言われるものがあります。代表的なものは、次のとおりです。

移り箸	料理をとりかけてから、他の皿の料理をとること。
かき箸	茶碗の縁に口を付けて、箸で口の中にかき込むこと。
込み箸	箸で料理を口の中いっぱいに詰め込んで、ほおばること。
逆さ箸	自分の箸を逆さにして使うこと。
探り箸	箸で器をかき混ぜて、料理の中身を探ること。
刺し箸	フォークのように、食べ物を箸で突き刺して食べること。
直箸	大皿の料理を、自分が使っている箸でとること。
せせり箸	箸を爪楊枝の代わりに使って、歯をほじること。
空箸	料理をとろうとして、一度箸を付けたものをとらないこと。
たたき箸	箸で器をたたくこと。
ちぎり箸	箸を1本ずつ両手に持って、料理をちぎること。
涙箸	箸先から汁を垂らすこと。
握り箸	箸を握って使うこと。
ねぶり箸	箸を口の中に入れてなめること。
二人箸	二人で一つのものを、箸と箸で受け渡すこと。
振り箸	箸先に茶や汁を付けて振ること。
迷い箸	どれにしようかと、箸を宙に迷わせること。
もぎ箸	箸の先にくっついた飯粒を、口でもぎとること。
持ち箸	汁を飲むときなどに、箸を持ったまま椀に口を付けること。
横箸	箸を2本合わせて、スプーンのように使うこと。
寄せ箸	箸を使って、自分の手元に器を引き寄せること。
渡し箸	箸を、茶碗などの器の上に置くこと。

（3）食卓の席次

　食卓は、座る順番（席次）が決まっています。日本料理では、床の間の前や入口から遠い席を上座とし、正客（最上位の客）の席となります。入口近くの席は下座（末席）とし、接待者（主人）の席となります。

🍌 日本料理の席次

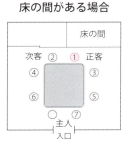
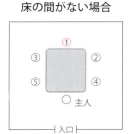

3 西洋料理のマナー

（1）基本的なマナー

　マナーの基本はお互いへの思いやりですが、西洋料理のマナーは、公の場で自分の振る舞いを他人に見せる場でもあります。

■西洋料理の基本的なテーブルマナー
- 椅子の**左側**から着席する。
- 料理が運ばれる前に**ナプキン**を膝の上に置く。
（和服の場合は、胸元から下げてもよいとされている）
- 店の人を呼ぶときは、声を出さず**目**で合図して呼ぶ。
- フォークやナイフを落としたときは、自分で拾わず**店の人**に交換してもらう。
- 周りの人と同じくらいの**速さ**で食べる。
- **会話**を楽しみながら雰囲気づくりをする。

（2）食卓の席次

西洋料理では入口から遠い席を上座とし、主賓（最上位の客）の席となります。入口近くの席は下座（末席）とし、接待者（ホスト）の席となります。

西洋料理の席次

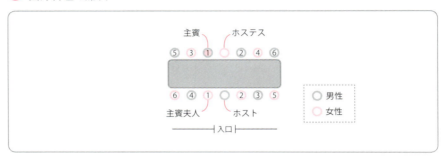

4 中国料理のマナー

（1）基本的なマナー

中国では、宮廷の文化や道教などの教えや東西文化の融合などにより、食事の作法も様々です。

■中国料理の基本的なテーブルマナー
・食事の前に**乾杯**する。
・料理が運ばれたら、接待者（主人）が先に箸を付けてから主賓に勧める。
・**大皿**からとり、とったものは**残さない**ようにする。

（2）食卓の席次

中国料理では入口から一番奥を上座（上席）とし、主賓の席となります。上座から見て左、右という順番に座っていきます。入口近くの席は下座（末席）とし、接待者（主人）の席となります。

テーブルは円卓と方卓があり、8人がけが正式です。

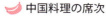 中国料理の席次

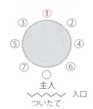

5 場面別食事のマナー

食事には様々なシーンがあり、それぞれに次のようなマナーがあります。

■ 予約をするとき
- 会食日が決まったら早めに予約を入れる。
- 予算と人数を正確に伝える。
- メニューの内容を確認し、こちらの好みやアレルギーの有無などを伝える。

■ 席に着くとき
- 部屋の入口から遠い席が上座となるが、主賓の好みや状況に合わせて席を勧める。
- 夜景のきれいな部屋なら、夜景が一番見える席を主賓に勧める。
- 女性がいるときは、女性が先に座る。

■ 椅子に座るとき
- 椅子の左側から入る。
- テーブルと自分の体の間は、こぶし1個半程度空ける。
- バッグは、背中と背もたれの間に置く。
- 大きいバッグは、貴重品以外は店に預ける。
- テーブルに肘をつかないようにする。

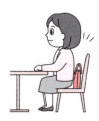

■ナプキンがあるとき
・食事が運ばれる前に、二つ折りにして膝の上に置く。
・中座するときは、椅子の上に置く。

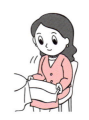

■ナイフ、フォーク、スプーンを使うとき
・料理の出てくる順に外側から使っていく。
・料理はナイフで突き刺さない。
・落としてしまったときは、自分でとらず店の人にとってもらう。
・中座するときは、ナイフとフォークを皿の上に八の字にして置く。
・食べ終わったら、ナイフとフォークの柄を右に、先を左に向けて揃え、皿の上に横にして置く。

■酒を飲むとき
・食前酒はおかわりをしない。
・酒をこぼしたときは、店の人に合図する。
・ワインは店の人に注いでもらう。

6 パーティーのマナー

(1) パーティーの種類

パーティーは、立食スタイルと着席スタイルに大きく分けられます。

■立食パーティー
・メリット………カジュアルな雰囲気を作れる。大人数を招待でき、多数の人と交流しやすい。自由に入退場しやすい。比較的コストが低く抑えられる。
・デメリット……料理が不足することがある。会場内の細かいところまで目が届きにくい。客が会場の隅に固まってしまうことがある。来場者が少ないと少なさが目立つ。

■ **着席パーティー**
・メリット………緊張感のある雰囲気を作れる。食事と会話をゆっくり楽しむことができる。主役を引き立てやすい。
・デメリット……招待できる人数に限りがある。立食パーティーに比べてコストがかかる。

（2）立食パーティーのマナー

　立食パーティーでは、あいさつやスピーチが始まったら食べることや談笑をやめ、そちらに注意を向けます。また、料理や飾り付け・会場の雰囲気など主催者の努力を称える、来場時や中座・退場するときは主催者に声を掛ける、などの配慮をすることが大切です。

■ **到着したとき**
・大きな荷物はクロークに預ける。
・主催者にあいさつをする。

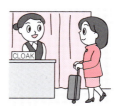

■ **料理をとるとき**
・未使用の皿を使う。
・料理テーブルは時計回りに回り、前菜からとる。
・温かい料理と冷たい料理、汁気がある料理とない料理は別々の皿にとる。
・自分が食べる分だけ（2～3品）とったら、料理テーブルを離れる。
・料理を人の分までとったり、とった料理を残したりしない。
・料理テーブルの周りで飲食や立ち話をしない。

■ **飲み物をとるとき**
・コーヒーや紅茶はソーサーを添え、片手または両手で持つ。
・グラスに巻いてある紙ナプキンは水滴防止のためのものなので、外さずに飲む。

■ **飲食するとき**
・歩きながら飲食しない。
・アルコールを飲みすぎない。

■ **会話をするとき**
・相手の口に料理が入っていないことを確認してから話しかける。
・食器はテーブルに置き、手には飲み物だけを持つ。
・壁際の椅子は高齢者や疲れた人のためのものなので、座って長時間話し込んだり荷物を置いたりしない。

スピードCheck! 確認テスト

☀ **食事のマナーに関する記述として、不適当なものを選びなさい。該当するものがない場合は、(6)を選びなさい。**

(1) 中国料理の円卓の場合は、入口から最も遠い席が上席、上席から見て右、左の順に続く席次となる。
(2) 西洋料理において食事中に中座する場合は、ナイフとフォークを皿の上に「ハの字」の形になるように置いて席を離れる。
(3) 立食パーティーの場合、料理を取り終えたら、料理がセットされているテーブルから速やかに離れるようにする。
(4) 日本間における席次で「床の間」がある場合は、床の間に最も近いか、または床の間を背面とした席が上座となることが一般的である。
(5) 立食パーティーで飲み物のグラスについてくる紙ナプキンは、水滴が垂れるのを防ぐ役割があるため、外さず巻いたまま飲む。
(6) 該当なし

答え **(1)** 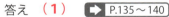 P.135〜140

本節のまとめ

・一汁三菜の正しい配置、箸使いのタブーについて覚えておきましょう。
・西洋料理や中国料理、パーティーでのマナーもよく出題されるので、押さえておきましょう。

9 食にまつわる四字熟語

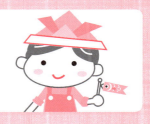

> ☀ **重要キーワード** ☀
> ・医食同源　・酒池肉林　・身土不二　・薬食同源

　日常生活の中には、食にまつわる四字熟語がたくさんあります。これらは、昔の人の知恵や経験から生まれました。代表的なものは次のとおりです。

● **悪衣悪食（あくいあくしょく）**

　簡素な暮らしのこと。粗末な衣服・粗末な食事を恥ずかしいと思うような人とは語り合う価値がない、というのが由来。

● **医食同源（いしょくどうげん）**

　病気を治す薬と食べ物は根源が同じであり、食事に注意することが病気を予防する最善の策であるということ。

● **衣食礼節（いしょくれいせつ）**

　衣食足りて礼節を知る。生活が豊かになれば、道徳心が高まって礼儀を知るようになるということ。

● **一汁一菜（いちじゅういっさい）**

　1杯の汁物と1つのおかずのような、質素な食事のこと。

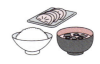

● **解衣推食（かいいすいしょく）**

　自らの着ているものを着せてあげたり、食べ物を食べさせてあげたりするように、人に厚い恩恵を施すこと。

牛飲馬食
ぎゅういんばしょく

牛や馬のように、たくさん飲んだり食べたりすること。

錦衣玉食
きんいぎょくしょく

贅沢な暮らしをすること、富貴な身分のこと。錦のような美しい着物と、珠玉のような上等な食べ物という意味から。

鯨飲馬食
げいいんばしょく

酒を飲む勢いは鯨のように、物を食べる様子は馬のように、飲んだり食べたりする量や勢いがすさまじいこと。

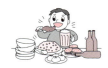

縮衣節食
しゅくいせっしょく

衣食を節約すること。

酒池肉林
しゅちにくりん

これ以上はない贅沢な食事のこと。池に酒を満たし、肉を林のごとく並べた豪華な宴という意味から。

食前方丈
しょくぜんほうじょう

きわめて贅沢な食事のこと。ご馳走が自分の前に、一丈四方もいっぱいに並べられるという意味から。「食前」は食事の席の前、「方丈」は一丈四方。「丈」は長さの単位で、一丈は約3.03メートル。

身土不二
しんどふじ

体にとっては、その土地のものを食べることがよいということ。身（自分の体）と土（土地、その土地の産物）は2つにあらず、同じものであるという意味から。

粗衣粗食
そいそしょく

簡素な暮らしのこと。粗末な衣服と粗末な食事という意味から。

●箪食瓢飲

質素な食事のこと。「箪（竹で編んだ器）」1杯のご飯と「瓢（ヒョウタンで作った器）」1杯の飲み物だけという意味から。

●伴食宰相

高い地位にありながら、無能で他の人のなすがままになっている大臣のこと。要職にありながら、実力の伴わない者をばかにして言う言葉。

●美酒佳肴

「美酒」はおいしい酒、「佳肴」はうまい肴という意味から、おいしい酒とご馳走の意味。

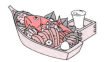

●不時不食

その季節のもの以外は食べないこと。旬の物を大切にすること。

●無為徒食

何もしないで遊び暮らすこと。

●目食耳視

味よりも外見が豪華な食べ物を選び、世間の評判を気にして衣服を選ぶこと。「目食」は口に合うかではなく、見た目が豪華なものを食べること。「耳視」は世間のうわさを気にかけて、似合うかでなく高価な衣服を着ることから、見栄を張るために外見を飾るという意味。

●薬食同源

「医食同源」と同義語。病気を治す薬と食べ物は根源が同じであり、食事に注意することが病気を予防する最善の策であるということ。

お役立ちコラム

二十四節気と七十二候

二十四節気とは、春夏秋冬の4つの季節を6つに分けたもので、立春・大暑・秋分・冬至など約2週間ごとに24種類あります。その二十四節気をさらに3つに分けたのが、七十二候です。東風解凍（はるかぜこおりをとく）、土潤溽暑（つちうるおいてむしあつし）、天地始粛（てんちはじめてさむし）、朔風払葉（きたかぜこのはをはらう）など5～6日ごとに72種類あります。季節は気づくとあっという間に過ぎ去ってしまいますが、これらの言葉に気を留め感じるようにしたいですね。

スピードCheck! 確認テスト

☀「食事に注意することが病気を予防する最善の策である」という意味の、食にまつわる四字熟語を答えなさい。

答え **医食同源** P.141

本節のまとめ

・食にまつわる四字熟語は馴染みのないものも多くありますが、漢字と意味とを結び付けて覚えておきましょう。
・食にまつわることわざや慣用句が出題されることもあります。3級も、併せて学習しておきましょう。

第2章　演習問題

問1 賀寿と年齢の組み合わせとして、不適当なものを選びなさい。該当するものがない場合は、（6）を選びなさい。

（1）米寿……70歳　　（2）白寿……99歳

（3）卒寿……90歳　　（4）傘寿……80歳

（5）喜寿……77歳　　（6）該当なし

問2 食をめぐる考え方に関する記述として、不適当なものを選びなさい。該当するものがない場合は、（6）を選びなさい。

（1）イタリアで始まった、食を中心とした地域の伝統的な文化を尊重し生活の質の向上を目指す世界運動を、スローフードと言う。

（2）地域で生産された農産物や水産物などをその地域で消費することを、地産地消と言う。

（3）輸入食品が食卓に運ばれてくるまでにかかったエネルギーを数値化したものを、フードマイレージと言う。

（4）その土地で生産されたものを旬のうちに、その土地特有の方法で調理して食べることを土産土法と言う。

（5）域内消費とは、その土地に育った食べ物を食べることが、その土地に暮らす人間の身体に最も合っているということを表している。

（6）該当なし

問3 日本料理の特徴に関する記述として、不適当なものを選びなさい。該当するものがない場合は、（6）を選びなさい。

（1）日本料理で偶数は忌み嫌われることが多いため、料理の品数については奇数によって構成されることが一般的である。

（2）味を楽しむ料理とも言われ、調味中心で味付けを重視し、豊富な材料が使われ、料理の種類が多いことが特徴である。

（3）焼き物・煮物・蒸し物・揚げ物・刺身など、調理方法が豊富で、中でもこの5つを調理の五法と言う。

（4）四季を織り込み、焼き物・漆器・ガラス・竹細工などの器に、山の幸や海の幸といった旬の幸を盛り付ける。

（5）日本料理は米食が中心であり、四季折々の旬の食材を使用し、食材本来の味を活かしつつ、味付けは淡白で繊細な感覚を大切にする。

（6）該当なし

問4 箸使いのタブーである「箸で料理を口の中にいっぱいに詰め込んでほおばること」を何と言うか。該当するものがない場合は、（6）を選びなさい。

（1）持ち箸　　　（2）ねぶり箸

（3）せせり箸　　（4）かき箸

（5）握り箸　　　（6）該当なし

問5 日本料理の種類に関する記述として、不適当なものを選びなさい。該当するものがない場合は、（6）を選びなさい。

（1）茶会などの席で出される濃茶をおいしく飲むための軽い食事を、懐石料理と言う。

（2）会席料理とは宴席で酒を楽しむための料理で、お品書きに従って一品ずつ出す場合と、すべての料理を一度に配膳する場合がある。

（3）仏教における殺生禁断の教えに由来するもので、魚介類や肉類などの動物性の材料を一切使用せず、植物性の材料のみで作る料理を、精進料理と言う。

（4）西洋料理や中国料理を日本化させた食事様式で、円卓を囲んで大皿に盛られた料理を各自が取り分けて食べる料理を、袱紗料理と言う。

（5）本膳料理は、日本料理の正式な膳立てで一汁三菜を基本とし、一人ひとりの正面に膳を配る形式である。

（6）該当なし

問 6 食材の数え方の組み合わせとして、不適当なものを選びなさい。該当するものがない場合は、（6）を選びなさい。

（1）豆腐……柵

（2）尾ひれが付いたままの魚……尾

（3）ブドウやバナナなどの果物の実全体………房

（4）キャベツやレタスなどの結球する野菜……玉

（5）羊羹などの細長いお菓子……棹

（6）該当なし

問 7 調理に関する記述として、不適当なものを選びなさい。該当するものがない場合は、（6）を選びなさい。

（1）調理とは、そのままでは食べられないものや、食べにくい食材に手を加えてることで、おいしく食べられるものに変えることである。

（2）「煮る」調理方法は、多量の湯の中で加熱する方法で、食品の下ごしらえに用いることが多く、あく抜き・軟化・たんぱく質の凝固などの目的がある。

（3）調理は単に食材の加工だけではなく、食事メニューの計画、食材の調達、盛り付ける器や食卓の演出まで広くかかわっている。

（4）「焼く」調理方法には、串焼きや網焼きのように放射熱で直接加熱する「直火焼き」と、鉄板やフライパン、オーブンを使用して伝導熱・放射熱・対流熱で加熱する「間接焼き」がある。

（5）調理の目的として、衛生上安全なものにする、消化・吸収率を向上させる、食欲が出るようにおいしさを演出するなどがある。

（6）該当なし

問 8 食事のマナーに関する記述として、適当なものを選びなさい。該当するものがない場合は、（6）を選びなさい。

（1）食事のマナーで大切なことは、同席者や周りの席の人に不快感を与えないことなので、静かに食べる。

第 2 章 食文化と食習慣

（2）ナプキンの用途は、手を拭く、口をおさえることであるが、ナプキンを汚さないようにと自分のハンカチなどで拭く。

（3）席次では、どんなときでも部屋の入口から見て一番遠い位置が上座となる。

（4）着席は、男女問わず基本的に椅子の左側からで、食事が運ばれてくる前にナプキンは膝の上に置き、席を中座する場合は椅子の上に置くようにする。

（5）ナイフやフォークなどのことをシルバーウェアと言い、シルバーウェアなどを床に落としたときは自分で拾う。

（6）該当なし

問9 食べ物のおいしさに影響を与える要因として、不適当なものを選びなさい。該当するものがない場合は、（6）を選びなさい。

（1）環境要因である気候や地理的環境といった自然環境

（2）喜怒哀楽での感情や不安、緊張といった心理的要因

（3）経済状況、宗教、食習慣、食文化といった人工的環境

（4）年齢や空腹度、口腔や健康の状態といった生理的要因

（5）食べ物の特性要因である味や香りといった化学的要因

（6）該当なし

問10 旬に関する記述として、不適当なものを選びなさい。該当するものがない場合は、（6）を選びなさい。

（1）輸送手段や保存方法などの発達によって四季の区別がなくなり、1年中食べることができ、旬を感じさせない食材のことを「時知らず」と言う。

（2）「旬の走り」とは、季節の食材の出始めを指す。

（3）「初物」とは、その季節に初めて収穫したもののことを言い、縁起がよいと昔から珍重されている。

（4）食材が最も出回っている頃のことで、食材本来のうま味が一番味わえる時期を「旬の盛り」と言う。

（5）「旬の名残」とは、旬の最盛期を過ぎた頃、旬が終わろうとしている頃のことである。

（6）該当なし

問11 世界の国と料理の組み合わせについて、適当なものを選びなさい。該当するものがない場合は、（6）を選びなさい。

（1）スペイン……ザワークラウト、ソーセージ、ジャーマンポテト

（2）ドイツ………ピロシキ、ボルシチ、ビーフストロガノフ

（3）ベトナム……トムヤムクン、グリーンカレー、バミー

（4）インド………キムチ、プルコギ、ビビンパ、サムゲタン

（5）トルコ………ドネルケバブ、ケシュケキ、シシュケバブ

（6）該当なし

問12 日本料理の盛り付け方に関する記述として、不適当なものを選びなさい。該当するものがない場合は、（6）を選びなさい。

（1）天ぷらは、カボチャやサツマイモなどのボリュームのあるものを下に置き、エビは中央、シシトウなどの青いものは手前に置いて立体感を出す。

（2）煮物を何種類か盛り合わせるときは、できるだけ同じ色の食材が隣同士にならないようにして中央を高くし、料理が器の縁に付かないように盛り付ける。

（3）頭と尾が付いたままの魚は、腹が手前、頭が右になるようにして盛り付ける。

（4）刺身は、ツマを添えてそのツマに立てかけて盛り付ける。何種類かを盛り合わせるときは、皿の奥を高く、手前を低くする。

（5）漬物は、奥には大きいものを、手前には小さいものを盛り付ける。

（6）該当なし

問13 60年で十干十二支が一巡することから、数え年61歳を祝う長寿の祝いのことを何と言うか。漢字2文字で答えなさい。

問14 正月のご馳走で疲れた胃を休め、青菜の少ない冬場に若葉で体調を整え栄養補給するため、七草粥を食べる節句を何と言うか。

第2章 食文化と食習慣

149

解 答・解 説

問1（1）「米寿」は88歳。70歳は「古稀」。　　　➡ P.102

問2（5）（5）は「身土不二」。「域内消費」は、地産地消とほぼ同じ意味。
➡ P.105〜107

問3（2）（2）は「中国料理」。「日本料理」は季節感を重視し、目で楽しむ料理とも言われ、食材や調理法にこだわり、盛り付けにおいても山水の法則が使われる。　　　➡ P.115〜118

問4（6）込み箸。　　　➡ P.134

問5（4）「卓袱料理」のこと。袱紗料理は本膳料理を略式化し、儀式的要素や礼儀作法を気にせず料理本来の味を楽しむためのもので、後の会席料理に発展していった。　　　➡ P.116〜118

問6（1）豆腐は「丁」。「柵」は、刺身用に長方形にさばいた魚の数え方。
➡ P.111

問7（2）（2）は「ゆでる」。「煮る」は調味料液中で加熱する方法で、加熱しながら調味できることが特徴。　　　➡ P.121〜124

問8（4）（1）楽しい雰囲気づくりも心掛ける。（2）店のナプキンを使う。（3）一般的には入口から遠い席が上座だが、主賓の好みや状況に合わせる。（5）店の人に交換してもらう。　　　➡ P.133〜138

問9（3）社会環境に関する要因である。　　　➡ P.112

問10（6）旬の盛りの頃を、狭義の旬と言う場合もある。旬の名残は、「旬外れ」とも言う。　　　➡ P.110

問11（5）（1）ドイツ、（2）ロシア、（3）タイ、（4）韓国。
➡ P.118〜119

問12（3）頭と尾が付いたままの魚は、頭を左にして盛り付ける。切り身魚は、皮や背を奥にして盛り付ける。　　　➡ P128〜129

問13　還暦　　　➡ P.102

問14　人日の節句　　　➡ P100

第 3 章
食品学

1 生鮮食品と加工食品 ················ 152

2 加工食品 ···························· 157

3 食品の分類 ························· 161

4 食品表示と食品表示法 ············· 166

5 生鮮食品の表示 ···················· 169

6 加工食品の表示 ···················· 172

7 成分表示 ··························· 176

8 食品マークと表示 ················· 180

9 保健機能食品制度 ················· 184

10 有機農産物と特別栽培農産物 ······ 187

11 遺伝子組換え表示 ················· 190

演習問題

問　題 ······························· 193

解答・解説 ··························· 198

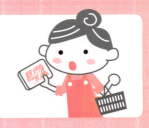

重要キーワード

- 生鮮食品
- 加工食品
- 保存性
- 可食性
- 付加価値
- 安全性
- 輸送性
- 同種混合
- 異種混合
- 生物的加工
- 化学的加工
- 物理的加工

1 食品の種類

食品には様々な種類があり、体に及ぼす働きはそれぞれ異なります。

（1）食品の種類

■生鮮食品

生鮮食品とは、青果（野菜や果物）・鮮魚・精肉など、新鮮であることが要求される食品のことを言います。生鮮食品は、**農産物・水産物・畜産物**の3つに分けられます。

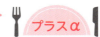

農産物、水産物、畜産物の3つを**生鮮3品**と言います。

生鮮食品の種類

農産物	穀類、イモ類、豆類、野菜類、果実類、キノコ類
水産物	魚類、貝類、イカ・タコ・エビ・カニ・ウニなどの水産動物、クジラ・イルカなどの水産哺乳動物、昆布・ワカメ・海苔などの海藻類
畜産物	食肉類、食用鶏卵（殻付き）

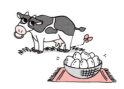

■加工食品

加工食品とは、生鮮食品などを**製造・加工**した飲食料品のことです。

🍌 様々な加工食品

農産物の加工品	穀類加工品（餅・麹など）、麺・パン類、麦類（押し麦・麦茶など）、粉類（小麦粉・米粉など）、でんぷん（片栗粉・くず粉など）、豆類調製品（豆腐・きなこなど）、野菜加工品（干し大根・漬物など）、果実加工品（ジャム・コンポートなど）、菓子類、茶・コーヒー・ココアなどの調製品、香辛料、砂糖類など
水産物の加工品	加工魚介類（干物・かまぼこなど）、加工海藻類（カットワカメ・寒天）など
畜産物の加工品	食肉製品（ハム・ソーセージなど）、酪農製品（牛乳・チーズなど）、加工卵製品（液卵・温泉卵）など
その他の加工品	調味料・スープ、食用油脂、調理食品、飲料など

2 食品の役割

食物として体内に取り込まれた食品の栄養素は、次のような働きをします。

■体にエネルギーを供給する

心臓を動かす、呼吸をする、体温を保つなど生命活動に必要なエネルギーを供給します。

【食品の種類】

穀類、イモ類、豆類、食肉類、食用鶏卵、魚類、貝類、水産動物、水産哺乳動物

■体の組織を作る

骨・筋肉・血液・毛髪・爪・内臓など、体の**組織**を作る成分となります。

【食品の種類】

食肉類、食用鶏卵、魚類、貝類、水産動物、水産哺乳動物、穀類、豆類、野菜類

■体の機能を調整する

体の各機能を正常に保ったり、**調整**したりします。

第3章

食品学

【食品の種類】

野菜類、果実類、キノコ類、穀類、イモ類、豆類、食肉類、食用鶏卵、魚類、貝類、水産動物、水産哺乳(ほにゅう)動物

3 食品加工の目的と種類　　重要

（1）食品加工の目的

　調理とは、食品を食用として提供するための処理です。一方、**加工**とは食品を一定の規格品にし、保存や輸送・仕分けに耐えられるようにその品質の劣化を抑制する処理のことです。食品の加工には、次のような目的があります。

保存性（貯蔵性）を高める	長時間・長期間の安定供給を可能にする。
可食性を高める	「細かくする」「軟らかくする」などにより食べやすくする。
付加価値を高める	・おいしさを高めることで、嗜好性(しこう)・娯楽性を高める。 ・加工食品を使うことで調理の手間を省き、簡便性を高める。
安全性を確保する	・食べられない部分や有毒物質、異味・異臭を除去して安全に食べられるようにする。 ・急速な腐敗や劣化を防ぐことができる。
栄養価を高める	・加熱処理などにより消化吸収率を高める。 ・栄養素を添加して栄養価を高める。
輸送性を高める	保存性を高めることで、遠方への輸送や安定供給を可能にする。
価格下落を防止する	・生産過剰の際に一部を加工することで販売量を調整し、価格下落を防止する。 ・加工・貯蔵することにより収穫期以外でも販売でき、利益が期待できる。

（2）加工食品扱いとなる生鮮食品

　生鮮食品は、**食品表示法**の規定により、パッケージ前の処理やパッケージ方法によって生鮮食品扱いとなったり、加工食品表示法の規定により加工食品扱いとなったりします。次はその主な例です。

	生鮮食品	加工食品
農産物	単品（ダイコン、ニンジン、キャベツ、メロン、スイカ、シイタケなど） 単品の農産物を切断したもの 　（キャベツの千切りパック、カットパイナップルのパックなど） 同種混合したもの 　（キャベツと紫キャベツの千切りパックなど）	異種混合したもの 　（キャベツとニンジンの千切りパック、カットメロンとスイカのパックなど） 乾燥したもの（切干大根など） 塩蔵したもの（塩蔵ワラビなど） ゆでたもの（ゆでタケノコなど） 蒸したもの（ふかしイモなど）
水産物	単品（イワシ、カツオ、アジ、エビ、牡蠣、アサリ、海苔など） 単品の水産物を切断したもの 　（キハダマグロの赤身など） 同種混合したもの 　（キハダマグロの赤身とメバチマグロのトロの2品盛り刺身パックなど） 内臓を除いて冷凍したもの	異種混合したもの 　（マグロとハマチの刺身盛り合わせなど） 乾燥（素干、塩干、煮干）したもの 　（シラス、アジの開きなど） 塩蔵したもの（塩蔵ワカメ、塩サバなど） 味付け処理したもの（サワラの西京漬けなど） 表面をあぶったもの（カツオのたたきなど） 焼いたもの（ウナギの蒲焼きなど） ゆでたもの（ゆでカニなど） 蒸したもの（蒸しタコなど） 衣を付けたもの（アジフライ用など）
畜産物	単品（牛肉、豚肉、鶏肉、鶏卵など） 単品の食肉を切断したもの 　（牛ロース薄切りなど） 同種混合したもの 　（豚ロース薄切りと豚モモのパックなど）	異種混合したもの（牛と豚の合挽き肉など） 味付け処理したもの 　（牛カルビ味付け焼肉用など） 表面をあぶったもの（牛肉たたきなど） 加熱したもの（卵焼きなど） 衣を付けたもの（トンカツ用など）

（3）食品加工の種類

食品の加工は、その方法により次の3つに分けられます。

生物的加工	カビや酵母、細菌類などの微生物や酵素による加工 例：発酵食品
化学的加工	加水分解、中和、酸化など原料の化学変化による加工 例：ブドウ糖、果糖など
物理的加工	粉砕、洗浄、攪拌、混合、分離、乾燥、加熱、凍結、燻煙、成型などによる加工 例：小麦粉、切干大根、ベーコンなど

食品加工の例（大豆）

```
        ┌ 生物的加工……納豆、味噌、醤油
大豆 ──┤ 化学的加工……豆腐、湯葉
        └ 物理的加工……煎り豆、大豆水煮、きなこ、豆乳、おから
```

スピードCheck! 確認テスト

☀ 加工食品として、不適当なものを選びなさい。該当するものがない場合は、（6）を選びなさい。

（1）アジの開き
（2）カツオのたたき
（3）特選霜降り牛肉のたたき
（4）マグロの赤身とイカの盛り合わせ
（5）キャベツの千切りパック
（6）該当なし

答え　(5)　 P.155

 本節のまとめ

・特にまぎらわしい食品について、生鮮食品なのか加工食品なのかをよく確認しておきましょう。
・生鮮食品と加工食品の違いや、食品加工の種類とその例も、覚えておきましょう。

 2 加工食品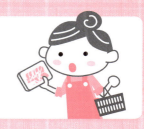

> ※ **重要キーワード** ※
> - 冷凍食品
> - チルド食品
> - 真空調理食品
> - レトルトパウチ食品
> - インスタント食品
> - 醸造酒
> - 蒸留酒
> - 果実飲料
> - 加工乳
> - 乳飲料
> - 乳酸飲料

1 加工食品の種類　　重要

　加工食品とは、生鮮食品などを**製造**・**加工**した飲食料品のことで、次のように分類できます。

(1) 冷凍食品

　冷凍食品とは、食材に**下処理**を行い、急速に**凍結**させて**包装**したものです。解凍・凍結を繰り返したり乾燥させたりすると著しく劣化するため、避けなければなりません。

　冷凍食品は、日本冷凍食品協会により次のように定義されています。

- 食品の**前処理**により捨てる部分や無駄がなく、調理に**手間**がかからないこと。
- **急速凍結**によって食品組織の破損が少なく、解凍するとほぼ**元の状態**に戻ること。
- 包装することによって**汚染**や**劣化**が防げること。包装には必ず食品表示をすること。
- **−18℃**以下で食品管理をすることによって、**保存料**なしで1年間品質を保てること。
- 貯蔵性、便宜性、安全性、品質の均一性、価格の安定性などの**食品特性**を持つこと。

(2) チルド食品

　チルド食品とは、食品の凍結が始まる**−5〜−3**℃と、有毒菌などの発育を阻止する温度帯である**3〜5**℃の間で流通販売されるものです。

（3）真空調理食品

真空調理食品とは、生または下処理された食材をフィルムで真空包装し、加熱・急速冷却したものです。

（4）レトルトパウチ食品

レトルトパウチ食品はレトルト食品とも言い、調理済みの食品を密閉し、加圧熱殺菌釜で高圧加熱殺菌したものです。密閉する容器は、プラスチックフィルムとアルミ箔を積み重ねて作られています。

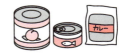

（5）インスタント食品

インスタント食品とは、熱湯・水・牛乳などを注ぐだけですぐに食べられるものです。即席麺や即席味噌汁、インスタントコーヒーなどがあります。

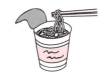

（6）水産練り製品・ソーセージ

水産練り製品とは、魚肉や畜肉に食塩を入れてすりつぶし、のり状にして加熱したもので、弾力性があることが特徴です。

ソーセージとは、すりつぶした肉や内臓類を豚などの腸に詰め、保存性を増すために燻煙法などで処理されたものの総称で、腸詰めとも言います。大きさによって、ウィンナーソーセージ、フランクフルトソーセージ、ボロニアソーセージに分けられます。

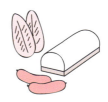

（7）菓子類

和菓子・洋菓子・スナック菓子など、菓子類はすべて加工食品です。

加工食品の種類

常温流通品	**缶詰・びん詰**	120℃で4分以上加熱殺菌する。 例：野菜、果実、半調理済み品、調理済み品、デザート、果汁、飲料など
	レトルトパウチ食品	120℃で4分以上加熱殺菌する。 例：炊き込みご飯、赤飯、カレー、調理済み食品など
	無菌化包装食品 （**無菌充填包装食品**）	中身とパッケージを別に殺菌後、組み合わせる。 例：ロングライフ（LL）牛乳、コーヒー飲料、果汁飲料、ゼリー、ヨーグルト、白飯など
	半乾燥品・濃縮食品	加熱により水分の一部を蒸発させる。 例：味噌汁、そばやうどんの汁、濃縮スープ類、果実ジャムなど
	乾燥食品	加熱または凍結乾燥により乾燥させる。 例：即席麺、粉末スープ、即席味噌汁、粉末ジュース、インスタントコーヒーなど
	冷凍食品	加熱などの殺菌後、急速冷凍し、−18℃以下の温度帯で保存・流通する。 例：餃子、ハンバーグ、コロッケ、エビフライ、グラタン、麺類、ケーキ類、魚介類、食肉類など
	チルド食品	加熱などの殺菌後、−5〜5℃の温度帯で保存・流通する。 例：牛乳、チーズ、バター、ヨーグルト、プリン、餃子、ハンバーグ、グラタンなど

2 飲料の種類

飲料も加工食品に含まれ、アルコール飲料と非アルコール飲料に大きく分けられます。

アルコール飲料

醸造酒	穀類、果実などの糖質の多い原料をアルコール発酵させ、発酵液をそのままもしくは濾過したもの。 例：清酒、ビール、ワイン、紹興酒など
蒸留酒	醸造酒を蒸留したもので、蒸留によりアルコール度が高くなり、揮発性の香気成分が出る。 例：焼酎、ウィスキー、ブランデー、ジン、ウォッカなど
混成酒	醸造酒や蒸留酒に、香料、甘味料、着色料、調味料などを加えたもの。 例：みりん、リキュールなど

第3章 食品学

159

非アルコール飲料

果実飲料	果実をしぼって作られた飲料、果汁を薄めて砂糖や香料を加えた飲料など。「ジュース」と表示できるのは、果汁100％のストレートジュースと濃縮還元ジュースの2つ。
炭酸飲料	炭酸ガスを含む清涼飲料。 例：サイダー、ラムネ、コーラなど
アルカロイド飲料	アルカロイド（カフェインなど）を含む飲料。 例：コーヒー、ココア、ホットチョコレート、緑茶、紅茶、ウーロン茶など
牛乳	生乳（搾取した牛の乳）を100％使用して、成分無調整で加熱殺菌したもの。
加工乳	生乳や牛乳、それらを原料として製造された乳製品（全粉乳、脱脂粉乳、クリーム、バターなど）で作られたもの。 例：ビタミン強化牛乳、濃厚牛乳、無脂肪ヨーグルトなど
乳飲料	牛乳や乳製品をもとに、果汁やコーヒーなどで風味を付けたもの。 例：コーヒー乳飲料、フルーツ乳飲料など
乳酸飲料 （乳酸菌飲料）	生乳や牛乳、乳製品を、乳酸菌や酵母で発酵させたものを主な原料とした飲料で、整腸作用があると言われている。多くは脱脂乳、脱脂粉乳が使用され、糖分や香料を加えて加熱殺菌している。

スピードCheck! 確認テスト

☀ **醸造酒に区分されるものとして、適当なものを選びなさい。該当するものがない場合は、（6）を選びなさい。**

（1）ワイン　　（2）焼酎　　（3）ジン　　（4）ウィスキー
（5）リキュール　（6）該当なし

答え　**(1)**　 P.159

 本節のまとめ

・冷凍食品とチルド食品の違い、真空調理食品とレトルトパウチ食品の違いをよく学習しておきましょう。
・牛乳類の様々な種類も押さえておきましょう。

 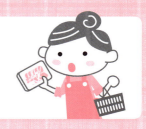

3 食品の分類

> ☀ **重要キーワード** ☀
> ・6つの基礎食品群　・4群点数法　・3色食品群
> ・日本食品標準成分表

1 食品の分類　　　重要

食品は種類が多いので、目的に応じて主に次のように分類されます。

（1）栄養成分による分類法

食品を栄養成分により分類すると、次の図のようになります。

🍌 栄養成分による食品の分類

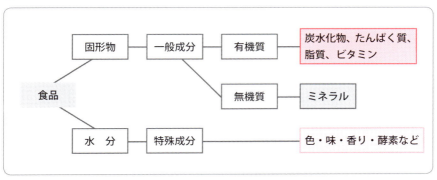

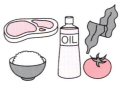

（2）栄養素による分類法

■ 6つの基礎食品群

食品を、栄養素の**役割**により6つのグループとした分類法です（巻頭カラー8ページ参照）。バランスのとれた食事を考えるために活用されています。

第1群	・血液や筋肉、臓器、皮膚、骨などを作る。 ・エネルギーになる。	・たんぱく質が主成分。 ・脂質、ミネラル、ビタミンも多い。	魚、肉、卵、大豆、大豆製品
第2群	・骨や歯を作る。 ・体の調子を整える。	・カルシウムが多い。 ・牛乳はたんぱく質やビタミンB_2も多い。 ・海藻はヨウ素も多い。 ・小魚はミネラルやたんぱく質も多い。	牛乳・乳製品、海藻、小魚
第3群	・体の調子を整える。 ・皮膚や粘膜を保護する。	・βカロテン（体内でビタミンAに変わる）や食物繊維が多い。 ・青菜はカルシウムも多い。	緑黄色野菜（ピーマン、ニンジン、ホウレンソウなど）
第4群	・体の調子を整える。	・ビタミンCや食物繊維が多い。 ・果物は糖質も多い。	淡色野菜（キャベツ、キュウリなど）、果物
第5群	・エネルギーになる。 ・体の調子を整える。	・炭水化物が主成分。 ・穀物はたんぱく質やビタミンB_1も含む。 ・イモ類はビタミンCや食物繊維も多い。	穀物、イモ類、砂糖類
第6群	・エネルギーになる。	・脂質が主成分。 ・動物性脂肪と植物性脂肪に分けられる。	油脂類、脂肪の多い食品

■ 4群点数法

香川綾氏（女子栄養大学元学長）が考案した分類法です。食品を4群に分け、食品**80kcal**相当を1点とします。第1～3群から3点ずつ計9点、第4群から11点をそれぞれ摂取すると、栄養素をバランスよくとりながらエネルギーを調節できるという考え方です。

第1群	日本人に不足しがちな栄養素を含み、栄養バランスを完全にする食品群	牛乳・乳製品、卵類
第2群	血液や筋肉を作る良質たんぱく質の食品群	魚介類、肉類、大豆・大豆製品
第3群	体の調子をよくする食品群	緑黄色野菜、淡色野菜、海藻類、キノコ類、イモ類、果実類
第4群	力や体温となる食品群	穀類、油脂、砂糖類

■ 3色食品群

主要栄養素をたんぱく質の**赤色**、ビタミン・ミネラルの**緑色**、糖質・脂質の**黄色**とした分類法です。学校給食などで活用されています。

赤色群	主に体を作るもの	たんぱく質	魚介類、肉類、大豆・大豆製品、牛乳・乳製品、卵類
緑色群	主に体の調子を整えるもの	ビタミン、ミネラル	緑黄色野菜、淡色野菜、海藻類、キノコ類、果実類
黄色群	主にエネルギーを生むもの	糖質、脂質	穀類、イモ類、油脂、砂糖類

■ 日本食品標準成分表による18食品群

日本食品標準成分表では食品を18群に分けて**栄養成分**を示しています。文部科学省科学技術・学術審議会資源調査分科会により調査・公表されています。

1 穀類	2 いも及びでん粉類	3 砂糖及び甘味類	4 豆類	5 種実類
6 野菜類	7 果実類	8 きのこ類	9 藻類	10 魚介類
11 肉類	12 卵類	13 乳類	14 油脂類	15 菓子類
16 し好飲料類	17 調味料及び香辛料類	18 調理加工食品類		

2 その他の分類

（1）生産形態による分類

食品の生産形態により分類する方法です。

生産形態による食品の分類

生鮮食品	農産物	穀類、豆類、イモ類、野菜類、キノコ類、果実類など
	水産物	魚介類、海藻類など
	畜産物	獣鶏肉類、乳類、卵類など
加工食品		調味料、飲料類、菓子類、一般食品など

（２）性質による分類

食品の持つ様々な性質により、分類する方法です。

■動物性・植物性食品

動物性か植物性かによって分けます。

【動物性食品】
　例：魚介類、肉類、牛乳・乳製品、卵類

【植物性食品】
　例：穀類、豆類、イモ類、野菜類、キノコ類、海藻類、種実
　　　類、果実類

■酸性・アルカリ性食品

食品を燃やして残った灰を水に溶かし、その溶液の性質によって分けます。

【酸性食品】
　例：米、肉、魚など

【アルカリ性食品】
　例：野菜、果物、海藻、大豆など

（３）用途による分類

食品の用途により、主食、副食（主菜・副菜）、調味料、インスタント食品・冷凍食品・レトルト食品などの保存食品、嗜好品、栄養補助食品などに分類する方法です。

（４）カテゴリーによる分類

物販のカテゴリーにより、生鮮食品・加工食品・日配品・菓子・デザートなどに分類する方法です。

スピードCheck! 確認テスト

☀ 生産形態による分類法で、農産物として最も不適当ものを選びなさい。該当するものがない場合は、(6)を選びなさい。

(1) イモ類
(2) 果実類
(3) 穀類
(4) 海藻類
(5) 豆類
(6) 該当なし

答え (**4**) P.163

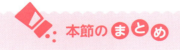

本節のまとめ

食品には様々な分類方法があります。分類法とそれに該当する食品について、それぞれよく学習しておきましょう。

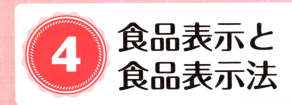
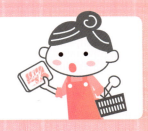

食品表示と食品表示法

重要キーワード
・食品表示法　・原料原産地表示

1 食品表示法

食品表示は、これまでJAS法・食品衛生法・健康増進法・計量法・景品表示法など複数の法律によって定められていましたが、2015（平成27）年4月より食品表示に関する規定を一元化して、**食品表示法**が施行されました。

2 原料原産地表示　重要

生鮮食品には原産地表示が義務付けられていますが、加工食品の一部にも同様に義務付けられているものがあり（原料原産地表示）、「生鮮食品に近い22の食品群で、原材料に占める単一の農畜水産物の重量の割合が**50%**以上であるもの」がそれにあたります。

原料原産地表示の例

区　分	内　容
農産物	乾燥キノコ類、乾燥野菜、乾燥果実 例：干しシイタケ、切干大根、干し柿、レーズンなど
	塩蔵したキノコ類、塩蔵野菜、塩蔵果実 例：塩蔵ゼンマイ、塩蔵ワラビなど
	ゆでたキノコ類、蒸したキノコ類、ゆでた野菜、蒸した野菜、ゆでた豆類、蒸した豆類、あん 例：タケノコの水煮、大豆の水煮、ふかしイモなど

農産物	異種混合したカット野菜、異種混合したカット果実、野菜・果実・キノコ類を異種混合したもの 例：カット野菜ミックス、カットフルーツの盛り合わせ	
	緑茶および緑茶飲料	
	餅	
	煎りさや落花生、煎り落花生、揚げ落花生、煎り豆類	
	黒糖および黒糖加工品	
	コンニャク	
畜産物	調味した食肉 例：味噌漬けの豚肉、味付きカルビなど	
	ゆでた食肉、蒸した食肉、ゆでた食用鳥卵、蒸した食用鳥卵 例：蒸し鶏、ゆで卵、温泉卵など	
	表面をあぶった食肉 例：牛肉のたたき、ローストビーフなど	
	フライ種として衣を付けた食肉 例：豚カツ用の衣付きの豚肉など	
	合挽き肉、その他異種混合した食肉 例：牛と豚の合挽き肉、牛肉と豚肉の焼肉用セットなど	
水産物	素干魚介類、塩干魚介類、煮干魚介類、昆布、干し海苔、焼き海苔、その他干した海藻類 例：アジの開き、シラス干し、ヒジキなど	
	塩蔵魚介類および塩蔵海藻類　例：塩ザケ、イクラ、塩蔵ワカメなど	
	調味した魚介類および海藻類　例：しめさば、もずく酢など	
	昆布巻　例：ニシンの昆布巻など	
	ゆでた魚介類、蒸した魚介類、ゆでた海藻類、蒸した海藻類 例：ゆでダコ、蒸しダコ、釜揚げ桜エビなど	
	表面をあぶった魚介類　例：カツオのたたきなど	
	フライ種として衣を付けた魚介類　例：フライ用の衣付きの牡蠣など	
その他	異種混合したカット野菜、異種混合したカット果実、野菜・果実・キノコ類を異種混合したもの、合挽き肉やその他異種混合した食肉のほか、生鮮食品を異種混合したもの 例：鍋物用の食材盛り合わせなど	

お役立ちコラム　加工食品の原料原産地表示の義務化の背景

　加工食品の原材料の原産地は「実質的な加工をした場所（加工地）」とされており、海外から輸入した原材料を日本で加工すると「国産」と表示できます。このため、消費者などから誤解しやすいと指摘があり、現在のように、一部の加工食品で原料原産地表示が義務化されました。

スピードCheck! 確認テスト

食品に関する記述として、最も不適当なものを選びなさい。該当するものがない場合は、（6）を選びなさい。

（1）食品表示は生産者から消費者に向けたメッセージであり、消費者にとっては商品を選択する際の基準の一つとなる。

（2）生鮮食品に近い加工食品の主な原材料とは、原材料に占める重量の割合が90％以上の原材料を指す。

（3）食品表示はこれまで複数の法律による規定があったが、2015年4月から食品表示に関する規定を一元化した「食品表示法」が施行された。

（4）生鮮食品に近い加工食品は全部で22食品群あり、対象となる加工食品には、主な原材料の原産地表示が義務付けられている。

（5）味噌漬けの豚肉・シラス干し・カット野菜ミックスも、生鮮食品に近い加工食品に該当する。

（6）該当なし。

答え　**(2)**　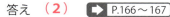 P.166～167

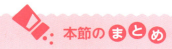 本節のまとめ

　加工食品で原料原産地表示が義務付けられているものについては、今後変わっていく可能性が高いので、現在のものから順次覚えましょう。

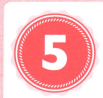
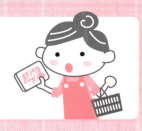

5 生鮮食品の表示

> **重要キーワード**
> ・名称　・原産地　・養殖　・解凍

1 生鮮食品の表示の原則　　　重要

　食品表示法により、生鮮食品には**名称**と**原産地**の表示をしなければならず、次のような決まりがあります。

（1）表示項目

■名　称

　その内容を表す一般的な名称を表示します。畜産品については、食肉の種類（牛・豚・鶏など）を表示します。また、業界の自主的ルールで、部位や用途なども表示しています。

国産　牛肉（すきやき用）
消費期限　　17.3.14 (4℃で保存)
100gあたり（円）　　800
内容量（g）　　　　　100g
○○スーパー 東京都豊島区○○-○-○ 電話　03-XXXX-XXXX

■原産地

国産品と輸入品によって、次のように決められています。

	国産品	輸入品
農産物	1つの農産物について複数の原産地のものを混合する場合は、重量の割合順にすべての原産地を表示する。	
	「**都道府県名**または**市町村名**」を表示 （一般に知られている地名も可）	「**原産国名**」を表示 （一般に知られている地名も可）

169

水産物	「**水域名**または**地域名**」を表示 （水域名の記載が難しい場合は、水揚げした**港名**または水揚げした港が属する**都道府県名**。併記も可）	「**原産国名**」を表示 （水域名の併記も可）
畜産物	「**国産**」（または「**国内産**」）と表示 （主たる飼養地が属する都道府県名、市町村名、その他一般に知られている地名でも可）	「**原産国名**」を表示 （畜産物の原産地とは、一番長く飼養された場所を言う。外国生まれの家畜でも、飼養された期間が外国よりも日本のほうが長い場合は国産となる）

■その他

　容器に入れたり包装したりした商品は、**内容量**や**販売業者の氏名・名称・住所**を表示する必要があります。水産物には名称と原産地以外に、養殖されたものには「**養殖**」、水揚げ後に冷凍され販売時に解凍されたものには「**解凍**」と表示します。なお、生鮮食品の表示はすべて日本語で正確に表示する必要があります。外国語による表示や略称、通称などは認められていません。

表示OK	アメリカ、米国、オーストラリア、豪州など
表示NG	USA、AUS、オージービーフなど

（2）玄米・精米の表示

　容器包装された玄米や精米は、名称・原料玄米・内容量・精米年月日・販売者の表示が必要です。原料玄米には、産地・品種・生産年を表示します。ブレンド米の場合は、使用割合も表示します。販売者には、氏名（名称）・住所・電話番号を表示します。また、生産された年の12月31日までに容器包装された玄米・精米に限り、「新米」と表示できます。

名　称	精　米		
原料玄米	産　地	品　種	産　年
	単一原料米		
	○○県 ○○ヒカリ ○○年産		
内容量	○kg		
精米年月日	○○．○○．○○		
販売者	○○米穀株式会社 ○○県○○市○○町○○　X-XX 電話番号　XXX（XXX）XXXX		

出所：消費者庁Webページ
　　　「玄米及び精米品質表示基準Q＆A」

お役立ちコラム 「国産牛」と「和牛」

「国産牛」という表示は、日本で飼育された牛であるという意味です。一方、「和牛」とは、黒毛和種・褐毛和種・日本短角種・無角和種の4種を総称したものです。これら4種であれば、日本以外で飼育されても「和牛」と言えます。「和牛」だけでは原産地を表示したことにはならないので、別途原産地の表示が必要です。

スピードCheck! 確認テスト

☀ 水産物の食品表示に関する記述として、適当なものを選びなさい。該当するものがない場合は、（6）を選びなさい。

（1）マグロ単品の刺身にツマが添えられている場合は、全体が一つの生鮮食品とみなされ、主たる商品であるマグロのみ名称と原産地表示が必要となる。

（2）輸入後、「砂抜き」をした貝類については、その作業を行った場所が原産地となるとともに、「砂抜き」に関する情報が必要となる。

（3）回遊魚は水域の特定が難しいため、原産地表示省略を認めている。

（4）国産品の原産地とは原則「水揚げした港名」を指すが、その他の方法で表示する場合は、漁獲した水域名を併記しなければならない。

（5）魚介類や海藻は水産物としての表示が必要となるが、鯨などの水産哺乳類については、畜産物の食品表示が適用される。

（6）該当なし

答え　**（1）**　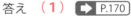 P.170

 本節のまとめ

生鮮食品の表示や、玄米・精米の表示の義務があるものについて、よく学習しておきましょう。

 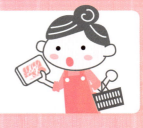

6 加工食品の表示

重要キーワード
- 名称
- 原材料
- 食品添加物
- 複合原材料の原材料
- 内容量
- 保存方法
- 消費期限
- 賞味期限

1 加工食品の表示の原則　重要

加工食品は生鮮食品とは異なり、次の6つの項目を表示します。

（1）表示項目

■ **名　称**

その内容を表す一般的な名称を表示します。その他、種類や種類別名称などを表示することもあります。

■ **原材料名・食品添加物**

　食品添加物以外の原材料は、**重量の割合の多いもの**から順に表示します。2種類以上の原材料からなる**複合原材料**についても、**重量の割合の多いもの**から順に表示します。ただし、複合原材料に占める重量が3番目以下かつ複合原材料に占める重量の割合が**5％未満**である場合や、複合原材料の名称からその原材料が**明らか**である場合には、当該複合原材料の原材料の記載を**省略する**ことができます。

　食品添加物については、原材料と区分して、**重量の割合の多いもの**から順に使用したものを**すべて**表示します。加工助剤やキャリーオーバー（230ページ参照）、栄養強化などの目的で使用されたものは、表示をしなくてもよいことになっています。

■内容量

内容**重量**（g・kg）、内容**体積**（ℓ・mℓ）、内容**数量**（1個・1食・1人前といった単位）などで表示します。

■期限表示

消費期限または**賞味期限**を表示します。

■保存方法

製品の特性に従って、「直射日光を避け、常温で保存」「10℃以下で保存」「要冷蔵」などを表示します。

名　　称	ゆでうどん
原材料名	小麦粉、食塩、加工澱粉、酸味料
内 容 量	540 g（180 g×3）
賞味期限	反対面の左下に記載
保存方法	冷蔵庫（10℃以下）で保存してください。
使用上の注　　意	賞味期限内にお召しあがりください。
販 売 者	●●●株式会社〒150-0000東京都渋谷区●● 1-2-3製造所固有記号は賞味期限の下に記載

■製造者等の氏名または名称および住所

製造者や加工者、販売者の**氏名または名称**および**所在地**を表示します。輸入品の場合、「輸入者」を表示することもあります。

（2）表示対象

加工食品の表示対象は、最初から箱や袋で包装されている加工食品や、缶詰・びん詰です。店内や同一敷地内で製造・加工・調理され、その場で販売されるものやその場で飲食されるもの、容器に入れて包装したもの（洋菓子店のケーキ・パン屋のパン・量り売りの惣菜・注文してから作る弁当など）は、表示の対象外となります。また、次のものは食品表示が省略できます。

🍌 食品表示が省略できるもの

原材料名、原料原産地名	容器または包装の面積が**30**cm²以下であるもの
原材料名	原材料が**1**種類のみであるもの（缶詰および食肉製品を除く）
内容量	**内容量**を外見から容易に識別できるもの
期限表示	品質の変化がきわめて**少ないもの**（でんぷん、チューインガム、冷菓、砂糖、アイスクリーム類、食塩、うま味調味料、飲料水および清涼飲料水、氷）
保存方法	常温で保存すること以外にその保存方法に関し、留意すべき特段の事項がないもの

2 消費期限と賞味期限

加工食品には「日持ちする食品」と「日持ちしない食品」があり、それぞれに異なる期限表示が付けられています。

（1）消費期限

腐敗・変敗せず、食中毒などが発生する可能性がないとされる期限を、**消費期限**と言います。保存方法に従って保存し、容器包装が未開封の場合でも製造・加工されてから品質が**急激に劣化しやすい**食品に記載されます。製造・加工されてからおおむね**5**日以内のものが対象となり、**年月日**で表示されます。

プラスα

年月日と年月の表示の違い

品質を保つことのできる期間が、製造・加工されてから3か月以内のものは年月日、3か月～数年にわたるものは年月で表示します。

（2）賞味期限

その食品が持つ品質特性を十分に保持できるとされる（おいしく食べられる）期限を、**賞味期限**と言います。保存方法に従って保存し、容器包装が未開封の場合に品質が**急激に劣化しない**食品に記載されます。製造・加工されてからおおむね**6**日以上のものが対象となり、**年月日**または**年月**で表示されます。

（3）製造年月日・加工年月日の表示

製造日や加工日は、任意で表示している場合もあります。コンビニエンスストアの弁当などは製造日と製造時間が表示されている場合がありますが、これは調理した日時ではなく、商品としてパッケージし終えた日時である可能性もあります。

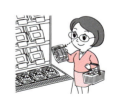

（4）期限の設定者

　消費期限と賞味期限は、厚生労働省や農林水産省によるガイドラインが設けられていますが、期限を定める公的な機関や基準はありません。科学的な根拠に基づき、安全性も考えたうえで、製造者の責任のもとで設定しています。

スピードCheck! 確認テスト

☀ **加工食品の期限表示に関する記述として、不適当なものを選びなさい。該当するものがない場合は、（6）を選びなさい。**

（1）期限表示は、厚生労働省などのガイドラインに基づき、製造者の責任のもとで設定している。

（2）牛乳や乳製品は消費期限の対象商品が、菓子パンや調理パンは賞味期限の対象商品が多く販売されている。

（3）ケーキなどの生菓子を買ったときに貼られている「お早めにお召し上がりください」などのシールについては、表示の義務はない。

（4）賞味期限とは、定められた方法で保存した場合、食品の品質が十分に保たれているとした期限のことで、直ちに食べられなくなるという意味ではない。

（5）弁当やおにぎりなどの消費期限表示に該当する食品に製造年月日が表示されている場合は任意表示である。

（6）該当なし

答え（2）　➡ P.173〜175

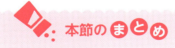 **本節のまとめ**

　加工食品の表示は複雑な部分があるので、表示しなければならないもの、表示しなくてよいもの、表示しなければならないケース、表示しなくてもよいケースをそれぞれ押さえておきましょう。

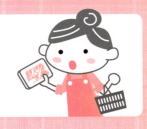

> **重要キーワード**
> ・主要5項目　・強調表示　・食物アレルギー
> ・アレルゲン　・アナフィラキシーショック
> ・特定原材料　・特定原材料に準ずるもの

1 栄養成分表示　　　重要

　栄養成分表示は、**食品表示法**により表示基準が定められています。消費者に食品を選択するうえでの適切な情報を提供する目的があります。

（1）表示内容

　栄養成分表示をする場合は、**エネルギー（熱量）・たんぱく質・脂質・炭水化物**（**糖質**と**食物繊維**に分けた表示も可）・**食塩相当量**（**ナトリウム**との併記もあり）の主要5項目について、この順番で含有量を表示しなければなりません。また、可食部の100g・100mℓ・1食分・1箱・1袋・1枚など、1食品単位当たりの栄養成分の**含有量**について

実際に食塩を添加していない食品に「食塩相当量」と表示すると、食塩が入っていると誤認する場合もあることから、その場合は、食塩相当量0g（ナトリウム0㎎）とする表示も認められています。

表示します。食品単位を「1食分」と表示する場合は、その量（g・mℓ・個数など）を併せて表示します。主要5項目以外に、商品アピールとしてその食品が持つ優れた栄養素を表示する場合は**食塩相当量の後**に表示しますが、その順番は特に決められていません。

（2）強調表示

加工食品の栄養成分や熱量について、「補給ができる」「適切な摂取ができる」などの表示をすることを**強調表示**と言います。誇張表現にならないように、各栄養成分について基準値が設けられています。

強調表示の分類

補給ができる 栄養摂取状況からみて、欠乏しているもの	・高い：「高」「多」「豊富」「たっぷり」など ・含む：「供給」「含有」「入り」「源」「使用」「添加」など ・強化された：「強化」など
適切な摂取ができる 栄養摂取状況からみて、過剰摂取のもの	・含まない：「無」「ゼロ」「ノン」「レス」「フリー」など ・低い：「低」「控えめ」「ライト」「オフ」「少」など ・低減された：「〜より低減」「○○％カット」「○○ハーフ」など

2 アレルギー表示

食品に含まれる物質が原因で引き起こされる症状を**食物アレルギー**、アレルギーを起こす原因となる物質を**アレルゲン**と言います。皮膚のかゆみ・じんましん・湿疹・腹痛・下痢などの症状から、アトピー性皮膚炎・血圧の低下・呼吸困難などの重篤なものまで様々な症状があります。また、死に至る可能性のあるショック症状（**アナフィラキシーショック**）になることもあります。アナフィラキシーショックには、呼吸困難・血圧低下・全身発赤・意識消失などの症状があります。

> 食物アレルギーは、消化管が未発達で粘膜の抵抗力の弱い、子どもに起こりやすいと言われているのよ。

(1) 食物アレルギーの原因となる食品

アレルゲンとなる食品は様々ですが、**小麦・鶏卵・牛乳**の3つが**三大アレルゲン**と呼ばれています。この3つに加えて、症例数の多い**エビ**と**カニ**、症状が重篤になる**そば**と**落花生**の計7品目を**特定原材料**と言います。その他、特定原材料に準ずるものとして**20**品目が定められています。

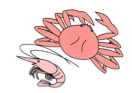

(2) 食品へのアレルギー表示

特定のアレルギー体質の消費者が、その症状を発症させないようにする観点から、**特定原材料7品目**を使用した場合は、容器包装された加工食品にその特定原材料を使用したという表示が義務付けられています。特定原材料に準ずるもの20品目は表示の義務はありませんが、表示が奨励されています。

食品へのアレルギー表示

原材料	表示方法	症例・症状	食品
特定原材料 7品目	義務表示	症例数が多い	鶏卵、牛乳、小麦、エビ、カニ
		症状が重篤になる	そば、落花生
特定原材料に準ずるもの 20品目	可能な限り表示	症例が少ないか、症状が軽いと思われる	アワビ、イカ、イクラ、オレンジ、キウイフルーツ、牛肉、クルミ、サケ、サバ、大豆、鶏肉、バナナ、豚肉、マツタケ、モモ、ヤマイモ、リンゴ、ゼラチン、カシューナッツ、ゴマ

表示方法は、使った一つひとつの原材料の後に「(○○、△△を含む)」と、アレルギーの原因となる食品を表示する**個別表示**が原則です。例外として、使ったすべての原材料の後に、「(原材料の一部に○○、△△を含む)」と、アレルギーの原因となる食品をまとめて表示する**一括表示**が可能な場合もあります。一度記載した食品が別の原材料にも含まれている場合は、2度目以降の記載が省略されることもあります。

店内で焼いたパンや量り売りの惣菜など対面販売をしているものなどは、原

材料そのものの**表示がない**場合もあります。この場合、アレルギーの原因となる食品も表示されないので、原材料を知りたいときは、その場で店の人に確認しましょう。また、27品目の食品が使われていても、「卵」の代わりに「エッグ」、「落花生」の代わりに「ピーナッツ」、「牛肉」の代わりに「ビーフ」などと表示してあることもあります。

食品によっては、アレルギーの原因食品を原材料として使う製品と使わない製品を同じ製造ラインで作ることがあります。そのような場合、「本品製造工場では、○○を含む製品を製造しています」という表示をします。その食品に、アレルギーの原因食品（○○）が混ざる可能性があることを示しています。

スピードCheck! 確認テスト

☀ **アレルギー表示の特定原材料7品目として、不適当なものを選びなさい。該当するものがない場合は、（6）を選びなさい。**

（1）そば　　　（2）大豆　　　（3）卵
（4）エビ　　　（5）牛乳　　　（6）該当なし

答え　（2）　 P.178

 本節のまとめ

・栄養成分表示の主要5項目と表示の順番、食物アレルギーの特定原材料7品目、それに準ずるもの20品目を押さえておきましょう。
・健康にかかわる成分表示やアレルギー表示は、正しく覚えておきましょう。

 # 食品マークと表示

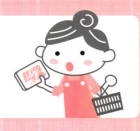

> ☀ **重要キーワード** ☀
> ・一般JASマーク　・日本農林規格　・有機JASマーク
> ・有機JAS規格　・特定用途食品マーク　・特定保健用食品マーク
> ・公正マーク　・Eマーク

1 食品マークの種類　　重要

　食品にはその内容がわかるように、様々な食品マークが付けられています。主な食品マークには、次のようなものがあります。

(1) JAS規格制度によるJASマーク

■一般JASマーク

　品位・成分・性能などの品質について、**日本農林規格（JAS規格）** を満たす食品や林産物などに付けられます。

■有機JASマーク

　有機JAS規格 を満たす農産物や畜産物、加工食品、飼料に付けられます。有機JASマークが付けられていない農産物と農産物加工食品には、「有機○○」などと表示することはできません。

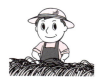

■特色JASマーク

生産情報公表JASマーク、特定JASマーク、定温管理流通JASマークが「特色JASマーク」に統一されました（令和4年3月31日までに順次移行）。

生産情報公表 JASマーク	事業者が自主的に食品の生産者や生産地、農薬や肥料の使用状況などの生産情報を消費者に正確に伝えていることを、第三者機関（登録認定機関）が認定しているものに付けられます。	例：牛肉、豚肉、農産物など
特定JASマーク	特別な基準による方法や原材料で作られた食品、同種の標準的な製品に比べて品質などに特色のある食品に付けられます。	例：熟成ハム類、熟成ソーセージ類、熟成ベーコン類、りんごストレートピュアジュースなど
定温管理流通 JASマーク	製造から販売までの流通行程を、一貫して一定の温度を保って流通させるという流通方法に特色がある加工食品に付けられます。	例：米飯を用いた弁当類（寿司、チャーハンなどを含む）など

（2）その他の食品マーク

■特別用途食品マーク

特別の用途に適すると消費者庁が認可した食品に付けられます。
例：高血圧症患者用にナトリウムを減らしたり、腎臓疾患患者用にたんぱく質を減らしたりした食品、乳児用調製粉乳、妊産婦・授乳婦用粉乳、高齢者用食品（低カロリー甘味料や減塩醤油、粉ミルク）など

■特定保健用食品マーク（通称「トクホ」）

「体脂肪が付きにくい」「おなかの調子を整える」「虫歯の原因になりにくい」など、体の生理的機能などに影響を与える保健機能成分を含む食品のうち、その表示を消費者庁が許可した食品に付けられます。

■公正マーク

　同じ種類の事業者で構成する公正取引協議会が作っている表示に関する**公正競争規約**に従い、適正な表示をしていると認められる食品に付けられます。

　例：飲用乳、はちみつ、海苔(のり)、ハム・ソーセージ、コーヒー、
　　　チーズなど

飲用乳の公正マーク

■Eマーク

　地域の特色がある原材料や技術で作られ、品質の優れている**特産品**に付けられます。**各都道府県**が基準を定め、認証しています。

2 リサイクルマークの種類

　食料品や飲料品のパッケージにはリサイクルマークが付けられており、その**原料**が判別できます。主なリサイクルマークには、次のようなものがあります。

リサイクルマークの例

スチール缶

アルミ缶

ペットボトル

紙製容器包装

プラスチック製容器包装

飲料用紙容器

ダンボール

スピードCheck! 確認テスト

☀ **食品マークとその説明の組み合わせとして、不適当なものを選びなさい。該当するものがない場合は、（6）を選びなさい。**

（1）有機JASマーク……品位・成分・性能などの品質について、日本農林規格（JAS規格）を満たす食品や林産物などに付けられる。
（2）生産情報公表JASマーク……事業者が生産情報を、自主的かつ正確に消費者に伝えていることを登録認定機関が認定しているものに付けられる。
（3）公正マーク……同じ種類の事業者で構成する公正取引協議会が作っている表示に関する公正競争規約に従い、適正な表示をしていると認められる食品に付けられる。
（4）特定保健用食品マーク……体の生理的機能などに影響を与える保健機能成分を含む食品のうち、その表示を消費者庁が許可した食品に付けられる。
（5）Eマーク……地域の特色ある原材料や技術で作られ、品質の優れた特産品に付けられる。
（6）該当なし

答え （1） 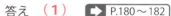 P.180〜182

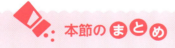 本節のまとめ

食品に付けられているマークには、様々なものがあります。マークと意味の組み合わせをよく覚えておきましょう。特に、特定保健用食品マーク（トクホ）については、言葉と目的、どのようなものに付けられるのかを学習しておきましょう。

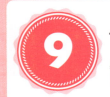
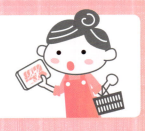

9 保健機能食品制度

> ☀ **重要キーワード** ☀
> ・特定保健用食品　・栄養機能食品　・機能性表示食品

　健康食品（保健機能食品）は、その目的や機能などの違いにより「特定保健用食品」「栄養機能食品」「機能性表示食品」の3つに分けられます。

1 特定保健用食品

　食品に含まれる特定の成分が健康の維持増進に役立つことが科学的根拠に基づいて認められ、保健の用途や効果を表示できる食品を、特定保健用食品と言います。効果や安全性については食品ごとに国（消費者庁）が審査を行い、消費者庁長官から許可されたものにはマークが付けられます。

　特定保健用食品として許可を受けたものは、「おなかの調子を整える」「脂肪の吸収を穏やかにする」「コレステロールの吸収を抑える」など、効能や効果を表示することができます。

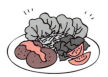

2 栄養機能食品

　1日に必要な栄養成分をとれない場合に栄養成分（ビタミンA・D・E・K・B_1・B_2・B_6・B_{12}、ナイアシン、パントテン酸、ビオチン、葉酸、ビタミンC、カルシウム、マグネシウム、カリウム、鉄、亜鉛、銅、n-3系脂肪酸）の補給・補完のために利用する食品を、栄養機能食品と言います。

栄養機能食品として販売するためには、1日当たりの摂取目安量に含まれる栄養成分量が、定められた上・下限値の範囲内にある必要があるほか、栄養機能表示や注意喚起表示などを表示する必要があります。

栄養機能食品は、特定保健用食品や機能性表示食品とは異なり、基準を満たせば許可申請や届出を行う必要はありません。

3 機能性表示食品　重要

食品の選択肢を増やすために、2015（平成27）年4月から「機能性表示食品」の制度が始まりました。機能性表示食品は、事業者の責任において、科学的な根拠に基づいて機能性を表示した食品で、安全性を含むその根拠に関する情報は消費者庁長官に届出がされています。特定保健用食品とは違い、消費者庁長官の許可は受けていません。

保健機能食品

	対象食品	必要な手続き	機能性の評価者	マーク
特定保健用食品	食品全般	許可制	消費者庁長官	あり（トクホマーク）
栄養機能食品	ビタミン13種類、ミネラル6種類、n-3系脂肪酸のいずれかを含む食品	基準を満たせば表示可能	―	なし
機能性表示食品	食品全般	届出制	事業者	なし

第3章 食品学

185

お役立ちコラム　フードファディズム

　特定の食品や栄養素について、健康への有用性や有害性を過大に信じたり、バランスを欠いた偏執的で異常な食行動を取ったりすることを、「フードファディズム」と言います。食品には、長所と短所があります。過ぎたるは及ばざるがごとし。どんなによいと言われるものでも食べすぎず、ほどほどにしましょう。

スピードCheck! 確認テスト

☀ 事業者の責任において、科学的な根拠に基づいて機能性を表示した食品で、安全性と機能性の根拠に関する情報を消費者庁長官に届け出たものを何と言うか。

答え　**機能性表示食品**　　➡ P.185

本節のまとめ

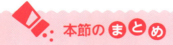

　機能性表示食品制度が始まり、似たような保健機能食品が3つになりました。この3つの目的と違いを覚えておきましょう。

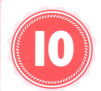
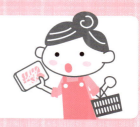

有機農産物と特別栽培農産物

重要キーワード
・有機農産物　・有機JASマーク　・特別栽培農産物

　農産物は栽培方法により、**有機農産物**、**特別栽培農産物**、特に基準のない**慣行栽培**（一般的に行われている栽培）農産物に分けられます。

1　有機農産物と有機JASマーク

　化学農薬、化学肥料および化学土壌改良剤を3年以上使用していない農地で栽培された農産物を、**有機農産物**と言います。「**有機**」の定義は**JAS法**で定められており、認定には厳しい基準や検査があります。農林水産大臣の認可を受けた第三者認証機関により認定されたものには**有機JASマーク**を付けることができ、商品に「有機農産物」「有機○○」「オーガニック○○」などの表示ができます。認定後も毎年監査が行われ、違反したときには罰則が適用されます。

2　特別栽培農産物　　　　　　　　　　　　　　　重要

　その農産物が生産された地域で慣行的に行われている節減対象農薬および化学肥料の使用状況に比べて、「節減対象農薬の使用回数が**50**％以下かつ化学肥料の窒素成分量が**50**％以下」で栽培された農産物で、都道府県から認証されているものを**特別栽培農産物**と言います。
　節減対象農薬を使用しなかった場合は、「節減対象農薬：栽培期間中不使用」という表示になります。節減対象農薬の使用状況が包装などに表示できない場

合は**インターネット**などでの情報提供も認められており、表示には情報の入手方法を記載すればよいことになっています。ただし、「無農薬」「無化学肥料」「減農薬」「減化学肥料」などの表示は、消費者にとって曖昧でわかりにくいので、表示が**禁止**されています。

特別栽培農産物の範囲

化学肥料 \ 節減対象農薬	不使用	使用回数50%以下	慣行レベル※
不使用	特別栽培農産物	特別栽培農産物	表示なし
窒素成分量50%以下	特別栽培農産物	特別栽培農産物	表示なし
慣行レベル※	表示なし	表示なし	

※各地域で慣例として行われている化学合成農薬や肥料の使用状況

> 農産物の栽培方法に関する表示は、現在「有機農産物」「特別栽培農産物」が認められているよ。それ以外の方法は、たとえ無農薬であってもそのように表示することはできないの。

お役立ちコラム　世界に通じる有機JASマーク

　都道府県が認証する特別栽培農産物は日本国内だけで通じるものですが、有機農産物は国家間において合意がなされた場合、輸出入することができます。日本について有機同等性（JAS制度と同等の制度を有する）を承認した国（アメリカ合衆国・カナダ・コロンビア・スイス・EUの加盟国）には、有機JASマークが付いていれば有機食品として輸出することができます。また、日本が有機同等性を承認した国（アメリカ合衆国・アルゼンチン・オーストラリア・カナダ・スイス・ニュージーランド・EUの加盟国）から輸入するときは、証明書があれば有機JASマークを付けることができます。

スピードCheck! 確認テスト

☀ **有機農産物と特別栽培農産物に関する記述として、不適当なものを選びなさい。該当するものがない場合は、(6) を選びなさい。**

（1）化学農薬・化学肥料および化学土壌改良剤を3年以上使用していない農地で栽培された農産物を、有機農産物と言う。
（2）農林水産大臣の認可を受けた第三者認証機関により認定されたものには、有機JASマークを付けることができる。
（3）特別栽培農産物の節減対象農薬および化学肥料の使用状況は、その農産物が生産された地域で慣行的に行われている栽培方法に比べて、節減対象農薬の使用回数が50％以下で、化学肥料の窒素成分量が50％以下のものとされる。
（4）「無農薬」「無化学肥料」「減農薬」「減化学肥料」などの表示は、消費者にとって曖昧でわかりにくいので、禁止されている。
（5）特別栽培農産物は、国から認証されているものである。
（6）該当なし

答え　（5）　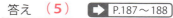 P.187〜188

本節のまとめ

農産物の栽培方法の表示、特に有機農産物と特別栽培農産物の違いについて、よく学習しておきましょう。

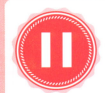
遺伝子組換え表示
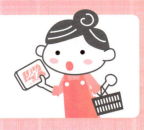

> ☀ **重要キーワード** ☀
> ・遺伝子組換え　・遺伝子組換え不分別　・遺伝子組換えでない

　「GMO」とは遺伝子組換え農産物（生物）のことを指しますが、日本で流通している遺伝子組換え農産物は、すべて輸入したものです。日本では、現在**8農産物**（大豆・トウモロコシ・ジャガイモ・ナタネ・綿・アルファルファ・テンサイ・パパイヤ）の遺伝子組換えが認められています。遺伝子組換え食品と遺伝子組換えでない食品とを区別して購入できるように、8農産物とこれらを主な原料とする食品については、**食品表示法**によって表示方法が定められています。化学的な性質に基づいた分類や指定食品が明確にされており、消費者に信頼性のある情報提供が行われています。なお、「主な原料」とは、原材料に占める重量の割合が**上位3位**以内、かつ全重量の**5**％以上を占めるものを言います。

🍌 意外と知らない遺伝子組換え食品

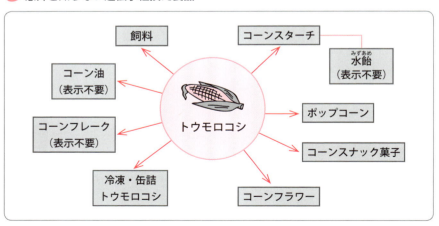

遺伝子組換え食品の表示方法

	食品の分類		表示方法（「　」内は記載例）
従来のものと組成・栄養素・用途などが著しく異なる		A.高オレイン酸大豆、高リシントウモロコシ B.Aを主な原材料とするもの（脱脂加工大豆は除く） C.Bを主な原材料とするもの	「大豆（高オレイン酸遺伝子組換え）」 意図的混合の場合 →「大豆（高オレイン酸遺伝子組換えのものを混合）」 ※これらの場合は食用油でも義務表示
従来のものと組成・栄養素・用途などが同等である	農産物	〈指定農産物〉 大豆（枝豆・大豆モヤシも含む）、トウモロコシ、ジャガイモ、ナタネ、綿、アルファルファ、テンサイ、パパイヤ	●分別された遺伝子組換え農産物 →「大豆（遺伝子組換え）」 ●分別されていない農産物 →「大豆（遺伝子組換え不分別）」 ●分別された非遺伝子組換え農産物 →単に「大豆」（表示不要）または「大豆（遺伝子組換えでない）」
従来のものと組成・栄養素・用途などが同等である	加工食品	導入DNAまたはそれによって生じたたんぱく質が残存する	〈指定加工品〉 豆腐、油揚げ、納豆、味噌、きなこ、コーンスターチ、ポップコーン、トウモロコシ缶詰・びん詰、ジャガイモでんぷん、パパイヤを主な原料とするものなど	●分別生産流通管理が行われた遺伝子組換え農産物を原材料とする場合 →「大豆（遺伝子組換え）」 ●遺伝子組換え農産物と非遺伝子組換え農産物とが分別されていない農産物を原材料とする場合 →「大豆（遺伝子組換え不分別）」 ●分別生産流通管理が行われた非遺伝子組換え農産物を原材料とする場合 →単に「大豆」（表示不要）または「大豆（遺伝子組換えでない）」

※この表の加工食品の区分は「導入DNAまたはそれによって生じたたんぱく質が残存する」内に〈指定加工品〉列と表示列を含みます。

たんぱく質が残存しない	大豆油、菜種油、綿実油、醤油、水飴、コーンフレークなど	→表示不要 ※表示する場合は、上欄の表示方法に準じて行う

※加熱すると、遺伝子やそれらから生じるたんぱく質が検出できなくなる場合があり、遺伝子組換えであるかどうかの判断がつかなくなる。そのため、遺伝子組換え表示を必要としない。

お役立ちコラム
大豆製品の遺伝子組換え表示

　豆腐や納豆などの大豆製品は、その原材料を輸入に頼っているため、「大豆（遺伝子組換えでない）」「大豆（遺伝子組換え不分別）」「大豆（遺伝子組換え）」などの表示があります。購入時にチェックしてみましょう。

第3章　食品学

スピードCheck! 確認テスト

☀ **遺伝子組換え食品に関する記述として、適当なものを選びなさい。該当するものがない場合は、（6）を選びなさい。**

（1）遺伝子組換えの表示は、あくまでも消費者に対して商品を選択する際の材料にしてもらうという趣旨で、安全性を表示したものではない。
（2）表示の対象となる食品は、農産物とその加工品、クローン牛などである。
（3）「GMO」とは遺伝子組換え農産物（生物）のことを指すが、日本で流通している遺伝子組換え農産物は、すべて輸入したものである。
（4）遺伝子組換えに関する食品表示は、法律によって定められているが、「遺伝子組換えをしていない食品」の場合も表示しなければならない。
（5）遺伝子組換え表示は、遺伝子やたんぱく質が残存しないものでも、それらの食品を使っていれば表示しなければならない。
（6）該当なし

答え　(3)　 P.190〜191

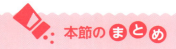 本節のまとめ

・遺伝子組換えが認められている8つの農産物を覚えておきましょう。
・8つの農産物でも、遺伝子組換え表示の必要なケースと不要なケースがあります。その違いを押さえておきましょう。

第3章　演習問題

問1 加工食品の表示に関する記述として、適当なものを選びなさい。該当するものがない場合は、（6）を選びなさい。

（1）飲食店やファストフード店などにおいて、テイクアウト用の商品を販売する場合は、食品表示をする義務がある。

（2）別の場所において製造・加工された食品を、商品として仕入れて販売する場合は、食品表示をする義務がある。

（3）宅配のピザや寿司、そばなどのように、容器に入った商品をデリバリーで販売する場合は、食品表示をする義務がある。

（4）店舗のバックヤードで製造・加工された惣菜などを販売する場合は、販売時までに食品表示をする義務がある。

（5）別の場所で食品加工したものを仕入れ、その場での飲食用に販売する場合は、食品表示をする義務がある。

（6）該当なし

問2 3色食品群による分類法で、緑色食品群に分類されるものとして、不適当なものを選びなさい。該当するものがない場合は、（6）を選びなさい。

（1）緑黄色野菜

（2）海藻類

（3）果実類

（4）大豆・大豆製品

（5）キノコ類

（6）該当なし

問3 飲料に関する記述として、不適当なものを選びなさい。該当するものがない場合は、（6）を選びなさい。

（1）サイダー、ラムネ、コーラなどの炭酸ガスを含む清涼飲料を「炭酸飲料」と言う。

（2）生乳や牛乳、それらを原料として製造された乳製品（全粉乳・脱脂粉乳・クリーム・バターなど）で作られた飲料を「脱脂粉乳」と言う。

（3）穀類・果実などの糖質の多い原料をアルコール発酵させ、発酵液をそのままか、濾過したものを「醸造酒」と言う。

（4）生乳や牛乳、乳製品を、乳酸菌または酵母によって発酵させたものを主原料として製品化したものを「乳酸飲料」と言う。

（5）牛乳や乳製品をもとに、果汁やコーヒーなどで風味を付けた飲料を「乳飲料」と言う。

（6）該当なし

問4 食品と食品加工に関する記述として、不適当なものを選びなさい。該当するものがない場合は、（6）を選びなさい。

（1）ライフスタイルの変化に伴い、「調理をする時間が取れない」「経済的である」などの理由から、加工食品の需要はますます高まっている。

（2）食品加工には、微生物や酵素の働きを用いる物理的加工、食材に化学変化を起こす化学的加工、裁断・攪拌・成型といった機械的加工がある。

（3）発酵とは、食品に微生物が作用して他の化合物になることで、代表的な発酵食品として、パン・チーズ・納豆などが挙げられる。

（4）食品加工の目的は、「長期の保存を可能にする」「食べやすくする」「嗜好性を高める」などが挙げられる。

（5）乾燥法・塩蔵法・燻煙法・低温法・空気遮断法については、食品の長期保存を可能とした代表的な変質防止法と言える。

（6）該当なし

問5 食品加工の目的に関する記述として、不適当なものを選びなさい。該当するものがない場合は、（6）を選びなさい。

（1）収穫物の一部を加工・貯蔵することで食品の価格下落を防ぐという、営業面から見た役割もある。

（2）保存性を高めることで、長時間・長期間の安定供給を可能にする。

（3）原材料よりおいしくすることによって嗜好性・娯楽性を高め、食品の付加価値を高める。

（4）食べられない部分や有毒物質、異味や異臭を除去して安全に食べられるようにする。

（5）加熱処理などにより消化吸収率を上げたり、栄養素を添加して栄養価を上げたりして、栄養価を高める。

（6）該当なし

問6 農産物の表示に関する記述として、適当なものを選びなさい。該当するものがない場合は、（6）を選びなさい。

（1）農産物の表示では、その内容が示される一般的な名称と原産地名による食品表示が必要となる。

（2）店舗内で果物をカットし、その場所で飲食用として販売する場合も、食品表示をしなくてはならない。

（3）単品の野菜をカットしパック詰めして販売する場合は、「カットする」「パック詰めする」作業があるので、加工食品としての食品表示となる。

（4）野菜を販売前に殺菌洗浄処理した場合は、加工食品扱いとなるため、原産地表示は必要でない。

（5）原産地表示は、国産品であれば都道府県名を、輸入品であれば輸入国名を表示しなければならず、他の表示方法については原則として認めていない。

（6）該当なし

問7 畜産物の表示に関する記述として、不適当なものを選びなさい。該当するものがない場合は、（6）を選びなさい。

（1）「神戸牛」「山形牛」などといった市町村名や都道府県名を含む表示に限り、国産品である旨の表示を省略することが認められている。

（2）「高級」「特選」などといった表示については、特段のルールや基準があるわけではなく、小売店など販売者側が明記した表示である。

（3）同じ種類であっても、複数の原産地の食肉を混合して販売する場合は、重量の割合の多い順に原産地名をすべて表示しなければならない。

（4）生体で輸入して、日本での飼養期間が一番長かった場合は、必ず日本における原産地であることがわかる表示でなければならない。

（5）国産品の場合の原産地表示は、原則として「国産」または「国内産」であるが、都道府県名や一般に知られている地名などでも構わない。

（6）該当なし

問8 水産物の食品表示に関する記述として、適当なものを選びなさい。該当するものがない場合は、（6）を選びなさい。

（1）食品表示は、商品そのものにしなければならない。

（2）ウナギの蒲焼きを販売する場合は、原料となるウナギの原産地表示をするとともに、そのウナギが冷凍品である場合は「冷凍」の表示が必要となる。

（3）アジやイワシのたたきは、たたくという加工部分があるものの、単品であれば、食品区分については生鮮食品扱いとなる。

（4）貝の食品表示は、砂抜きなどをした加工処理施設がある所在地が原産地となる。

（5）広範囲を回遊する魚種の場合は、原産地を特定しにくいので表示しなくてもよい。

（6）該当なし

問9 次の加工食品のうち、遺伝子組換え食品の表示をしなくてもよいものはどれか。該当するものがない場合は、（6）を選びなさい。

（1）ポップコーン　　（2）コーンフレーク　　（3）味噌

（4）豆腐　　　　　　（5）納豆　　　　　　　（6）該当なし

問10 冷凍食品のメリットに関する記述として、不適当なものを選びなさい。該当するものがない場合は、（6）を選びなさい。

（1）保存性が非常に高いため、保存料は使用していないというメリットがある。

（2）急速冷凍により組織が壊れにくいため、品質が変わらず新鮮であるというメリットがある。

（3）調理されているものが多いことから、多種類の材料を取りそろえる必要がなく、調理時間を短縮できるというメリットがある。

（4）あらかじめ下処理がされているため、生ごみの排出が少なくて済むというメリットがある。

（5）低温管理によって微生物の活動が抑えられ、長期間にわたる保存が可能であることから、食中毒防止につながるというメリットがある。

（6）該当なし

問11 化学農薬、化学肥料および化学土壌改良剤を3年以上使用していない農地で栽培された農産物のことを、何と言うか。

問12 コンビニエンスストアなどで売られている「幕の内弁当」における食品表示の原材料名で、「煮物（ジャガイモ・ニンジン・シイタケ・インゲン・糸コンニャク・その他)」と表示されていた。（　）の前の煮物のことを何と言うか。

問13 加熱などの殺菌後、−5〜5℃の温度帯で保存・流通する食品を何と言うか。

解 答・解 説

問1 **(2)** その場で飲食させる外食、デリバリー、店舗のバックヤードで製造した食品、量り売りの食品は、表示義務はない。　▶ P.173

問2 **(4)** 大豆・大豆製品は、たんぱく質の多い食品として「赤色食品群」に分類される。　▶ P.163

問3 **(2)** （2）は「加工乳」の説明。「脱脂粉乳」とは、生乳・牛乳または特別牛乳から乳脂肪分を除去した後のものからほとんどすべての水分を除去し、粉末状にした飲料のこと。　▶ P.159〜160

問4 **(2)** 微生物や酵素の働きを用いるのは「生物的加工」、裁断・攪拌・成型は「物理的加工」である。　▶ P.154〜155

問5 **(6)** 食品加工の目的には、「細かくする、軟らかくすることなどにより、可食性を高める」「遠方への輸送や安定供給を可能にし、輸送性を高める」などがある。　▶ P.154

問6 **(1)** （2）表示義務はない。（3）生鮮食品扱いとなる。（4）野菜そのものには実質的な変化を与えないことから、生鮮食品扱い。（5）一般的に知られている地名などによる表示でもよい。　▶ P.155,166〜169

問7 **(1)** 銘柄牛に土佐牛、信州牛などの旧国名や旧国名の異称を含む場合も、国産品である旨の表示を省略することができる。　▶ P.155,170

問8 **(3)** （1）壁やボードなどによる表示でもよい。（2）冷凍品でも「冷凍」の表示は不要。（4）漁獲された場所が原産地。（5）水域名の表示でもよい。　▶ P.155,170

問9 **(2)** 表示義務のない食品としては、「大豆油・菜種油・綿実油・醤油・水飴・コーンフレーク」などがある。　▶ P.191

問10 **(6)** （1）保存料を使用しないというメリットはあるが、食品添加物を一切使用しないということではない。　▶ P.157

問11 **有機農産物**（「有機栽培農産物」でも可）　▶ P.187

問12 **複合原材料**　▶ P.172

問13 **チルド食品**　▶ P.157〜159

第4章
衛生管理

1 食中毒の種類と特徴 ……………… 200

2 食中毒の予防 ………………… 208

3 殺菌と洗浄 ……………………… 212

4 HACCP ………………………… 214

5 食品の化学変化と保存方法 ……… 218

6 食品の安全と遺伝子組換え ……… 224

7 食品の安全と化学物質 …………… 228

8 食品の安全と感染症 ……………… 232

演習問題

問　題 ………………………… 236

解答・解説 …………………… 241

食中毒の種類と特徴

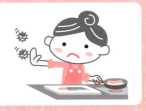

> ☀ **重要キーワード** ☀
> ・食中毒　・病原菌　・自然毒　・細菌性食中毒　・感染型
> ・食品内毒素型　・生体内毒素型　・ノロウイルス

1 食中毒とは　　　　　　　　　　　　　　　　　　　重要

　食中毒の原因となる**細菌**や**ウイルス**が付着した飲食物・その包装容器などが原因で起こる急性の健康障害のことを、**食中毒**（食あたり）と言います。

（1）病原菌の増殖条件

病原菌が増殖する条件は、「**温度**」「**湿度**」「**栄養素**」の3つです。

温　度	病原菌によって適温は異なるが、大部分は30〜40℃程度。
湿　度	水分を多く含む食品ほど増殖しやすい。
栄養素	たんぱく質（アミノ酸）や糖類、ビタミンなど。

（2）発生時期

　高温多湿の**6〜10**月は病原菌の増殖条件が揃うので、食中毒の発生件数が増えます。主な食中毒の発生時期は、次のとおりです。

細　菌	6〜10月	毒キノコ	9〜10月
ウイルス	11〜3月	フグ毒、生牡蠣	11〜2月

2 食中毒の種類　　　　重要

食中毒には様々な種類があり、原因によって次のように分類されます。

細　菌	サルモネラ菌、腸炎ビブリオ、カンピロバクター、ウェルシュ菌、黄色ブドウ球菌、ボツリヌス菌、腸管出血性大腸菌、セレウス菌など
自然毒	フグ毒（テトロドトキシン）、貝毒（テトラミン）、毒キノコ（アマトキシン）、ジャガイモの芽（ソラニン）、トリカブト（アコニチン）など
ウイルス	ノロウイルス、A型肝炎ウイルス、E型肝炎ウイルスなど
化学物質	砒素、シアン化合物、メチル水銀、農薬、ヒスタミンなど
カ　ビ	マイコトキシン（ピーナッツ）など

　細菌による食中毒（細菌性食中毒）は、**感染型・食品内毒素型・生体内毒素型**の3種類に分けられます。感染型は「食品とともに体内に入った細菌が病原性を持つこと」、食品内毒素型は「食品の中で細菌が毒素を作り出すこと」、生体内毒素型は「食品とともに体内に入った細菌が毒素を作り出すこと」が原因となります。どの細菌も、条件が整うと爆発的に増殖します。主な例として、次のものがあります。

（1）感染型（細菌）

■サルモネラ菌

・**原因食品**……肉、鶏卵（殻だけでなく中身も汚染されていることがある）など

・**特徴**……人や鳥や動物の消化管に存在。熱に弱い。

・**症状**……発熱、腹痛、下痢（水様便や血便が出ることもある）、嘔吐など

・**潜伏期間**……8〜48時間

・**予防方法**……手洗い、加熱殺菌、害虫駆除

■事例

　1996（平成8）年9月、東京都内の病院給食で十数人の患者が、嘔吐・下痢・発熱などを訴えた。原因食品はモモの淡雪羹。汚染された卵白を寒天液に添加後、室温で放置。完全に冷却せずに冷蔵し、菌が増殖した。

■腸炎ビブリオ

- 原因食品……生鮮魚介類など。まな板や包丁などから二次汚染した食品が原因になることもある。
- 特徴……海水中で増殖する。真水や熱に弱い。
- 症状……激しい上腹部痛、下痢、発熱、嘔吐、悪寒など
- 潜伏期間……10～18時間
- 予防方法……手洗い、食材を水で洗う、十分な加熱調理、調理器具の洗浄・熱湯消毒

■事例

1995（平成7）年8月、都内のホテルで96人が、嘔吐・下痢・腹痛などを訴えた。原因食品は握り寿司。ネタが常温で放置されたため、菌が増殖した。

■カンピロバクター

- 原因食品……加熱不足の肉料理（鶏肉・牛レバー刺し）、飲料水（井戸水）
- 特徴……鶏・豚・牛などの腸管に存在。熱や乾燥に弱い。増殖にわずかな酸素を利用する性質（微好気性）で酸素濃度が5～15％で増殖するが、常温の空気中では徐々に死滅する。少量の菌で発症。
- 症状……腹痛、下痢、発熱、血便
- 潜伏期間……2～7日
- 予防方法……手洗い、調理器具の洗浄、十分な加熱調理。井戸水は塩素殺菌または煮沸殺菌

■事例

1992（平成4）年4月、都内の小学校の学童111人が下痢・腹痛などを訴えた。原因食品は給食の和風サラダ。同日のほかのメニューの食材である生鶏肉を取り扱った後、手指やまな板の洗浄・消毒が不完全だったことが原因。

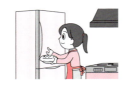

（2）食品内毒素型（細菌）

■黄色ブドウ球菌

- **毒素**……エンテロトキシン

- **原因食品**……食品全般

- **特徴**……人の皮膚・傷口・のどの粘膜などに存在し、切り傷などを化膿させるため、化膿菌とも呼ばれる。菌自体は熱に弱いが、増殖するときに生まれる毒素は熱に強い。

- **症状**……激しい嘔吐、下痢、腹痛など

- **潜伏期間**……1～3時間

- **予防方法**……手洗い。手に傷があるときは、食品に直接触れない。

■事例

2000（平成12）年6月、雪印乳業の低脂肪乳を飲んだ14,780人が、嘔吐・下痢・腹痛などを訴えた。原因食品は低脂肪乳。北海道工場で停電によって製造ラインが停止した後に菌が増殖し、乳材料に毒素が発生。大阪工場で、この毒素残存脱脂粉乳をもとに乳製品を製造・出荷した。食中毒発生後の発表や製品の自主回収などが遅れたため、被害が関西一円に拡大した。

■ボツリヌス菌

- **毒素**……ヒトではボツリヌストキシンA・B・E・F型で多く発生する。

- **原因食品**……密封された食品（びん詰、缶詰、真空パック）

- **特徴**……土壌、河川、海岸などに存在。酸素があるところでは増殖しにくい性質（嫌気性）で、菌自体は熱に強いが、毒素は熱に弱い。毒素の毒性は非常に強い。

- **症状**……嘔吐、下痢、視覚障害、言語障害、呼吸障害。死に至ることもある。

- **潜伏期間**……12～36時間

- **予防方法**……100℃で10分以上の加熱調理

■事例

1984（昭和59）年、熊本県で製造された辛子レンコンを食べた36人が感染し、11人が死亡。レンコンを加工する際の滅菌処理を怠ったことと、真空パックしてから常温で保管・流通させたことで、菌がパック内で繁殖した。

第4章

衛生管理

■セレウス菌（嘔吐型）

- 毒素……セレウリド
- 原因食品……チャーハン、ピラフ、スパゲティなどでんぷんの多い食品
- 特徴……酸素があるところでは増殖しにくい（嫌気性）。熱に強く、厳しい環境下でも芽胞を形成する。日本で多発。
- 症状……嘔吐、腹痛
- 潜伏期間……1〜5時間
- 予防方法……調理後は室温に放置しない（残りご飯の使用に注意する）。再加熱は十分に行う。

■事例

2001（平成13）年12月、九州の保育園の餅つき大会であんこ餅を食べた園児344人が嘔吐。原因食品は「あんこ」。小豆をゆでた後、長時間室温で放置した間に菌が増殖し、毒素が産生されたと考えられる。

（3）生体内毒素型（細菌）

■腸管出血性大腸菌（O-157、O-111）

- 毒素……ベロ毒素
- 原因食品……飲料水、加熱不足の肉類、生野菜（保存や調理過程で他の食材を汚染することもある）など
- 特徴……病原性大腸菌の一種で、感染力が強いベロ毒素を産生。胃酸中でも生存するが、真水や熱に弱い。
- 症状……赤痢の症状に似ている。下痢・腹痛から、血便・激しい腹痛に変化。死に至ることもある。
- 潜伏期間……1〜9日
- 予防方法……手洗い、調理器具の洗浄、十分な加熱調理、定期的な水質検査

■事例〈O-157〉

2012（平成24）年8月、北海道の複数の高齢者施設で、入居者169人が下痢・血便などを訴えた。9月末までに8人が死亡。原因食品は岩井食品のハクサイの浅漬け。消毒の不備や、衛生に対する意識が低かったことが原因。

■事例〈O-111〉

2011（平成23）年4月、「焼肉酒家えびす」の富山・福井・神奈川の店舗でユッケなどを食べた客117人が食中毒の症状を訴えた。5人が死亡、24人が重症化。卸元の衛生管理の不備や生食用でないトリミング処理（肉の表面を削ぎ落とす処理）を行っていない牛肉を卸していたこと、店舗での肉の衛生検査や提供前のトリミング処理の未実施、各店舗で売れ残ったユッケを翌日も提供したことなど、複数の原因から起きた。

■ ウェルシュ菌

- **毒素**……エンテロトキシン
- **原因食品**……カレー、シチュー、スープ、グラタン（大量調理したもの）
- **特徴**……生物の消化管に存在。酸素があるところでは増殖しにくい（嫌気性）。芽胞を形成すると、長期生存が可能（芽胞は熱に強い）。
- **症状**……腹痛、下痢など
- **潜伏期間**……8〜20時間
- **予防方法**……手洗い、十分な加熱調理。調理後は室温に放置しない。前日調理は避け、加熱調理した後はなるべく早く食べる。やむを得ないときは、小分けにしてから冷凍保存する。

■事例

2008（平成20）年5月、飲食店で製造された昼食を食べた幼稚園の職員、園児397人が下痢などを訴えた。原因食品は前日に調理された肉じゃが。加熱調理が不十分だったうえ、急速放冷せずに室温で放置した後に冷蔵保存。翌朝の不十分な加熱により急激に菌が増殖し、死滅しなかったことが原因。

■ セレウス菌（下痢型）

- **毒素**……エンテロトキシン
- **原因食品**……肉製品、プリン、スープ、ソース
- **特徴**……酸素があるところでは増殖しにくい（嫌気性）。熱に弱く、厳しい環境下でも芽胞を形成する。嘔吐型とは異なり、欧米で集団発生。
- **症状**……腹痛、下痢
- **潜伏期間**……8〜16時間
- **予防方法**……調理後は室温に放置しない。再加熱は十分に行う。

第4章
衛生管理

（4）ウイルス

■ノロウイルス

- **原因食品**……生牡蠣などの貝類（加熱が十分でないもの）、生野菜など
- **特徴**……人のみが感染（人から人へ感染する）。飛沫感染など感染力が強い。低温に強く、冬場に多発する。
- **症状**……腹痛、下痢、発熱、嘔吐など
- **潜伏期間**……24～48時間
- **予防方法**……手洗い、十分な加熱調理（中心部を85～90℃で90秒以上）、漂白消毒

■事例

2014（平成26）年1月、浜松市内の小学校児童1,000人以上が下痢や嘔吐などを訴えた。原因食品は製パン業者が納入したパン。症状は出ていないが菌を保有していた従業員がおり、何らかの経緯でパンに付着し感染が拡大した。

お役立ちコラム

食中毒の病因物質別の発生状況

　平成27年では、発生件数・患者数ともにノロウイルスが最も多く、481件・14,876人となっています。次いで、カンピロバクターで、318件・2,089人。発生件数は少ないものの患者数が多いのがサルモネラ菌で、24件・1,918人となっています。細菌性食中毒が起こりやすいのは夏季ですが、ノロウイルスは冬季に多いので、寒くなって空気が乾燥する前に、体調を整えて備えましょう。

スピードCheck! 確認テスト

☀ **腸炎ビブリオの食中毒予防に関する記述として、不適当なものを選びなさい。該当するものがない場合は、（6）を選びなさい。**

（1）魚介類の調理では、表面や内臓を取り除くために使用したまな板や包丁は、洗浄後に煮沸消毒する。
（2）魚介類を冷蔵庫で保管するときは、ラップをかけるか、密閉性のある容器に入れ、他の食品を汚染しないようにする。
（3）腸炎ビブリオは熱に弱いことから、しっかり加熱をすることで食中毒予防が可能となる。
（4）真水で増殖するので、魚介類は塩水で十分洗うと食中毒予防に役立つ。
（5）生魚や刺身などといった生鮮魚介類は、購入後速やかに持ち帰り、冷蔵庫で保管することが必要となる。
（6）該当なし

答え **（4）** P.202

第4章 衛生管理

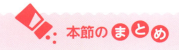 **本節のまとめ**

・それぞれの食中毒を事例とともに確認し、原因食品や特徴を覚えておきましょう。
・病原菌が増殖する条件を、押さえておきましょう。

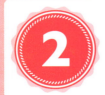 # 2 食中毒の予防
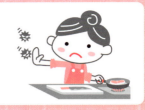

> **重要キーワード**
> ・清潔　・迅速　・加熱　・5S活動　・7S活動　・整理
> ・整頓　・清掃　・躾　・洗浄　・殺菌

1 細菌性食中毒の予防三原則

細菌性食中毒の予防三原則は、「清潔：細菌を**付けない**」「迅速：細菌を**増やさない**」「加熱：細菌を**殺す**」ことです。

（1）清潔（細菌を付けない）

食品や調理器具・手指には、すでに食中毒を起こす細菌が付いていることがあります。それらを介してほかの食品を汚染しないためには、次の注意が必要です。

- **手洗い**を十分に行う。
- 保存するときは、よく**包む**か**容器**に入れる。
- 魚や野菜はしっかり**洗う**。
- キッチンや調理器具は常に**清潔**にしておく。
- 調理器具や冷蔵庫内は定期的に**消毒**する。

（2）迅速（細菌を増やさない）

多くの細菌性食中毒菌は付いてしまっても、ある一定の量まで増えなければ食中毒を引き起こしません。菌を増やさないためには、次のことに注意しましょう。

- 低温であれば増殖しにくくなるので、**冷蔵庫**で保管する。
- 作った料理はできるだけ**早く**食べるようにする。
- 流通の段階で食品に細菌が付着していることがあるので、食材は調理前によく洗う。
- 残った料理は**常温**で長時間放置しないようにする。

（3）加熱（細菌を殺す）

多くの細菌性食中毒菌は、加熱することによって死滅させることができます。ただし、菌自体は熱に弱くても、毒素が熱に強い場合もあります。加熱が不十分にならないよう、次のことに注意しましょう。

・中心部まで十分に**加熱**する。
・味噌汁やスープなどを再加熱するときは、**沸騰**するまで熱を通す。

2 食品製造・調理施設で細菌性食中毒を予防する 重要

細菌性食中毒を予防するため、食品製造・調理施設では様々な取り組みが行われています。

（1）衛生管理の5S・7S活動

施設では、環境整備や衛生管理のため、5S活動が推奨されています。5Sとは、「整理・整頓・清掃・清潔・躾（習慣づけ）」の5つです。最近では、この5Sに「洗浄・殺菌」を加えた7S活動を実践しているところも増えています。

整　理	必要なものと不必要なものを区別し、不必要なものを取り除くこと。
整　頓	必要なものを決められた場所に置き、使ったら元の場所に戻すこと。
清　掃	調理台や調理器具からごみやほこりを取り除くこと。
清　潔	洗濯・クリーニングした衣類を着用し、身だしなみを整えること。
躾 （習慣づけ）	衛生管理に関する教育や研修・指導などを行い、習慣づけること。

（2）調理者の衛生管理

食品衛生法では、調理者に対して定期的に健康診断などを行い、体調管理をするように定められています。

調理者は、常時清潔で正しい身だしなみに留意し、調理前には必ず手を洗い

第4章 衛生管理

ます。皮膚や粘膜に化膿した傷があるときは、食中毒の原因となる細菌を持っている場合があるため、調理を行わないようにします。また、家族がノロウイルスなどの食中毒になったことがある場合、見た目にはわからなくても、ノロウイルスを持っていることがあります（保菌者）。本人に症状がなくても感染する場合があるので、気を付けましょう。

手洗い方法

①流水で手を洗う
②洗浄剤で、手のひら、指の腹、手の甲、指の背、指の間（側面）、股（付け根）、親指と親指の付け根のふくらんだ部分、指先、手首（内側・側面・外側）の順で洗う
③洗浄剤を流水で洗い流す
④手をふいて乾燥させる
⑤アルコールで消毒をする
　（手指全体によく擦り込む）
※②〜③までの手順を繰り返す

お役立ちコラム

塩素消毒の方法

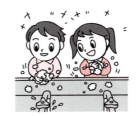

　ノロウイルスの食中毒の予防や感染の拡大の防止には、次亜塩素酸ナトリウムを水で薄めた「塩素消毒液」が有効です。食器やカーテンなどの消毒やふき取りには200ppm、嘔吐物や処理の際に使用した手袋などを廃棄するには1,000ppmの濃度がよいとされています。家庭用の塩素系漂白剤でも代用することができます。

スピードCheck! 確認テスト

☀ **細菌性食中毒予防のための「衛生管理の5S活動」とその内容の組み合わせとして、適当なものを選びなさい。該当するものがない場合は、(6) を選びなさい。**

（1） 整頓……必要なものと不必要なものを区別し、不必要なものを取り除くこと。
（2） 清潔……洗濯・クリーニングをした衣類を着用し、身だしなみを整えること。
（3） 清掃……衛生管理に関する教育・研修・指導などを行い、習慣づけること。
（4） 躾………調理台・調理道具から、ごみやほこりを取り除くこと。
（5） 整理……必要なものを決められた場所に置き、使ったら元の場所に戻すこと。
（6） 該当なし

答え　**(2)**　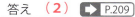 P.209

☀ **冬場に多発し、感染力が強いが、無症状の保菌者もいる微生物を何と言うか。**

答え　**ノロウイルス**　 P.210

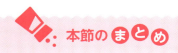

本節のまとめ

　細菌性食中毒の予防三原則とともに、5S活動・7S活動も一緒に覚えておきましょう。また、第1節のそれぞれの食中毒菌やノロウイルスなどの予防法と併せて学習しておきましょう。

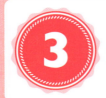

3 殺菌と洗浄

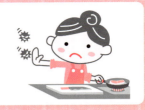

> **重要キーワード**
> ・滅菌　・殺菌　・消毒　・除菌　・洗浄　・静菌

1 殺菌　　　重要

　毒の原因となる細菌やウイルスなどの微生物を死滅させることを**殺菌**と言いますが、一口に殺菌と言っても様々な方法があります。似たような言葉ですが、違いを知っておきましょう。

🍌 殺菌の種類と方法

滅菌	すべての微生物を死滅させ除去することで、器具に対しての用語。日本薬局方（医薬品に関する品質規格書）では、微生物の生存する確率が100万分の1以下になることと定義している。	高温高圧滅菌、高圧蒸気滅菌、乾熱滅菌など
殺菌	微生物を死滅させるという意味だが、対象や程度を含んでいないため、一部を殺しただけでも殺菌と言える。	低温殺菌、高温殺菌、超高温殺菌、紫外線殺菌など
消毒	微生物を死滅または除去し、害のない程度まで減らしたり感染力を失わせたりして、毒性を無力化させること。消毒の手段として、殺菌が行われることもある。	日光消毒、煮沸消毒、熱湯消毒、エタノール消毒、逆性石鹸消毒など
除菌	食品衛生法では「ろ過等により、原水等に由来して当該食品中に存在し、かつ、発育し得る微生物を除去することをいう」と規定されている。微生物が産生する毒素や代謝生成物や酵素は除去できない。	濾過、沈殿、洗浄など
洗浄	汚れや有害物質を水や洗浄剤で取り除くこと。除菌の一つ。	石鹸洗浄など
静菌	微生物の活動を抑え、その増殖を抑制すること。	低温保存（冷蔵・冷凍）、真空パック

2 洗　浄

　洗浄は除菌方法の一つで、衛生管理の基本です。食材をはじめ、調理器具・手指の洗浄も欠かせません。なお、洗浄剤については、食品衛生法の洗浄剤の成分規格と使用基準に次のような規定があります。

- 砒素や重金属など毒性のあるものを含まないこと。
- 酵素または漂白作用といった食品を変質させる成分を含まないこと。
- 界面活性成分や殺菌成分が食品に浸透・吸着・残留しないこと。
- 界面活性成分などの濃度が、少量でも効果があること。

スピードCheck! 確認テスト

殺菌とその説明の組み合わせに関する記述として、不適当なものを選びなさい。該当するものがない場合は、（6）を選びなさい。

（1）殺菌……微生物を死滅させるという意味だが、殺す対象や殺した程度を含んでいない。
（2）消毒……微生物の活動を抑え、その増殖を抑制すること。
（3）除菌……食品中に存在し、かつ、発育し得る微生物を除去すること。
（4）滅菌……すべての微生物を死滅させ、除去すること。
（5）洗浄……汚れや有害物質を、水や洗浄剤で取り除くこと。
（6）該当なし

答え　**（2）**　

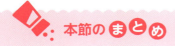

　殺菌等の言葉の意味や違いを問う問題がよく出題されます。それぞれきちんと覚えておきましょう。

4 HACCP

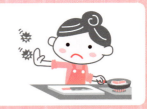

重要キーワード
- HACCP
- ファイナルチェック方式
- プロセスチェック方式
- ドリップ
- 75℃1分間以上

1 HACCPとは

HACCPとはHazard Analysis Critical Control Pointの略で、ハサップまたはハセップと呼ばれます。食品の製造・加工工程のあらゆる段階で発生する可能性のある微生物汚染などの危害をあらかじめ分析（Hazard Analysis）し、その結果に基づいて、製造・加工工程のどの段階でどのような対策を講じればより安全な製品を得ることができるかという重要管理点（Critical Control Point）を定め、これを連続的に監視することにより製品の安全を確保する衛生管理の手法です。もともとはアメリカ航空宇宙局（NASA）で宇宙食開発のために考えられた衛生管理の手法ですが、現在では世界中で採用されています。

それまでの衛生管理が最終製品を検査し判定する「ファイナルチェック方式」であったのに対して、HACCPは生産から流通・調理・喫食までのすべての工程ごとの記録により管理を行う「プロセスチェック方式」となっています。

2 HACCPの7原則　重要

HACCPは、次の7原則に基づいて運用されます。

①危害分析
危害を評価する。危害の防止措置を明確にし、製造工程ごとにどのような危害要因が潜んでいるか考えてみる。

②重要管理点

製造工程に沿って、危害を確実に制御できる重要管理点を決定し、健康被害を防止するうえで特に厳重に管理しなければならない工程を見つける。

③管理基準

重要管理点とした工程で、危害を制御できる管理基準を設定し、工程を管理する。

④モニタリング

管理基準に沿って適正にコントロールされていることを監視するため、計画的な測定または監視システムを確立し、基準が常に達成されているかを確認する。

⑤改善措置

特定の重要管理点が管理基準から逸脱した際に、取るべき措置をあらかじめ確立しておき、工程中に問題点が発生した場合、修正できるようにする。

⑥検証方法

HACCPが有効に機能しているかどうかを確認するための方法(試験・検査など)を確立し、ここまでのプランが有効に機能しているかを見直す。

⑦記録と保管

いつ・どこで・どのように記録するかを明確に記載した「作業チェック表」を作成し、帳票を保管するシステムを確立することで、各工程の管理状況を記録する。

3 家庭で細菌性食中毒を予防する(家庭でのHACCP)

HACCPは基本的に施設で行われるものですが、家庭でも行うことで細菌性食中毒を予防することができます。

(1) 食品の購入時

・**期限表示**に注意する。特に**消費期限**はよく確認する。
・冷蔵品や冷凍品などの**温度管理が必要な食品**は、最後に購入する。
・**肉や魚の汁(ドリップ)**や**水分が漏れそうな食品**は、ビニール袋に分けて入れる。

（2）食品の保存時

・冷蔵品や冷凍品などの温度管理が必要な食品は、帰宅後すぐに**冷蔵室**や**冷凍室**に入れる。**詰め込みすぎ**に注意する（容量の約70％が目安）。
・ドリップや水分が漏れそうな食品は、**ビニール袋や専用容器**に入れる。
・冷蔵室は**10**℃以下、冷凍室は**−15**℃以下に保つ。

（3）調理の下準備時

・調理前によく**手を洗う**。生の肉・魚・卵を扱ったときも、その都度手を洗う。
・包丁やまな板は、肉用・魚用・野菜用とできるだけ**使い分ける**。1枚のまな板を使う場合でも、生の肉や魚を切ったら、生で食べる野菜や果物には使わない。
・ドリップが、生で食べる野菜や果物・調理済み食品にかからないようにする。
・解凍と冷凍を**繰り返す**ことで食中毒細菌を増やしてしまうことがあるので、1回の料理に使う分だけ**解凍**する。
・調理器具は、使用後すぐに**洗剤**と**流水**でよく洗う。
・包丁・まな板・食器類は、洗浄後に**熱湯**をかける。ふきんを**漂白剤**に浸したり、スポンジやたわしを**塩素剤**に漬けたりすると、消毒効果がある。

（4）調理時

・食品の中心温度が**75**℃の状態で**1分間以上**を目安に加熱する。
・調理を中断する際は、室温に放置せずに**冷蔵庫**に入れる。
・再加熱するときは、**中心部**まで十分に加熱する。

（5）食事時

・食卓につく前に、**手洗い**をしっかりと行う。
・温かいものは**温かい**うちに、冷たいものは**冷たい**うちに食べる。
・**室温**に長く放置しない（室温に10分放置するだけで、細菌が2倍に増える料理もある）。

（6）料理の保存時

・残った料理は、清潔な食器や容器に小分けする（料理が早く冷えるように浅い皿や容器がよい）。
・調理後、時間が経っている料理、**見た目**や**臭い**がおかしいものは廃棄する。
・残った料理を温め直すときは、**中心部**まで十分に加熱する。

スピードCheck! 確認テスト

☀ HACCPに関する記述として、不適当なものを選びなさい。該当するものがない場合は、（6）を選びなさい。

（1）生産から流通・調理・喫食までのすべての工程ごとの記録により、管理を行うプロセスチェック方式である。
（2）HACCPの原則は、危害分析・重要管理点・管理基準・モニタリング・改善措置・検証方法・記録と保管の7原則である。
（3）食品衛生法上HACCPの概念を取り入れており、食品等事業者への導入が義務化されている。
（4）宇宙航空研究開発機構（JAXA）で考えられた衛生管理の手法である。
（5）「HA」は危害分析を意味し、「CCP」は重要管理点を意味する。
（6）該当なし

答え（**4**） 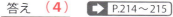 P.214〜215

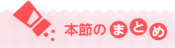
本節のまとめ

　食品の衛生管理の手法である、HACCPの特徴と7原則を押さえておきましょう。家庭での衛生管理も、HACCPに照らし合わせながら場面とポイントを覚えておくとよいでしょう。

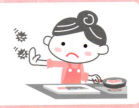

5 食品の化学変化と保存方法

> **重要キーワード**
> ・変質　・腐敗　・変敗　・発酵　・加熱法　・紫外線照射法
> ・放射線照射法　・低温法　・乾燥法　・塩蔵法　・燻煙法
> ・空気遮断法

1 食品の化学変化　重要

（1）食品の化学変化の種類

　食品は、放置することで変質・腐敗・変敗などの変化が起きます。ほとんどが品質が低下する変化ですが、発酵のように有益な働きとなる場合もあります。

🍌 **食品の様々な化学変化**

変　質	食品の鮮度が失われ、**乾燥**や**変色**・**変形**が起きたり異臭がしたりして、外観や内容に変化が生じること。野菜、かんぴょう、切干大根、スナック菓子などに起こりやすい。	
腐　敗		いわゆる「腐った状態」。食品中のたんぱく質が**腐敗細菌**の酵素によって分解され、悪臭がしたり**刺激の強い味**になったりすること。
変　敗		光・酸素・金属・放射線などにより油脂が**劣化**して、異臭がしたり、粘り気が出たり、色や味が悪くなったりすること。特に、空気に触れるところで放置したり、直射日光に当たったりしたことが原因で劣化することを、**酸化型変敗**（**酸敗**）と言う。 変敗が進むと過酸化脂質が生成され、下痢や腹痛などを起こす。
発　酵		食品中の微生物の作用によってアルコール・乳酸・酢酸などが発生し、人体に**有益**な働きをする食品になること。

（2）食品の変質

食品が変質する原因は、大きく次のように分けられます。

化学作用	食品中の酵素と大気中の酸素が関係する変質。 例：肉類や魚介類の脂質の酸化
物理作用	光や水分などが関係する変質。高温になることで作用が促進されることもある。 例：光による変色・退色・酸化、水分による変色やカビの発生
微生物の繁殖	食品中の微生物が関係する変質。 例：腐敗（たんぱく質の分解による悪臭や味の変化）、発酵（炭水化物の分解によるアルコールなどの生成）

（3）食品と微生物

食品に微生物が繁殖すると、化学変化が起こります。

■有害微生物

腐敗のように、人や動植物の病気につながる有害な微生物です。

消化器系 伝染病菌	赤痢菌、腸チフス菌、パラチフス菌、コレラ菌など
食中毒菌	枯草菌、馬鈴薯菌、プロテウス菌、セラチア菌、大腸菌など
糸状菌	アフラトキシン（発がん性カビ毒）など

■有益微生物

食品の製造や加工・保存において、有益に働く微生物です。

カ ビ	細長い菌糸という細胞からできている。自然界に広く生息し、胞子は空中に浮遊している。食品に付着すると繁殖し、食品を変質させる。	麹カビ、青カビ、ケカビ
酵 母	単細胞で運動性がなく、周囲の栄養を吸収して増殖するものが多い。25～30℃付近で最もよく発育する。	アルコール酵母（ブドウ酒酵母・清酒酵母・ビール酵母など）、パン酵母
細 菌	酸素が必要なもの、酸素が不要なもの、酸素の有無にかかわらないものなど多くの種類がある。	納豆菌、酢酸菌、乳酸菌

第4章 衛生管理

（4）様々な発酵食品

　鰹節や醤油・味噌などの発酵食品は、高温多湿という独特の風土を持つ日本で冷蔵庫などがなかった時代に、食べ物を保存しておくために生み出されたものです。発酵食品には、次のようなものがあります。

発酵食品の例

酵母によるもの	ビール酵母	ビール
	ブドウ酒酵母	ワイン
	酵　母	果実酒
	酵　母	蒸留酒（ウィスキー、ブランデーなど）
	パン酵母	パ　ン
カビによるもの	麹カビ	鰹節
細菌によるもの	納豆菌	納　豆
	乳酸菌	ヨーグルト
	酢酸菌	食　酢
カビ・酵母によるもの	麹カビ＋清酒酵母	清　酒
	麹カビ＋焼酎酵母	焼　酎
カビ・細菌によるもの	白カビや青カビ＋乳酸菌	チーズ
細菌・酵母によるもの	乳酸菌＋酵母	漬　物
カビ・酵母・細菌によるもの	麹カビ＋醤油酵母＋乳酸菌	醤　油
	麹カビ＋酵母＋乳酸菌	味　噌

■発酵食品の利点

・食品の**腐敗**を防ぐとともに、**保存**に適した状態へと変化させる。

・微生物が出す酵素の働きによりアルコール類・有機酸類・炭酸ガスなどが生じることで、食品に複雑な**うま味**が与えられたり、独特の**風味**が増したりする。

・微生物の働きで栄養素やその機能が変化し、**抗生物質・免疫物質**の産生や**アミノ酸・クエン酸・ビタミン類**などの成分の合成が行われ、栄養価が**高く**なる。

・発酵過程などで様々な酵素が働くことで、**抗酸化物質**が非常に強い**抗酸化作用**を持つようになる。

・**腸内細菌**のバランスを保ち、免疫力を**高める**。

2 保存方法

食品の保存では、微生物の活動を抑えることが重要になります。

(1) 加熱法

加熱法は、食品を加熱して微生物を死滅させたり、酵素の活性を抑えたりすることで食品の変質を防止する方法です。

🥫 牛乳の加熱殺菌処理（例）

低温長時間殺菌法（パスチャライズ）	63～65℃で30分。LTLT製法とも言う。高温の殺菌法と比較して、熱変性などによる品質や風味の変化が抑えられる。期限表示には、消費期限が表示される。
高温短時間殺菌法	72～85℃で2～15秒。HTST製法とも言う。
超高温短時間殺菌法	120～130℃で2～3秒。UHT製法とも言う。現在市販されている多くの牛乳の加熱法。
超高温短時間滅菌法	135～150℃で1～4秒滅菌処理。LL（ロングライフ）牛乳とも言う。常温で90日間保存できる。

(2) 紫外線照射法・放射線照射法

紫外線照射法は、紫外線の殺菌効果を利用して殺菌する方法です。天日に干したり、紫外線殺菌灯の下に置いたりすることによって行いますが、効果は表面だけです。一方、放射線照射法は、現在ジャガイモの発芽を防ぐことのみに認められています。

(3) 低温法

低温法は、温度を下げることにより、微生物の生育と酵素作用を抑えて保存する方法です。**冷蔵法**（-2～20℃）、**氷温貯蔵法**（-5～5℃）、**冷凍貯蔵法**（-18℃以下）に合わせて様々な食品が作られています。

🎃 冷凍食品は「前処理を行い急速凍結させて包装したもの」で、チルド食品は「-5～5℃の温度帯で流通・販売されるもの」よ（159ページ参照）。

（4）乾燥法

乾燥法は、食品中の水分を**減少**させることにより、微生物の活動を抑えて保存する方法です。**天日乾燥法、機械乾燥法、凍結乾燥法、真空凍結乾燥法**などがあります。

例：スルメ、切干大根

（5）塩蔵法

塩蔵法は、塩の**脱水作用**により、微生物の活動を抑えて保存する方法です。食品を3％ほどの濃度の食塩水に漬ける方法の**立て塩**や、食塩を直接食品にふりかける方法の**まき塩（撒塩法）**があります。

塩漬けのほか、砂糖漬け・酢漬け・粕漬け・味噌漬けなどを総称して「**漬物法**」と言います。

例：新巻鮭、塩辛

（6）燻煙法

燻煙法は、防腐効果や抗酸化性のある**煙**の成分を染み込ませると同時に、長時間燻煙して食品の水分量を減少させることで、微生物の活動を抑えて保存する方法です。

例：サラミ、ベーコン、スモークサーモン、生ハム、鰹節

（7）空気遮断法

空気遮断法は、気密性の高い**びん**や**缶**に詰めて空気を抜いて加熱することにより、微生物を死滅させて保存する方法です。

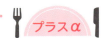

容器や殺菌・加工方法などにより保存性を高めた「**インスタント食品**」や「**レトルト食品**」があります。

お役立ちコラム　真空凍結乾燥法（フリーズドライ）

真空凍結乾燥法は、変質しやすい食品などを凍結させて真空中で水分を蒸発させることにより、熱に弱い色・味・香り・ビタミンなどの変化を極力抑えることができます。常温で長期保存ができ、輸送・運搬にも便利です。水を加えると、簡単に元の状態に戻すことができます。これを利用したものが、インスタントの味噌汁やスープ、コーヒーなどです。

スピードCheck!　確認テスト

☀ **有益微生物に関する記述として、不適当なものを選びなさい。該当するものがない場合は、（6）を選びなさい。**

（1）白カビは、チーズに使われる。
（2）パンに使われるのは、カビである。
（3）清酒には、麹カビと酵母が使われる。
（4）漬物には、乳酸菌と酵母が使われる。
（5）味噌に使われるのは、麹カビと酵母と乳酸菌である。
（6）該当なし

答え　（**2**）　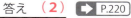 P.220

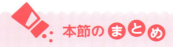 **本節のまとめ**

食品の化学変化の各用語を覚えておきましょう。また、保存方法と食品の例も併せて覚えておくとよいでしょう。

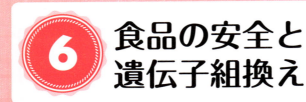
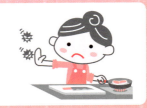

> **重要キーワード**
> ・交配　・遺伝子組換え　・除草剤耐性　・害虫抵抗性

1 交配技術と遺伝子組換え農産物　重要

　より優れた農産物を育てるために、これまで様々な品種を掛け合わせる**交配**技術で育種が行われてきましたが、近年では有用な**遺伝子**を取り出して別の農産物に取り入れる**遺伝子組換え**技術が発達してきました。

 交配と遺伝子組換えの違い

	交　配	遺伝子組換え
方　法	同種または近縁種の農産物間で人工的な受精を行い、得られた多様な雑種の集まりから目的に近い個体を選抜。これを繰り返し、最終的に目的の個体を獲得する。	ある農産物から有用な性質を持つ**遺伝子**を取り出し、それを別の農産物に取り入れて新しい性質を持たせる。
育種の正確さ	どの遺伝子が関与しているかわからない。	**目的とする遺伝子**だけを取り出すので、正確に行える。
改良の範囲	**同種**か**近縁種**の農産物間でしか行えない。	他品種、他の農産物でも**遺伝子**を取り込むことができる。
育種の期間	**交配**と**選抜**を繰り返し行うため、長期間かかる。	有用な性質を持つ遺伝子が見つかれば、**短期間**でできる。
安全性	現在のところ、安全性に対する懸念はあまり示されていない。	生物多様性への影響や、食品として摂取した場合の人体への影響が懸念されている。

2 遺伝子組換えの目的

遺伝子組換えの主な目的として、除草剤耐性と害虫抵抗性が挙げられます。

(1) 除草剤耐性

特定の除草剤に対する抵抗力を持った遺伝子を組み込むことで、その農産物を育てる際に除草剤を使用しても枯れにくくなり、効率的に除草することができます。

例：大豆、トウモロコシ、ナタネなど

(2) 害虫抵抗性

特定の害虫の毒素を持った遺伝子を組み込むことで、害虫に対して強くなり、殺虫剤の使用量を減らすことができます。

例：ジャガイモ、トウモロコシ、綿実など

3 遺伝子組換え農産物と安全性

遺伝子組換え農産物は人工的に作り出されたものなので、次のようなことが懸念されています。

- 食品としての安全性（十分確認されていない）
- 生態系への影響
  （新たに作られた遺伝子が、「標的とした害虫以外の生物にも危険を及ぼす」「周辺の農産物・雑草への侵入や微生物への移行の結果、交配や突然変異が起き、昆虫が減少したり新たな微生物が生まれたりする」などの可能性がある）
- 特定の企業による農業支配
- 一般消費者には、遺伝子組換え農産物とそうでないものの判別が難しい

栽培にかかる**コスト**が削減できる、農作物の栽培に向いていない痩せた土地でも栽培できるなどのメリットがある一方、様々な懸念もあることから、遺伝子組換え農産物には**安全性の審査**が義務付けられています。

今後、検査（審査）費用が商品価格に上乗せされる可能性があることも理解したうえで、消費者として選択する軸を持っておきましょう。

プラスα

遺伝子とは
生物の形や特徴を決めているもので、親から子へと受け継がれていきます。遺伝子は**DNA**（デオキシリボ核酸）という物質からできていて、**たんぱく質**を作り出す働きをしています。

日本で安全性の審査を経た遺伝子組換え農産物は、2020（令和2）年3月現在、次の8農産物322品種よ。
- ジャガイモ　・大豆　・テンサイ　・トウモロコシ
- ナタネ　　　・綿　　・アルファルファ　・パパイヤ

※パパイヤ以外は加工食品の原料として

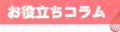

日本での研究

現在のところ、日本国内では遺伝子組換え作物は商業的には栽培されていませんが、次のものについて研究が進められています。また、交雑防止のため、花粉が飛散しない遺伝子組換え農作物の研究なども行われています。
- 寒冷、乾燥、塩害など不良な生育環境に強い作物
- 土壌中の有害物質を吸収する環境修復植物
- 病気に強く収穫量の多い作物
- 健康の増進や病気の予防のための作物

スピードCheck! 確認テスト

☀ **遺伝子組換え農産物に関する記述として、適当なものを選びなさい。該当するものがない場合は、（6）を選びなさい。**

（1）遺伝子組換えの目的として代表的なものは、除草剤耐性と害虫抵抗性である。
（2）日本で安全性の審査を経たものは、ジャガイモ・大豆・テンサイ・トウモロコシ・ナタネ・綿・アルファルファである。
（3）食品としての安全性は、確認されている。
（4）どの遺伝子が関与しているかはわからない。
（5）育種には長い期間がかかる。
（6）該当なし

答え **（1）**  P.224〜226

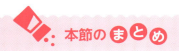

　遺伝子組換えは新しい技術で、周囲に与える影響などまだ不明な点が多くあります。交配と遺伝子組換えの違いや、メリット・デメリットを押さえておきましょう。

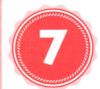 # 食品の安全と化学物質

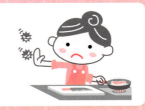

> **重要キーワード**
> ・環境ホルモン　・ダイオキシン　・ポジティブリスト制度
> ・ポストハーベスト農薬　・食品添加物
> ・キャリーオーバー　・ADI

1 環境ホルモン

環境ホルモンは、正式名称を**外因性内分泌かく乱化学物質**と言います。体外から侵入して体内で分泌される**ホルモン**（生体内の活動を調整する生理的物質）の作用に変化を起こさせ、その個体や子孫に**健康障害**を誘発する物質のことです。

環境ホルモンと言われている物質は、約**70**種類あります。中でも**ダイオキシン類**は、生ごみの焼却によって大気中に排出されると植物や土壌・水などを汚染し、プランクトンや魚介類に取り込まれた後、食物連鎖を通して人間に蓄積されると考えられています。ダイオキシン類自体は無色無臭の固体で、**水**に溶けにくく**脂肪**に溶けやすいため、**脂肪組織**に蓄積されます。これらの物質は人体への影響がまだ明らかになっていませんが、現在も研究が続けられており、次のようなことが懸念されています。

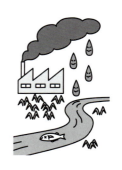

- 発がん性（前立腺がん、精巣がん、子宮がん、乳がん）
- 免疫性疾患　・身体や知能の発育低下
- 停留睾丸（こうがん）　・子宮内膜症　・精子の減少

環境ホルモンと疑われる化学物質の例

ダイオキシン類	生ごみ
ポリ塩化ビフェニール類（PCB）	電気絶縁物成分
アミトロール、アトラジン、DDT、エンドスルファン、DDVP、EDB、アルジカルブ、OPP、ベノミル、ジネブ、2,4-D、シマジン	農薬（殺虫剤、除草剤、殺菌剤）
トリブチルスズ、トリフェニルスズ	船底の塗料成分
ベンゾ[a]ピレン、鉛、水銀	工業薬品、重金属
ブチルヒドロキシアニソール（BHA）	食品添加物（酸化防止剤）
ビスフェノールA、フタル酸エステル、アルキルフェノール、ノニルフェノール	プラスチック原料（可塑剤、界面活性剤）

2 農 薬

　農産物の生産性を上げるために農薬の使用は避けられませんが、除去されていないものを食べてしまわないように、日本では国内で使われるすべての農薬の登録の義務付け（**農薬取締法**）が、**残留農薬**については残留農薬基準値の設定（**食品衛生法**）が行われています。海外からの輸入野菜についても、**ポジティブリスト制度**や**ポストハーベスト農薬**の基準値の設定によって規制しています。

ポジティブリスト制度	国内外で使われている農薬のほぼすべてについて基準を設定し、農薬の基準を超える農産物の**流通**を禁止できる制度。規制の対象外だった**海外の農薬**でも残留の可能性のあるものには基準を設けて、それを超えたものは流通を禁止することができる。 **規制対象**：動植物用医薬品、飼料添加物 **規制対象食品**：生鮮食品、加工食品などすべての食品
ポストハーベスト農薬	農作物を長く保管したり輸送したりする間に、カビが生えたり、腐ったり、日本にいない害虫や植物の病気が海外から入ることを防ぐために収穫後に使われる農薬。**基準値**が設けられており、基準値を超える食品が見つかったときは、回収や廃棄、輸出国に戻されるなどの処置がとられる。なお、輸入柑橘類に使用される防カビ剤は農薬ではなく、食品添加物に指定されている。

3 食品添加物　　　　　　　　　　　　　　　重要

食品添加物は「食品の**製造**の過程において又は食品の**加工**若しくは**保存**の目的で、食品に添加、混和、浸潤その他の方法によって使用する物をいう」と**食品衛生法**で定義され、種類や量が規制されています。

🍌 食品添加物の目的と種類

食品の**保存性**を高める	保存料、防カビ剤、殺菌剤、酸化防止剤、防虫剤など
食品の**風味**や**外観**をよくする	発色剤、着色料、漂白剤、甘味料、酸味料、調味料、香料、着色安定剤、苦味料、色調安定剤、光沢剤など
食品の製造上**必要**なもの、**作業効率**を高めるもの	豆腐用凝固剤、鹹水（かんすい）、消泡剤、膨張剤、粘着防止剤など
食品の**品質**を向上させる	増粘剤、糊料、乳化剤、結着剤、品質改良剤、保水乳化安定剤など
食品の**栄養価**を高める	栄養強化剤など

■キャリーオーバー

キャリーオーバーとは、**原材料**の加工の際に使用されるが、次にその**原材料**を用いて製造される食品そのものには使用されず、元の原材料から持ち越されたその食品中の添加物の量が、その食品に効果を発揮するのに必要な量より有意に**少ない**場合を言います。微量で影響が起きないため、表示を**免除**されます。

例：せんべいを作る際に加えられる醤油（しょうゆ）に使用されている保存料

■ADI

食品添加物の1日の**摂取許容量**のことを、ADI（Acceptable Daily Intake）と言います。生涯にわたって毎日摂取し続けたとしても健康に問題がない量とされています。

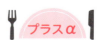

ADIは、「安全な摂取量の1日当たりの平均値÷体重」（mg/kg/日）で算出されます。

お役立ちコラム　食品添加物の安全性

　一般に流通している食品に使われている食品添加物は国から安全性を認められているものですが、一つひとつの安全性は試験されていても、複数が合わさった場合の影響については調べられていないようです。現代の食事において食品添加物をゼロにするのは難しいことですが、食品表示を参考に、極力少ないものや安全性の高いものを選んでいきましょう。

スピードCheck!　確認テスト

☀ **国内外で使われている農薬のほとんどすべてについて基準を設定し、基準を超える農産物の流通を禁止できる制度を何と言うか。**

答え　**ポジティブリスト**（制度）　 P.229

☀ **食品添加物の中で、微量で影響が起きないため、表示を免除されるものを何と言うか。カタカナで答えなさい。**

答え　**キャリーオーバー**　 P.230

本節のまとめ

・環境ホルモンは、正式名称や特徴を押さえておきましょう。
・農薬は、各用語を覚えておきましょう。
・食品添加物は、目的と種類の組み合わせを押さえておきましょう。また、各用語は筆記問題として出題されることが多いので、正確に覚えましょう。

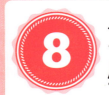
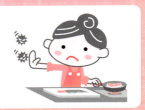

8 食品の安全と感染症

> **重要キーワード**
> ・BSE　　・トレーサビリティ　　・個体識別番号
> ・新型インフルエンザ　　・パンデミック

1 BSE（牛海綿状脳症）

　牛の肉骨粉が混ざった飼料を牛が食べると、**プリオン**というたんぱく質が異常な型に変化します。これが脳に蓄積されることによって脳がスポンジ状になり、異常行動をとるなどの**神経症状**が起こります。ヒトへの感染も確認されており、**脳・脊髄・眼球・扁桃・回腸**は特に危険性の高い部位（**特定危険部位**）と言われています。牛乳や乳製品については、**WHO**（世界保健機関）により安全性が確認されています。

（1）BSE検査

　2001（平成13）年9月に国内でBSE感染牛が確認されて以来、様々な対策がとられてきましたが、発生リスクの減少や研究が進んだことで、検査対象の見直しなどが行われるようになりました。

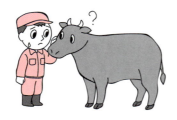

● BSE検査の変遷

2001（平成13）年10月	牛の全頭検査を開始。 舌・頬肉以外の頭部、脊髄、扁桃、回腸遠位部を**特定危険部位**として、**全月齢**を対象に除去・焼却を義務付け。
2004（平成16）年2月	特定危険部位に脊柱も含むように変更。
2005（平成17）年8月	検査対象を**21か月齢以上**に引き上げ。
2013（平成25）年2月	アメリカ・カナダ・フランス産については**30か月齢以下**、オランダ産については**12か月齢以下**の牛肉の輸入を再開。特定危険部位についても**30か月齢以下**の頭部、脊髄、脊柱は輸入を再開。
2013（平成25）年4月	検査対象を30か月齢超に引き上げ。 特定危険部位の範囲を、**30か月齢超**の舌・頬肉以外の頭部、脊髄、脊柱と全月齢の扁桃、回腸遠位部に変更。
2013（平成25）年7月	検査対象を**48か月齢超**に引き上げ。
2017（平成29）年4月	と畜場における健康牛のBSE検査の廃止

● 2017年3月までのBSE検査から出荷まで

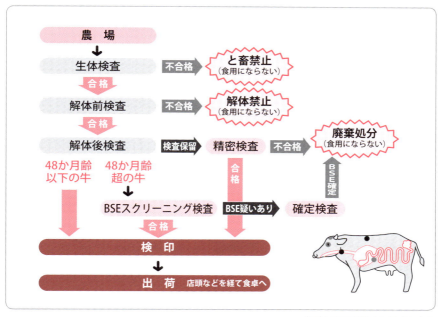

出所：政府広報オンラインより

（2）トレーサビリティ

国内で生まれたすべての牛および生きているうちに輸入された牛に、10桁の**個体識別番号**が印字された耳標が付けられます。酪農家や肉用牛農家が届け出たものがデータベース化されており、これを**生産流通履歴情報把握システム**と言います。

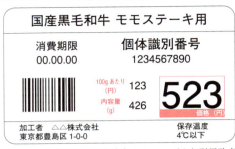

出所：熊本県畜産協会Webページより引用改変

国産牛については、生産と流通の履歴情報をインターネットなどで検索することができます（311ページ参照）。

2 新型インフルエンザ　重要

インフルエンザウイルスにはA型・B型・C型の3つがありますが、流行の原因となるのはA型とB型です。A型は、ウイルス表面の糖たんぱく質の種類によって、さらにH亜型（H1〜H16）とN亜型（N1〜N9）に分類されます。

鳥類が感染するA型インフルエンザウイルスを、一般的に**鳥インフルエンザウイルス**と言います。感染した鳥やその排泄物・死骸・臓器などに濃厚に接触することで、ヒトへの感染が見られることがあります。日本ではこれまで症例は確認されていませんが、アジア・中東・アフリカを中心に報告されています。潜伏期間は**1〜10**日（多くは2〜5日）で、**発熱・呼吸器症状・下痢・多臓器不全**などの症状が見られます。そのため、不用意に鳥類に近寄ったり触れたりしないよう注意が必要です。

豚インフルエンザウイルスは、H1N1・H1N2・H3N2・H3N1の4種類が報告されています。通常はヒトには感染しませんが、豚への濃厚接触が原因で感染することがあります。H1N1亜型は、2009（平成21）年に世界的に流行しました。

鳥や豚からヒトへの感染が繰り返されると、ウイルスがヒトの体内で増えることができるように変異するだけでなく、ヒトからヒトへ容易に感染できるよ

うにさらに変異する可能性もあります。感染力が強く、ほとんどの人が免疫を持たないため、**パンデミック（世界的な感染爆発）** を引き起こしかねない**新型インフルエンザウイルス**が、将来的には発生すると予想されています。ワクチンの製造や備蓄、感染拡大の防止などといった国レベルでの情報収集や健康管理などの対策に頼るだけでなく、個人レベルでも情報収集や健康管理などといった対策を講じておく必要があります。

スピードCheck! 確認テスト

☀ **感染症に関する記述として、不適当なものを選びなさい。該当するものがない場合は、（6）を選びなさい。**

（1）鳥類が感染するA型インフルエンザウイルスを、一般的に鳥インフルエンザウィルスと言う。
（2）鳥インフルエンザは人間が感染すると、発熱・呼吸器症状・下痢・多臓器不全などの症状が見られる。
（3）鳥インフルエンザも豚インフルエンザも、感染している動物と濃厚に接触することで人間が感染する可能性が高くなる。
（4）豚インフルエンザウイルスは、H1N1・H1N2・H3N2・H3N1の4種類が報告されている。
（5）BSEに感染した牛の危険性の高い部位は、脳・脊髄・眼球・扁桃・胃と言われている。
（6）該当なし

答え　（5）　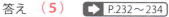 P.232〜234

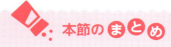 **本節のまとめ**

　BSEに感染した牛の危険部位・症状、新型インフルエンザの原因・症状を押さえておきましょう。特に、鳥インフルエンザは不定期で流行しているので、正しい知識を学習しましょう。

第4章　演習問題

問1 食中毒に関する記述として、不適当なものを選びなさい。該当するものがない場合は、（6）を選びなさい。

（1）食中毒は原因物質によって、細菌によるもの、自然毒によるもの、ウイルスによるもの、化学物質やカビによるものに分類できる。

（2）ウイルスによる食中毒としてはノロウイルスが代表的であるが、そのほかにA型肝炎ウイルスやE型肝炎ウイルスなどがある。

（3）食中毒とは、食中毒の原因となる細菌やウイルスが付着した飲食物やその容器包装などが原因で起こる急性の健康障害である。

（4）食中毒の症状として、その多くの場合は、嘔吐・腹痛・下痢・発熱・胃腸障害などを引き起こす。

（5）細菌性食中毒には、体内に増殖した細菌が病原性を持つことにより発症する生体内毒素型食中毒と、細菌が毒素を作り出すことにより発症する食品内毒素型食中毒がある。

（6）該当なし

問2 サルモネラ菌による食中毒に関する記述として、不適当なものを選びなさい。該当するものがない場合は、（6）を選びなさい。

（1）人や鳥や動物の消化管に存在し、熱に弱い。

（2）主な症状は、発熱・腹痛・下痢・嘔吐などである。

（3）予防するには、手洗い、十分な加熱調理、食肉類や卵を生で食べないことが大切である。

（4）潜伏期間は、1〜3時間である。

（5）原因食品は、肉・鶏卵（殻だけでなく中身も汚染されていることがある）などである。

（6）該当なし

問3 腸管出血性大腸菌による食中毒に関する記述として、不適当なものを選びなさい。該当するものがない場合は、（6）を選びなさい。

（1）原因食品は、飲料水や加熱不足の肉類、生野菜などである。

（2）感染力が強く、ベロ毒素を産生する。

（3）予防するには、手洗いや十分な加熱調理、調理器具の洗浄などが大切である。

（4）潜伏期間は、1〜9日である。

（5）主な症状は、下痢・腹痛から血便や激しい腹痛への変化で、死に至ることもある。

（6）該当なし

問4 細菌性食中毒の予防方法として、不適当なものを選びなさい。該当するものがない場合は、（6）を選びなさい。

（1）保存するときは、しっかり包むか容器に入れる。

（2）残った料理は、常温で長時間放置しないようにする。

（3）味噌汁の再加熱は、沸騰させなくてもよい。

（4）低温であれば増殖しにくくなるので、冷蔵庫で保管する。

（5）手洗いを十分に行い、魚や野菜はしっかり洗う。

（6）該当なし

問5 細菌性食中毒の原因菌とその種類の組み合わせとして、不適当なものを選びなさい。該当するものがない場合は、（6）を選びなさい。

（1）ボツリヌス菌………生体内毒素型

（2）黄色ブドウ球菌……食品内毒素型

（3）カンピロバクター…感染型

（4）ウェルシュ菌………生体内毒素型

（5）腸炎ビブリオ………感染型

（6）該当なし

第4章

衛生管理

問6 微生物を死滅させる方法とその内容の組み合わせとして、適当なものを選びなさい。該当するものがない場合は、（6）を選びなさい。

（1）除菌……微生物の活動を抑え、その増殖を抑制すること。

（2）殺菌……すべての微生物を死滅させ、除去すること。

（3）静菌……汚れや有害物質を、水や洗浄剤で取り除くこと。

（4）洗浄……食品中に存在し、かつ発育し得る微生物を除去すること。

（5）滅菌……微生物を死滅させるという意味であるが、対象や程度を含んでいないため、一部を殺しただけでも滅菌と言える。

（6）該当なし

問7 変敗に関する記述として、適当なものを選びなさい。該当するものがない場合は、（6）を選びなさい。

（1）油脂が劣化して、異臭がしたり粘り気が出たり、色や味が悪くなったりすること。

（2）空気に触れるところで放置したり直射日光に当てたりして、油脂が劣化すること。

（3）食品中のたんぱく質が腐敗細菌の酵素作用によって分解され、悪臭がしたり刺激の強い味になったりすること。

（4）微生物の作用によって、人体に有益な働きをする食品になること。

（5）食品の鮮度が失われ、乾燥や変色・変形が起きたり異臭がしたりして、外観や内容に変化が生じること。

（6）該当なし

問8 発酵食品に関する記述として、適当なものを選びなさい。該当するものがない場合は、（6）を選びなさい。

（1）微生物が出す酵素の働きにより、アルコール類・有機酸類・メタンガスなどが生じる。

（2）腸内細菌のバランスを保ち、免疫力を高める力がある。

（3）酵母のみによる発酵食品は、ヨーグルト・納豆・食酢などである。

（4）微生物の働きで栄養素やその機能が変化するが、栄養価は高くならない。

（5）発酵にかかわる細菌には、納豆菌・乳酸菌・大腸菌などがある。

（6）該当なし

問9 牛乳の加熱殺菌処理の方法とその内容の組み合わせについて、不適当なものを選びなさい。該当するものがない場合は、（6）を選びなさい。

（1）低温長時間殺菌法………63〜65℃で30分

（2）高温短時間殺菌法………72〜85℃で2〜15秒

（3）超高温短時間殺菌法……120〜130℃で2〜3秒

（4）超高温短時間滅菌法……135〜150℃で1〜4秒

（5）高温長時間殺菌法………72〜85℃で15分

（6）該当なし

問10 燻煙法に関する記述として、適当なものを選びなさい。該当するものがない場合は、（6）を選びなさい。

（1）食品を加熱して微生物を死滅させ、酵素の活性化を抑えて食品の変質を防止する方法である。

（2）冷蔵法・冷凍貯蔵法・氷温貯蔵法があり、チルド食品は氷温貯蔵法で流通販売されるものである。

（3）煙の成分を染み込ませ、長時間の燻煙によって食品の水分量が減少することにより、微生物の活動を抑えて保存する方法である。

（4）食品中の水分を減少させることにより微生物の活動を抑えて保存する方法で、代表的な食品にスルメや切干大根などがある。

（5）気密性の高いびんや缶に詰めて空気を抜いて加熱することにより、微生物を死滅させて保存する方法である。

（6）該当なし

第4章

衛生管理

問11 食品添加物に関する記述として、不適当なものを選びなさい。該当するものがない場合は、（6）を選びなさい。

（1）輸入柑橘類に使用される防カビ剤は、食品添加物に指定されている。

（2）食品の風味や外観をよくするものとして、発色剤・着色料・甘味料・酸味料・香料などがある。

（3）食品の保存性を高めるものとして、保存料・殺菌剤・酸化防止剤・防虫剤などがある。

（4）食品の品質を向上させるものとして、増粘剤・乳化剤・結着剤などがある。

（5）食品添加物の1日の摂取許容量のことを、ADIと言う。

（6）該当なし

問12 環境ホルモンに関する記述として、不適当なものを選びなさい。該当するものがない場合は、（6）を選びなさい。

（1）正式名称は、「外因性内分泌かく乱化学物質」と言う。

（2）ダイオキシン類は無色無臭の固体で、水に溶けやすく、脂肪に溶けにくい。

（3）体外から侵入して、体内で分泌されるホルモンの作用に変化を起こさせ、その個体や子孫に健康障害を誘発する物質のことである。

（4）環境ホルモンと言われている物質は約70種類あり、ダイオキシン類のほか、ポリ塩化ビフェニール類・DDT・トリブチルスズ・BHAなどがある。

（5）発がん性、免疫性疾患、身体や知能の発育低下、子宮内膜症、精子の減少などとの関係性が疑われている。

（6）該当なし

問13 牛の肉骨粉が混ざった飼料を食べた牛の脳が、スポンジ状になってしまう病気のことを何と言うか。アルファベット3文字で答えなさい。

解 答・解 説

問1 **(5)** 体内に増殖した細菌が病原性を持つことにより発症するのは「感染型食中毒」、細菌が毒素を作り出すことにより発症するのは「毒素型食中毒」。毒素型食中毒は、「食品内毒素型」と「生体内毒素型」に分けられる。　**➡ P.200〜201**

問2 **(4)** 潜伏期間は、「8〜48時間」である。　**➡ P.201**

問3 **(6)** 腸管出血性大腸菌は、病原性大腸菌の一種。産生するベロ毒素は胃酸中でも生存するが、真水や熱に弱い。　**➡ P.204**

問4 **(3)** 食中毒予防には、沸騰させたほうがよい。　**➡ P.208〜209**

問5 **(1)** ボツリヌス菌は、「食品内毒素型」。　**➡ P.201〜205**

問6 **(6)** （1）静菌、（2）滅菌、（3）洗浄、（4）除菌、（5）殺菌。　**➡ P.212**

問7 **(1)** （2）酸敗、（3）腐敗、（4）発酵、（5）変質。　**➡ P.218**

問8 **(2)** （1）微生物が出す酵素の働きにより、アルコール類・有機酸類・炭酸ガスなどが生じる。（3）酵母のみによる発酵食品は、ワイン・パン・ビール・果実酒・蒸留酒などである。（4）抗生物質や免疫物質を産生したり、アミノ酸・クエン酸・ビタミン類などの成分を合成したりして、栄養価が高くなる。（5）発酵にかかわる細菌には、納豆菌・乳酸菌・酢酸菌などがある。　**➡ P.220**

問9 **(5)** 高温長時間殺菌法というものはない。　**➡ P.221**

問10 **(3)** （1）加熱法、（2）低温法、（4）乾燥法、（5）空気遮断法。　**➡ P.221〜222**

問11 **(6)** 収穫後に使われるポストハーベスト農薬があるが、輸入柑橘類に使用される防カビ剤は、農薬ではなく「食品添加物」に指定されている。　**➡ P.229〜230**

第4章 衛生管理

解答・解説

問12 （**2**）　ダイオキシン類は水に溶けにくく、脂肪に溶けやすいため、脂肪組織に蓄積される。　→ P.228〜229

問13　**BSE**　→ P.232

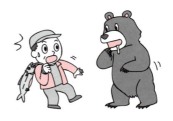

第 5 章
食マーケット

1 食生活・食マーケットの変化 …… 244

2 ミールソリューション ………… 248

3 ホームミールリプレースメント … 251

4 小売業の種類と特徴 …………… 253

5 小売業の経営形態 ……………… 257

6 流通の機能と役割 ……………… 260

7 物流の機能と役割 ……………… 263

8 日本の商慣行の特徴 …………… 266

9 流通業の経営戦略 ……………… 269

10 フードサービス業の経営管理 …… 274

演習問題

問　題 …………………………… 277

解答・解説 ……………………… 282

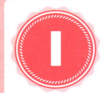 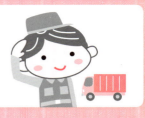

1 食生活・食マーケットの変化

> **重要キーワード**
> ・内食　・外食　・中食　・個食　・孤食　・消費者志向

1 食生活の変化　　重要

　少子高齢化や女性の社会進出、単身世帯の増加を背景に、食生活が変化しています。家族揃って食事をする機会が減り、食事のスタイルも大きく変わりました。また、「食の外部化」が進み、簡便性のある（簡単で手軽な）調理スタイルや、外食・中食の食マーケットが充実してきました。

（1）食事の三形態

　食事の形態は、大きく次の3つに分けられます。

■内食（ないしょく・うちしょく）
　家庭内食のこと。生鮮食材や加工食品を自宅で調理し、自宅で食べる形態。
　例：自炊、手料理など

■外食（がいしょく）
　家庭外食のこと。家庭の外で調理された料理を、家庭の外で食べる形態。
　例：ファミリーレストラン、カフェ、居酒屋、学校給食など

■中食（なかしょく）
　家庭の外で調理された料理を、家庭やオフィスに持ち帰り食べる形態。
　例：スーパー・コンビニ・デパチカの弁当や惣菜、宅配ピザなど

食事形態の移り変わり

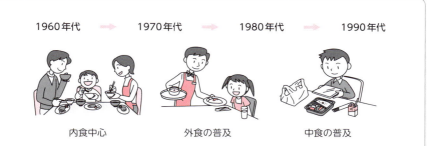

1960年代 → 1970年代 → 1980年代 → 1990年代
内食中心　　外食の普及　　中食の普及

惣菜（総菜）は、最近ではデリカ・デリカテッセンとも呼ばれ、スーパーやデパチカでよく見かけるようになったね。

（2）個食と孤食

近年、「中食」や「外食」などの発達により食事の利便性は高まってきましたが、一方で「内食」は減り、家族揃って食事をするといったコミュニケーションの機会が失われつつあります。また、家族一緒に食事をしていても、それぞれが別々のものを食べる「個食」や、一人で食事をする「孤食」が増えてきています。

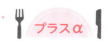

ディンクス（DINKS）
Double Income No Kids（2 収入・子どもなし）の略称です。子どもを持たない共働きの夫婦世帯のことで、ともに仕事を続けていくというライフスタイルです。

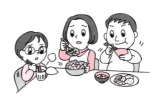

2 食マーケットの変化

　日本の食マーケットは、1960年代にアメリカから影響を受けた大量生産・大量消費の時代から一転し、モータリゼーションの発展やバブル崩壊、東西の大地震や大型台風などの自然災害の影響で大きく変化してきました。

　消費者の商品選択では、品質やサービスに加え、個々のこだわりなど価値観が重要視されるようになるなど、生産者志向から**消費者志向**へと変化してきています。

　食を供給する側は、消費者の食生活の状況をマーケティング（市場調査）し、ニーズ（要求や需要）やウォンツ（潜在的な欲求）をつかみ、それに見合った商品を製造するようになりました。ヘルシー志向などの消費者意識や環境の変化、規制緩和などにも注意を払いながら、商品開発が行われています。

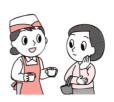

様々な消費者志向

健康志向	生活習慣病やダイエットへの関心の高まりから、「健康な身体づくり」を目標に、食や運動・休養に意識を注ぐもの。
安全・安心志向	表示偽装問題や食品添加物、残留農薬の問題を意識したトレーサビリティなど、食の安全性や安心感を求める傾向。
本物こだわり志向	プレミアム商品や限定商品、消費者の心をくすぐるようなこだわり商品など。他の商品との差別化の意味もある。

お役立ちコラム　今だけ、ここだけ、ちょっとだけ！

　スーパーやコンビニの売場に「今だけ、ここだけ、ちょっとだけ」をイメージした期間限定・地域限定・数量限定の商品が揃っていると、プレミアム感により集客が期待できます。

スピードCheck! 確認テスト

食生活の変化に関する記述として、不適当なものを選びなさい。該当するものがない場合は、（6）を選びなさい。

（1）食事形態は、内食・中食・外食の3つに区分され、その中でも食の外部化にかかわる中食が増加している。
（2）食の利便性が高まった一方で、家庭内における個食化や孤食化が増加した。
（3）個食とは、一人で食べる孤独な食事や、家族が揃っていても一緒に食事をしないことを指す。
（4）日本の食マーケットは、生産者志向から消費者志向へと変化している。
（5）トレーサビリティなど、食の安全や安心を消費者が求める傾向が高まっている。
（6）該当なし

答え （3） 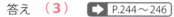 P.244〜246

第5章 食マーケット

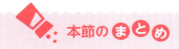 本節のまとめ

・生産者志向から消費者志向への変化を、理解しておきましょう。
・食事の三形態の事例を確認し、違いを覚えておきましょう。
・個別の「個食」と孤独の「孤食」の違いを、押さえておきましょう。

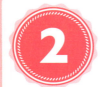 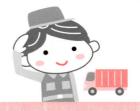

2 ミールソリューション

重要キーワード
- ミールソリューション
- デパチカ
- エキナカ
- ホテイチ
- デリカテッセン

1 ミールソリューションとは　　重要

　ミールソリューション（MS：Meal Solution）とは、日常の**食事の悩みや食に関する問題**に対して、**解決策を提案**する手法のことです。もともとは、1990年代、アメリカのスーパーマーケット業界が外食産業に奪われた顧客を取り戻すために提唱したマーケティング戦略の一つです。消費者が抱える食事の問題に解決策を提案することで、商品やサービスを販売していこうというものです。食生活アドバイザー®としてとても重要なキーワードの一つですので、後述するホームミールリプレースメント（251ページ参照）と併せて理解しましょう。

2 ミールソリューションの拡大

　現在ではミールソリューションという言葉が、あるスーパーの部署名になるほど定着し、市場が拡大してきました。家庭での「調理の時間が取れない」「調理方法がわからない」「レシピが思いつかない」などの様々な悩みや、小売提供側では、「売上低迷を解消したい」「売れる商品、売れない商品を把握して、品揃えを強化したい」などの課題を解決するための取り組みも、ミールソリューションの一つです。

スーパーでのミールソリューションの例

■毎日の献立を考えるのは大変
　→その時期の旬の食材を使用したレシピを毎日提案
■魚料理が食べたいけれど、魚の処理が大変
　→料理の用途に合わせて、魚の下ごしらえを提案

3 売場とミールソリューション

　ミールソリューションの拡大によって、小売の販売方法にも変化が現れてきました。女性の社会進出に伴う有職主婦の増加や、少子高齢化などといったマーケットの変化による影響だけでなく、従来とは異なる場所や売り方を行う新しい業態が生まれるなどの要因により、消費が活性化されています。

ミールソリューション志向の売場（例）

デパチカ	デパートの地下食品売場のこと。主に、弁当・サラダ・揚げ物などの惣菜やスイーツ・ベーカリーなどのテナントが入り、調理実演販売も充実している。
エキナカ	駅の改札の中にある商業施設のこと。以前はそば屋や売店が主体だったが、現在はデパチカ並みの惣菜やベーカリー・スイーツのテナントが入っている。
ホテイチ	ホテル内にある、惣菜やベーカリーをテイクアウトすることができる売場のこと。通常はホテルの1階にあることが多いため、ホテイチと呼ばれる。宿泊者以外でも利用できる。
デリカテッセン	持ち帰り用の洋風惣菜や、サンドイッチなどを販売する飲食店のこと。イートインコーナーを持ち、ファストフードやレストランの役割も果たしている。

　デリカテッセンは、ドイツ語のdelikat（おいしい）とessen（食べる）が結び付いて生まれた言葉で、「デリカ」や「デリ」と言われることもあるの。今では、スーパーやコンビニの惣菜コーナー名としてすっかり定着してきているよ！

お役立ちコラム　ミールソリューション

　1996（平成8）年秋、食品スーパーの業界団体であるFMIが、初めてミールソリューションを提唱しました。食事の時間を短縮できるように、スーパーなどの食品小売業が品揃えや売場づくりを工夫する動きのことを言い、中でも、そのまま食卓の主役になる惣菜が「ホームミールリプレースメント」です。

スピードCheck!　確認テスト

☀ ミールソリューションに関する記述として、不適当なものを選びなさい。該当するものがない場合は、（6）を選びなさい。

（1）アメリカのスーパーマーケット業界が提唱したマーケティング戦略。
（2）スーパーやコンビニで、旬の食材を使用したレシピを提案する。
（3）小売店で、毎日の食卓の悩みを解消するための提案をする。
（4）家庭での食事の課題などを解決するための方法を提案する。
（5）「デリカテッセン」とは、アメリカから日本に入ってきた言葉である。
（6）該当なし

答え　**（5）**　▶ P.248〜249

本節のまとめ

- 「ミール＝食事」「ソリューション＝解決策」という言葉の意味を理解しておきましょう。
- カタカナ4文字言葉（デパチカ・エキナカ・ホテイチなど）を、売場をイメージしながら理解しておきましょう。

3 ホームミールリプレースメント

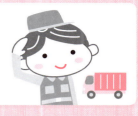

> ☀ **重要キーワード** ☀
> ・ホームミールリプレースメント ・Ready to Eat
> ・Ready to Heat ・Ready to Cook ・Ready to Prepare

1 ホームミールリプレースメントとは 【重要】

　ホームミールリプレースメント（HMR：Home Meal Replacement）とは「**家庭の食事に代わるもの**」という意味で、ミールソリューションの手法の一つです。家庭における食事づくりに代わる商品のことを指し、調理時間の短縮につながる利便性の高い商品が開発されています。

ホームミールリプレースメントの種類

Ready to Eat	盛り付けるだけですぐに食べられるもの 例：寿司、サンドイッチ、おむすび、サラダなど
Ready to Heat	温めるだけで食べられるもの 例：チルドの惣菜、冷凍加工品など
Ready to Cook	揃えられた必要な食材を調理して食べるもの 例：味付けされた食材、調理の下ごしらえがしてあるものなど
Ready to Prepare	必要な食材などが、一式詰め合わされているもの 例：鍋物セットなど

　ライフスタイルの多様化により、家族の集まる機会が減り、家庭で食事を作ることも減って、**個食**や**孤食**が増えています。しかし、すべてを外食で済ますには、経済的な理由などで困難があり、家庭で簡単に食べられるホームミールリプレースメントの活用が進んでいます。

2 ホームミールリプレースメントと中食消費の動向

　団塊の世代が2025年にはすべて後期高齢者となることで、日本の高齢化はよりいっそう進みます。摂取量の減少により、食のマーケット自体はボリュームが減少傾向にありますが、女性の社会進出増加による簡便化志向の高まりにより、スーパーやコンビニの惣菜の売上は伸びています。

　家庭での調理時間（内食）の減少とともに、「盛り付けるだけ」「温めるだけ」などの簡便商品を利用する割合は、高まってくることでしょう。

スピードCheck! 確認テスト

※ ホームミールリプレースメントに関する記述として、不適当なものを選びなさい。該当するものがない場合は、（6）を選びなさい。

（1）ミールソリューションの手法の一つであると言える。
（2）直訳すると、「家庭の食事に代わるもの」という意味がある。
（3）スーパーやコンビニで販売されている弁当や惣菜が代表例。
（4）食の外部化として発展してきた中で、外食としての考え方である。
（5）盛り付けるだけ、温めるだけなどの手法がある。
（6）該当なし

答え　**（4）**　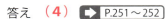 P.251〜252

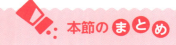 **本節のまとめ**

・「ホーム＝家庭」「ミール＝食事」「リプレースメント＝代わるもの」という言葉の意味を理解しておきましょう。
・ホームミールリプレースメント（HMR）は、ミールソリューション（MS）の手法の一つであるという関係性を理解しておきましょう。

4 小売業の種類と特徴
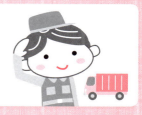

> **☀ 重要キーワード ☀**
> ・業種　　・業態　　・EDLP　　・カテゴリーキラー
> ・ハイパーマーケット　　・パワーセンター　　・ホールセールクラブ

1 業種から業態へ

　メーカーや卸売業者から商品を仕入れ、その商品を消費者へ販売する業者を小売業者と言います。小売業者の販売形態は、消費者のニーズの変化に伴い、単一商品群を販売する**業種**から、多品種・多品目を扱う**業態**へと移行しつつあります。

🍌 業種と業態の違い

業　種	取扱商品や販売種目など、どのような商品を販売しているかという商品群で分類した販売形態。 例：鮮魚店、精肉店、青果店、酒店など
業　態	販売方法・店舗運営方法など、どのような売り方をしているかという営業運営方法で分類した販売形態。 例：スーパーマーケット、コンビニエンスストア、ドラッグストアなど

　これまで様々な業態が生まれてきましたが、今後は特に、インターネットによるサービスが強化されていくことは間違いないでしょう。
　最近では、スーパーマーケットやコンビニエンスストアも、インターネット販売や配送事業に進出してきています。消費者には、いつでもどこでも買い物ができることによる、便利さや時間の節約などといったメリットが生まれます。

2 業態の種類と特徴　　　　　　　　　　重要

小売業には、次のような業態があります。

🍌 小売業の業態と特徴

百貨店	食料品・衣料品・化粧品・家庭用品・書籍など、豊富な商品を取り揃えている。独立店舗経営。
スーパーマーケット	食料品を中心に日用品を取り揃え、幅広い品目を販売するセルフサービス形式の小売店。
コンビニエンスストア	終日または長時間営業を行う、飲食料品を中心に多品目の商品を揃えた小規模の小売店。多くがフランチャイズチェーンに加盟。利便性を特徴とする。
ドラッグストア	医薬品を中心に、化粧品・衛生用品・食料品・日用雑貨などを幅広く取り揃えた小売店。
アウトレットストア	メーカーや小売店が直接経営する販売店。市場情報調査や自社製品の在庫処分などの目的で運営することが多い。
ショッピングセンター	複数の小売店舗や飲食店、サービス業などが計画的に集積された商業施設。
ホームセンター	DIY（日曜大工）用品を中心に、生活用品やペット商品、園芸用品などを取り揃えた小売店。
ディスカウントストア	食料品や日用品、衣類や家電製品など生活用品を取り扱い、常に低価格（**EDLP**）で販売する小売店。
カテゴリーキラー	家電・玩具・文房具など、特定の商品分野での豊富な品揃えと低価格を武器に、販売展開する小売店。近隣の小売業の売場などに大きな影響を与えるほどの力を持っている。
ハイパーマーケット	豊富な品揃えと低価格の商品を取り揃える、大型のセルフサービス形式の小売店。広い売場面積を持つ郊外型が多い。
パワーセンター	スーパーマーケットやディスカウントストアを中心に、同一敷地内に、専門店・カテゴリーキラーなどが集合した商業施設。
ホールセールクラブ	会員制・倉庫型・低価格で販売する小売店。会員になれば、個人でも利用できる。

3 小売業の現状

近年、経営が厳しい状況となった業態では、インターネット販売などの新しい戦略や、伸長している業態との提携による再編が行われています。

様々な業界の売上の推移

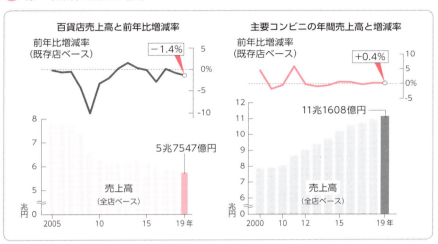

出所：日本百貨店協会、日本フランチャイズチェーン協会

主なグループ統合事例

■**エイチ・ツー・オー リテイリング**
阪急阪神百貨店、イズミヤ、阪急オアシスほか、その系列事業を展開する。

■**J．フロント リテイリング**
大丸松坂屋百貨店、パルコなど

■**三越伊勢丹ホールディングス**
三越、伊勢丹の店舗運営をはじめとする各地方の百貨店運営会社など

■**セブン＆アイ・ホールディングス**
セブンイレブンジャパン、イトーヨーカ堂、デニーズ、そごう、西武など

※2016（平成28）年10月に、阪急阪神百貨店を傘下に持つエイチ・ツー・オー リテイリングとの資本業務提携を発表。

■**イオングループ**
イオン、ダイエー、マルエツ、カスミ、マックスバリュ、ベルク、マルナカなど

※百貨店の中でも、「高島屋」だけは単独で経営されている。

お役立ちコラム 食品スーパーマーケットとは

食料品の売上構成比が全体の70%以上のスーパーマーケットを、食品スーパーマーケットと言います。スーパーマーケットの中で最も店舗数が多く、住宅街を基本に立地し、客の来店頻度は1週間に2〜3回程度と想定されています。

スピードCheck! 確認テスト

☀ 「パワーセンター」に関する記述として、適当なものを選びなさい。該当するものがない場合は、（6）を選びなさい。

（1）食料品や日用品などを、常に低価格（EDLP）で販売する小売業者。
（2）特定の商品分野で低価格を武器に、近隣の小売業の売場に大きな影響を与えるほどの力を持っている小売業者。
（3）豊富な品揃えと低価格の商品を取り揃える、大型のセルフサービス形式の小売業者。郊外型が多い。
（4）同一敷地内に、スーパーマーケット・ディスカウントストア・専門店などが集合した商業施設。
（5）会員制・倉庫型・低価格で販売する小売業者。
（6）該当なし

答え　**（4）**　 P.254

本節のまとめ

・「業種」と「業態」の違いを理解しておきましょう。
・「カテゴリーキラー」「ハイパーマーケット」「パワーセンター」「ホールセールクラブ」の特徴とポイントを、しっかり押さえておきましょう。

5 小売業の経営形態

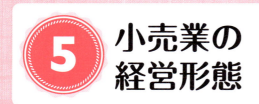
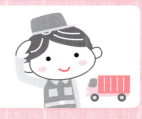

> ☀️ **重要キーワード** ☀️
> ・レギュラーチェーン　・フランチャイズチェーン
> ・ボランタリーチェーン　・イニシャルフィ　・ロイヤリティ

1 チェーンストア　重要

　資本や経営方法などが同一であり、鎖のようにつながっている小売店のことを、チェーンストアと言います。次は、その代表的な経営形態です。

（1）レギュラーチェーン

　レギュラーチェーンとは、一つの企業が本部企業として自社で社員を雇用し、直営店という形で店舗を展開する経営形態です。主にスーパーや百貨店が該当します。

（2）フランチャイズチェーン

　フランチャイズチェーンとは、本部企業（**フランチャイザー**）が加盟店（**フランチャイジー**）を募集して、商標や商号の使用を認めて商権（商売を行うことができる権利）を与える経営形態です。本部は加盟店に商品やサービス・情

> 　「スーパーバイザー（SV）」は、本部の経営方針に沿って現場の責任者や運営者に指導・教育をし、店の売上増などの成果を上げるように管理・監督する担当者のこと。
> 　「マーチャンダイザー（MD）」は、消費者の求める商品を適切な時期・数量・価格などで市場に提供するために、商品の仕入れや販売計画などに権限を持つ担当者のことよ。

257

報を提供し、経営指導を行います。加盟店は本部に、**加盟料**（**イニシャルフィ**）や商品売上に応じた**経営指導料**（**ロイヤリティ**）などを支払います。

（3）ボランタリーチェーン

　ボランタリーチェーンとは、独立した中小の小売店が集まり、共同仕入・商品開発・販売促進などで連携した経営形態です。大型チェーンに対抗する狙いがあります。加盟した小売店自らがチェーン本部に参画し、経営の中心となることも可能です。ボランタリーチェーンで展開する業種は、多岐にわたります。小売店のほかにも、卸売業者が主宰するボランタリーチェーンもあります。

🍌 チェーンストアのしくみ

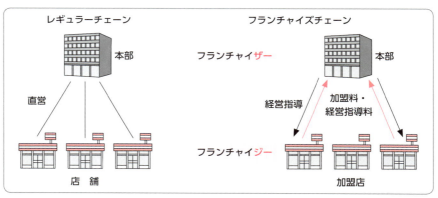

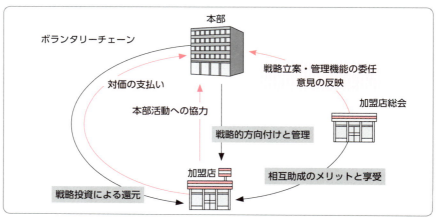

スピードCheck! 確認テスト

☀「フランチャイズチェーン」に関する記述として、不適当なものを選びなさい。該当するものがない場合は、（6）を選びなさい。

（1）フランチャイズチェーンとは、本部が加盟店を募集して、その加盟店に一定地域内での商標や商号の使用を認めて、商権を与える経営形態である。

（2）加盟店と本部とは、資本的には独立しているものの、統一の店舗運営を行うことから、店舗設備・品揃え・価格などは本部の統制下にある。

（3）コンビニエンスストアや、ファストフードをはじめとした外食産業のほか、近年ではフィットネスクラブや学習塾、不動産販売などといった様々なサービス業に広がっている。

（4）本部を「フランチャイザー」、加盟店を「フランチャイジー」と呼ぶ。

（5）加盟店は本部に対し、加盟料のロイヤリティや、商品売上に応じた経営指導料のイニシャルフィを支払う。

（6）該当なし

答え（5）　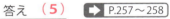 P.257〜258

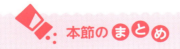 本節のまとめ

「レギュラーチェーン」「フランチャイズチェーン」「ボランタリーチェーン」の各図を比較し、それぞれのしくみを理解しておきましょう。

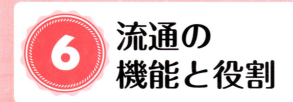
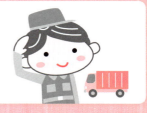

6 流通の機能と役割

> ☀ **重要キーワード** ☀
> ・3つのギャップ　・流通の4つの機能　・直接流通
> ・間接流通

1 流通とは

　流通とは、モノを作る生産者（メーカー）とそれを消費する消費者をつなぐ、**一連の経済活動全般**を指します。生産者と消費者の間には次のような**3つのギャップ**があり、これらをつなぐのが流通業者（卸売＋小売）です。

- 生産と消費の「人」が異なる。
- 生産と消費の「空間（場所）」が異なる。
- 生産と消費の「時間」が異なる。

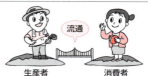

2 流通の4つの機能　　　　　　　　　　　　　重要

　生産者と消費者の間にある3つのギャップを埋めるために、流通には次の4つの機能が備わっています。

商流機能		生産者から仕入れた商品を、流通間で取引する売買機能
物流機能		商品の保管・仕分け・梱包・配送を行う物的流通機能
金融機能		商品代金の立替えや回収を行う決済機能
情報機能		売れ筋・死に筋などの販売状況や、新商品・販売促進などの情報機能

※一般的に生産機能は生産者の機能であって、流通の機能には含まれません。

3 流通の経路（チャネル）　重要

生産者から消費者につながる流れや道筋を、**流通経路（チャネル）**と呼びます。

🍌 流通チャネル図

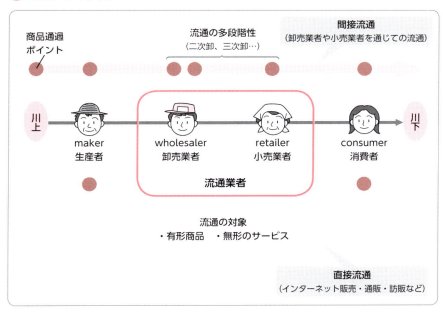

生産者を起点に、卸売業者・小売業者を通過し、消費者へとモノが届きます。モノの流れを川の流れに例えて、生産者側を「川上」、消費者側を「川下」と呼びます。また、生産者側への戦略を「川上戦略」、消費者側への戦略を「川下戦略」と呼びます。支払いは、このモノの流れとは逆に行われます（金融機能）。

近年、流通業界では規模拡大と事業の集約化が進み、コストや時間の削減のために、卸売業者を抜かして生産者と消費者が直接取引をする状況も見られます。これを「卸の中抜き」と呼びます。

流通は、生産者主導（プロダクトアウト）から小売主導（マーケットイン）へ移ってきたのよ。メーカーが設定する「メーカー希望小売価格」から、卸売業者や小売業者が設定する「オープン価格」への変化（267ページ参照）は、その代表ね。

スピードCheck! 確認テスト

☀ **流通に関する記述として、不適当なものを選びなさい。該当するものがない場合は、（6）を選びなさい。**

（1）流通とは、生産者と消費者間における「時間・場所・人」のギャップをつなぐ経済活動全般であり、そこには「商流・物流・金融・情報」といった機能が求められる。

（2）日本の流通構造の問題点としては、流通経路が多段階である、小規模企業が多い、独特の商慣行が残っていることが挙げられる。

（3）流通とは、商品の包装・仕分け・物流などといった作業全般を言う。したがって、商品における無形のサービスについては流通には含まれない。

（4）流通業者といった場合、生産者と消費者の中間に位置する卸売業者や小売業者などを指すことがある。これに対して、倉庫会社や運送会社を物流業者と呼んでいる。

（5）流通における消費者とは、商品の使用者という意味から、一般消費者のほか、業務用として取り扱う企業・官公庁・自治体なども指す。

（6）該当なし

答え　**（3）**　　P.260〜261

本節のまとめ

3つのギャップを埋めるために、4つの機能があることを押さえておきましょう。また、川上から川下までM・W・R・Cの流れを、図と文章のセットで覚えておきましょう。

7 物流の機能と役割

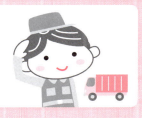

重要キーワード
・ジャストインタイム　・ロジスティクス　・グリーンロジスティクス
・サプライチェーンマネジメント　・ディマンドチェーンマネジメント

1 物流を取り巻く環境　重要

　高度経済成長期において、物流は大量配送することで配送網を拡大してきました。近年では、配送の頻度を増やし少量ずつ物を運ぶ「**多頻度小口物流**」が増えています。これは、「必要なものを、必要なときに、必要なだけ」という考え方で、**ジャストインタイム**と呼ばれます。トヨタ自動車が「ムリ・ムダ・ムラ」を排除するために確立した**かんばん方式**もこの考え方に即しており、現在では日本だけでなく、世界中で採用されています。

2 ロジスティクス

　ロジスティクスとは、原料の調達から生産・保管・配送などを経て、消費者にモノが渡るまでの物流をマネジメントする総合的な戦略・システムのことです。もともとは、兵站（へいたん）という意味の軍事用語でした。在庫計画・仕入れ・調達・輸配送・物流センターを総合的に組み合わせることで**最適な量を生産**し、**無駄なく、効率的かつ継続的**に商品を供給することを目的とします。物流を経営の面からとらえることで、マーケティングやマーチャンダイジングとともに重要な機能かつ戦略となっています。

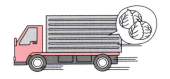

3 グリーンロジスティクス（静脈物流）

グリーンロジスティクスとは、環境に配慮したうえで、材料の調達・輸配送・廃棄・リサイクルまでをトータルに考えていくシステムです。トラックが排出する排気ガスの削減（エコドライブ推進）や車両の低公害化（バイオ燃料の使用やエコカーの導入）など、環境にやさしいシステムです。

4 サプライチェーンマネジメント

サプライチェーンマネジメント（SCM） とは、自社内あるいは取引先との間で受発注や在庫・販売・物流などの情報を共有し、原材料・製品の流通全体の最適化を図る管理手法のことです。原材料が部品や半製品に加工され、最終製品が生産されて顧客に販売されるまでのモノの流れである「サプライチェーン」(supply chain：供給連鎖) における、流通の効率化を目的とします。

また、消費者側の観点で需要をとらえ、生産・在庫・物流・販売を管理する**ディマンドチェーンマネジメント（DCM）** の考え方も、同時に発展してきました。

🍌 SCMとDCM

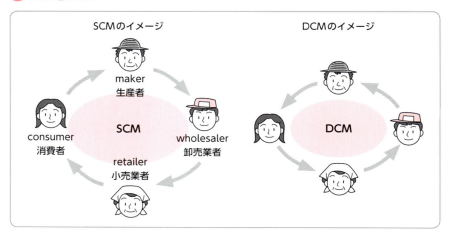

スピードCheck! 確認テスト

☀ 物流における「SCM（サプライチェーンマネジメント）」に関する記述として、適当なものを選びなさい。該当するものがない場合は、（6）を選びなさい。

（1）荷主企業が調達から配送までの全般的な物流を、第三者に委託する形態のこと。
（2）販売先や仕入れ先である多数の取引先を選別し、窓口となる業者に集約することにより、物流の効率をさらに強化していこうというもの。
（3）「兵站」を語源とし、顧客のニーズに基づいて生産・販売・資材調達・輸配送などを戦略的に組み合わせることで、効率的かつ継続的に商品を供給していこうというもの。
（4）自社内あるいは取引先との間で受発注や在庫・販売・物流などの情報を共有し、原材料・製品の流通全体の最適化を図る管理手法のこと。
（5）多頻度小口物流で「必要なものを、必要なときに、必要なだけ」という「ジャストインタイム」の考え方に即した物流システムのこと。
（6）該当なし

答え　（4）　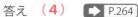 P.264

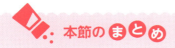 本節のまとめ

- 「多頻度小口物流＝ジャストインタイム＝トヨタのかんばん方式」を、つなげて覚えておきましょう。
- グリーンロジスティックスの「グリーン」から木々の緑を想像し、エコロジーな物流（静脈物流）であると覚えておきましょう。

8 日本の商慣行の特徴
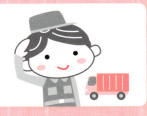

> **重要キーワード**
> ・制度価格　・建値　・オープン価格　・派遣店員
> ・委託販売　・一店一帳合制　・リベート

1 日本の商慣行　　重要

　日本には、生産者（メーカー）・卸売業者・小売業者の利益を守るために、商取引上において独特の商慣行（商取引の習慣）があります。日本の商慣行は、公平性・透明性の点から、新規参入を妨げる要因にもなっています。海外企業から見直しを求める声もあり、商慣行を排除していく動きもあります。

（1）価格に関する商慣行

　価格に関する商慣行には次のようなものがありますが、近年では価格設定の主導権は、メーカーから、消費者により近い小売業者へと移行しつつあります。

価格に関する商慣行

制度価格	メーカーが卸売業者や小売業者に対して設定する価格のこと。
建値	制度価格の安定化を図るために、メーカーが一定の取引数量に対して設定した適正価格のこと。卸売業者と小売業者の仕入価格はこの価格を基準に決められるため、卸売業者と小売業者の仕入価格の格差がなくなるが、自由競争にならないため、消費者にとっては不利益な制度である。
メーカー希望小売価格	メーカーが自社製品に対してあらかじめ設定した販売参考小売価格（販売希望小売価格）のこと。参考価格のため、法的に拘束力はなく、近年は価格競争で設定しないことも多い。

オープン価格	メーカーが希望小売価格を設定せず、卸売業者や小売業者が自ら設定した価格のこと。卸売業者や小売業者の希望を尊重できる。
二重価格	値引き前と値引き後など、2種類の価格を同時に表示すること。それほど値下げをしていなくてもお買い得感を感じさせたり、ブランドイメージの低下を招いたりすることがある。

（2）販売・仕入れに関する商慣行

販売・仕入れに関する商慣行は、小売業者の優位的立場によるものです。なお、押し付け販売などは本来、独占禁止法で禁止されています。

販売・仕入れに関する商慣行

派遣店員	メーカーが、自社製品の販売のために、小売業者に店員を派遣する制度。
委託販売	メーカーが、販売完了時まで商品の所有権を持ちながら、小売業者に販売を委託すること。
買取制	小売業者が、売れ残るリスクも含めて仕入れ、販売する制度。
返品制度	小売業者が、一度仕入れた商品が売れ残った場合に、メーカーに返品することができる制度。
押し付け販売	小売業者が、優位的立場を利用して、納入業者に商品を購入させること。
一店一帳合制	小売業者が、特定の卸売業者以外からは商品を仕入れることができない制度。
リベート（報奨金・奨励金・割戻金）	メーカーが、自社商品の取引高や売上高に応じて、卸売業者や小売業者に対して売上貢献に対する報酬を支払う制度。

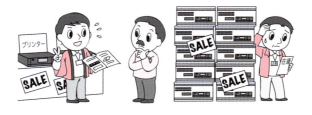

お役立ちコラム　一店一帳合制とは

一店一帳合制とは、メーカーなどが自社商品について、小売業者の仕入先を単一の卸売業者に制限する取引方法のことで、流通を系列化するための有力手段の一つです。小売業者に対する卸売業者間の販売競争を抑制する一方で、メーカーのマーケティング戦略を小売段階まで浸透させる意味もあります。

スピードCheck! 確認テスト

日本の商慣行の一つである「建値」の記述として、適当なものを選びなさい。該当するものがない場合は、（6）を選びなさい。

（1）メーカーが、卸売業者や小売業者に対して設定する価格のこと。
（2）メーカーが、一定の取引数量に対して設定した適正価格のこと。
（3）メーカーが自社製品に対して、あらかじめ設定した販売参考小売価格のこと。
（4）卸売業者や小売業者が自ら設定できる価格のこと。
（5）値引き前と値引き後など、2種類の価格を同時に表示すること。
（6）該当なし

答え　**（2）**　 P.266

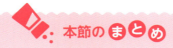 本節のまとめ

「制度価格と建値」「メーカー希望小売価格とオープン価格」「委託販売と買取制」など、2つのキーワードをセットで覚えておきましょう。

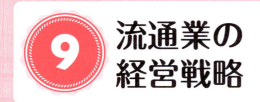
9 流通業の経営戦略

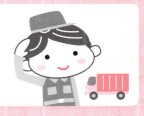

> **重要キーワード**
> ・NB（ナショナルブランド） ・PB（プライベートブランド）
> ・POSシステム ・EOS ・欠品 ・チャンスロス
> ・QR（クイックレスポンス）

1 供給（メーカー）側の変化と小売業の発展 　重要

　食品メーカーは、これまで**NB（ナショナルブランド）**商品を利益確保のための商品として製造し、ブランド力の強化に注力してきました。1970年代以降になると、大手食品メーカーに代わって大手小売業者が、食品流通チャネルにおけるチャネルキャプテンとしての力を発揮するようになりました。

　PB（プライベートブランド）商品の展開は、小売業者がチャネルにおける主導権を握るための戦略です。メーカーにとっても、市場における販売量の確保

商品供給における戦略

NB （ナショナルブランド）	メーカーが作ったブランド。広く消費者から知られており、全国で販売されている商品。 ・日清 カップヌードル　・ハウス バーモントカレー　など
PB （プライベートブランド）	販売する側の卸売業者・小売業者が独自に作ったブランド。 ・セブンプレミアム ・イオントップバリュ　・ファミリーマートコレクション　など
ブランド・ロイヤリティ	消費者が商品購入時に、同じ銘柄を反復購入する程度のこと。
チャネルキャプテン （チャネルリーダー）	流通経路における価格、数量や販売促進策などの決定において主導権を握っている業態や企業。
OEM供給	相手先商標製品製造。相手先ブランドで生産する方式、またはその製品。

269

や広告費削減などのメリットがあります。また、PB市場の拡大に伴い**OEM供給（相手先商標製品製造）**なども近年広がっていきます。

2 小売システムの変化

スーパーやコンビニなどを中心とした小売業の店頭では、従業員のみならず消費者にも便利なツールやシステムが増えてきています。

🍌 小売におけるツールやシステム

POSシステム	販売時点情報管理システム。
JANコード	Japan Article Numberの頭文字で、JIS（日本工業規格）で規格された共通のバーコードのこと。
売れ筋商品	販売計画を大きく超えるような、非常に売れ行きのよい商品のこと。
死に筋商品	売れ行きの悪い商品で、陳列棚から外されるような商品のこと。
EOS	Electronic Ordering Systemの頭文字で、受発注業務の効率化のためのオンライン受発注システム。

（1）POSシステムの活用

スーパーやコンビニなどのレジカウンターには**POSシステム**があり、精算業務の効率化・商品別の仕入れや販売の管理に役立っています。また、**売れ筋商品**や**死に筋商品**の把握が可能なので、**EOS**と連携して、適正な在庫を確保したり、効率よく商品を揃えたりすることに役立っています。また、POSシステムで読み取る**JANコード**は、販売時点の効率化に欠かすことができません。

🍌 JANコードの読み方

標準（13桁）	49	1234567	890	4
	国コード	メーカーコード	商品コード	チェックデジット
短縮（8桁）	45	1234	5	0

■ POSシステム導入のメリット
・レジでの精算業務の簡素化・迅速化
・欠品・チャンスロスの減少
・在庫コントロール、QR（クイックレスポンス：効率的な品揃え）の実現
・販売数量の予測やMD（品揃え）計画、販売価格決定などの合理化

（2）顧客管理システムの活用

　消費者一人ひとりにターゲットを絞り、購買履歴データや属性を販売に結び付ける手法として**ワントゥワンマーケティング**があります。これは、多数をターゲットとする手法（マスマーケティング）に対して、顧客一人ひとりを意識したマーケティングです。製品単体ではなく、提供の仕方やサービスなど、顧客の体験に基づいて差別化を図るものです。

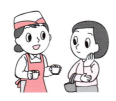 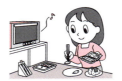

（3）インターネットの活用

　パソコンやスマートフォンなどの普及と技術の進歩により、インターネット販売市場が急成長しています。大手スーパーやコンビニは**eコマース**（EC：電子マネーによる決済などの電子商取引）や宅配サービスに参入し、売上を大きく伸ばしています。

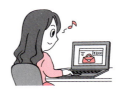

3 売場における商品陳列の多様化　重要

　売場における商品陳列のポイントは、消費者の注目を集め、興味を持ってもらい、購買の欲求を抱かせ、商品のよさを記憶してもらい、最終購買の意思決定をしてもらうことです。
　商品陳列の主な方法を、店舗レイアウトとともに確認しましょう。

商品陳列の主な方法（コンビニ店内の例）

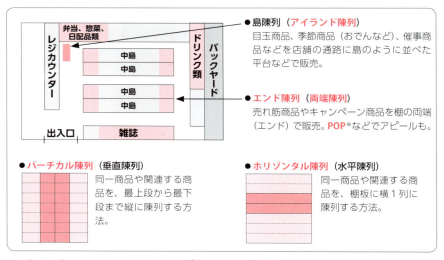

- **島陳列（アイランド陳列）** 目玉商品、季節商品（おでんなど）、催事商品などを店舗の通路に島のように並べた平台などで販売。
- **エンド陳列（両端陳列）** 売れ筋商品やキャンペーン商品を棚の両端（エンド）で販売。**POP**※などでアピールも。
- **バーチカル陳列（垂直陳列）** 同一商品や関連する商品を、最上段から最下段まで縦に陳列する方法。
- **ホリゾンタル陳列（水平陳列）** 同一商品や関連する商品を、棚板に横1列に陳列する方法。

※Point of Purchase advertisingの略で、「購買時点広告」の意味。

■先入先出陳列

　先に仕入れた商品を先に販売する陳列方法。特に日配品※など、消費期限の短い商品が前もしくは上、日付の新しい商品が後ろもしくは下になるような陳列方法。

※牛乳・ヨーグルト・豆腐・納豆など冷蔵状態で配送され、保管でも温度管理が必要な商品。

ホリゾンタル（水平）陳列は、トンネルを**水平**に掘るように、商品を**横1列**に並べていく方法なので、「トンネルを**ホリ**（掘り）**ゾンタル**」と覚えよう！

スピードCheck! 確認テスト

☀ **売場における商品陳列に関する記述として、不適当なものを選びなさい。該当するものがない場合は、(6) を選びなさい。**

(1) アイランド陳列は、催事商品などを通路に島のように並べた平台で陳列する。
(2) エンド陳列は、売れ筋商品やキャンペーン商品などを棚の両端で陳列する。
(3) 先入先出陳列は、先に仕入れた商品を先に販売する陳列。
(4) バーチカル陳列は水平に、ホリゾンタル陳列は垂直に並べる陳列。
(5) ジャンブル陳列は、ワゴンやかごなどを利用した投げ込み陳列。
(6) 該当なし

答え **(4)** 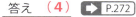 P.272

本節のまとめ

・ナショナルブランド（NB）とプライベートブランド（PB）は出題されやすいので、事例を参考に意味をきちんと理解しておきましょう。
・カタカナやアルファベットのキーワードが多く出題されるので、意味を踏まえながら理解しておきましょう。

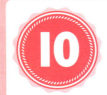
10 フードサービス業の経営管理
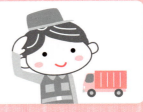

> **重要キーワード**
> ・QSC　・CS　・4P　・ABC分析

1 フードサービス業の経営管理のポイント　重要

フードサービス業の経営において成果を出すためには、次のような点に気を付けながら全体を管理していかなければなりません。

■QSC

QSCとは、「Quality（品質）」「Service（奉仕）」「Cleanliness（清潔）」の略です。成果を出すためには、QSCの視点から営業活動のレベルを向上させる必要があります。

営業活動の3つの視点

Q	**Quality（品質）** 料理の味は、その店の特徴を最も表現するポイントとなる。
S	**Service（奉仕）** 接客サービス、販売促進活動のこと。ポイントは、従業員のレベルアップ。
C	**Cleanliness（清潔）** 店内の清掃や衛生管理のこと。ポイントは、食中毒防止。

■CS（Customer Satisfaction）

CS（顧客満足度）とは、自社の製品やサービスに対して、顧客がどれだけ満足しているかを数値化した指標です。フードサービス店の運営には、人（従

業員）の力が大きく影響します。戦略に沿ってCS（顧客満足度）を上げていくために従業員教育を実施し、人事管理を行います。

■アイドルタイム

アイドルタイムとは、仕事を行う際、その作業に必要な情報や指示などがない時間のことで、一般的に顧客数（来客数）が少ない時間帯のことを言います。食事をするお客様が減り、飲み物や軽食を求めるお客様が増えるので、アイドルメニューの提供が大切です。

■市場競争を勝ち抜くポイント４Ｐ

４Ｐとは、「Product（商品）」「Price（価格）」「Place（場所）」「Promotion（販売促進）」のことです。市場競争に勝つためには、マーケティング目標を定め、よりよい**商品**を、最適な**価格**・**販売場所**（**チャネル**）・**販売促進**で計画することが大切です。

■ABC分析

ABC分析とは、売上、利益等が大きいほうからメニューを順番に並べて累計構成比を出し、構成比の高い順に商品をA～Cランクに分ける方法です。売れ筋商品や死に筋商品の把握を行い、売上、利益等のアップを図ります。

🍌 ABCランクの基準一例

Aランク	全体の売上高の75％までを占めるメニュー
Bランク	全体の売上高の20％までを占めるメニュー
Cランク	残り５％のメニュー

■食材原価と原価率の算出

粗利益（売上高から**売上原価**を差し引いたもの）からコスト（人件費・材料費・広告宣伝費など）を差し引いたものを、**営業利益**と言います。売上高がよくても経費がかさむと、営業利益は少なくなります。

- メニュー原価率（価格に対して食材の原価が占める割合）
    ＝食材原価÷メニュー単価×100
- 売上原価率（売上高に対して原価が占める割合）＝売上原価÷売上高×100
- 粗利益率（売上高に対して粗利益が占める割合）＝粗利益÷売上高×100

■損益分岐点

損益分岐点とは、利益がゼロのときの売上高のことです。売上高がこれを超えると利益が生じ、逆にこれより下になると赤字になります。

- 変動費（比）率（売上高に対して変動費が占める割合）＝変動費（比）÷売上高
- 損益分岐点＝固定費÷（1－変動費（比）率）

※変動費とは、生産量や販売量に応じて変動する費用のこと。固定費とは、商品などの生産・販売数の増減に関係なく、毎期一定に支払う費用のこと。

スピードCheck! 確認テスト

★次の数値条件を基にした、粗利益率を求めなさい。
※パーセント（％）まで解答すること

売上高　　　100,000円
売上原価　　 65,000円

答え　**35%**　 P.275〜276

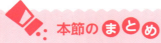 本節のまとめ

- QSC・CS・4P・ABC分析などアルファベットのキーワードの意味を整理し、理解しておきましょう。
- 計算問題が出題された場合は、求められている答えが何であるかを確認しながら、焦らず落ち着いて解答しましょう。

第5章　演習問題

問1 家族が一緒に食事をしていても、それぞれが別のものを食べることを何と言うか。該当するものがない場合は、（6）を選びなさい。

（1）中食

（2）個食

（3）内食

（4）外食

（5）孤食

（6）該当なし

問2 ホームミールリプレースメントに関する記述として、不適当なものを選びなさい。該当するものがない場合は、（6）を選びなさい。

（1）温めるだけ、盛り付けるだけ、などのように利便性の高い商品がある。

（2）鍋物セットなどのように、食材が一式詰め合わさっているようなものもホームミールリプレースメントと呼べる。

（3）家庭の食事に代わるものという意味を持つ。

（4）女性の社会進出や高齢化などの変化を反映し、ホームミールリプレースメントの需要は高まってきている。

（5）ミールソリューションとホームミールリプレースメントは、同様の意味を持つ言葉である。

（6）該当なし

問3 パワーセンターに関する記述として、適当なものを選びなさい。該当するものがない場合は、（6）を選びなさい。

（1）スーパーマーケットやディスカウントストアを中心に、同一敷地内に専門店やカテゴリーキラーなどが集合した商業施設。

（2）メーカーや小売業者が直接経営する販売店。

（3）食料品や日用品、衣類や家電製品などの生活用品を取り扱い、常に低価格で販売する小売業者。

（4）豊富な品揃えと低価格の商品を取り揃える、大型のセルフサービス形式の小売業者。

（5）複数の小売店舗や飲食店、サービス業などが計画的に集積された商業施設。

（6）該当なし

問4 フランチャイズチェーンに関する記述として、不適当なものを選びなさい。該当するものがない場合は、（6）を選びなさい。

（1）加盟店は本部に対し、加盟料（イニシャルフィ）と経営指導料（ロイヤリティ）を支払う。

（2）本部（フランチャイザー）が、加盟店（フランチャイジー）を募集して展開する経営形態である。

（3）本部からノウハウの指導や情報提供がなされるため、初心者でも新規出店しやすいというメリットがある。

（4）独立した中小の小売店が集まり、共同仕入・商品開発・販売促進などで連携している。

（5）多くのコンビニエンスストアはこの経営形態であり、外食産業やクリーニングチェーンなどでも採用されている。

（6）該当なし

問 5 流通に関する記述として、**不適当なもの**を選びなさい。該当するものがない場合は、（6）を選びなさい。

（1）流通とは、生産者と消費者をつなぐ一連の経済活動全般のことである。

（2）流通には、売買をする商流機能や、商品の保管・仕分け・梱包・配送などを行う物流機能が備わっている。

（3）商品を作る生産機能は、流通の機能に含まれない。

（4）生産者と消費者の間には「時間・場所・人の隔たり」があり、これをつなぐために流通が存在する。

（5）お金の流れを川の流れに例えて、消費者側を「川上」、生産者側を「川下」と呼ぶ。

（6）該当なし

問 6 物流に関する記述として、**適当なもの**を選びなさい。該当するものがない場合は、（6）を選びなさい。

（1）原材料の調達から生産・保管・配送まで、物流全般をマネジメントする戦略・システムのことを「ロジスティックス」と言う。

（2）近年の物流では、メーカーから大量に調達した商品を保管して小分けし、包装・加工したものを一括配送することが求められている。

（3）環境に配慮したうえで、材料の調達・輸配送・廃棄・リサイクルまでをトータルで考えるシステムを「サプライチェーンマネジメント」と言う。

（4）自社内と取引先との間で、受発注や在庫・販売・物流などの情報を共有し、原材料や製品の流通全体の最適化を図る管理手法を「グリーンロジスティックス」と言う。

（5）大手電機メーカーが、「ムリ・ムダ・ムラ」を排除するために確立した手法を「かんばん方式」と呼ぶ。

（6）該当なし

第5章 食マーケット

279

問7 メーカーが、卸売業者や小売業者に対して設定する価格のことを何と言うか。該当するものがない場合は、（6）を選びなさい。

（1）オープン価格

（2）建値

（3）制度価格

（4）二重価格

（5）メーカー希望小売価格

（6）該当なし

問8 販売する側の卸業者や小売業者が独自に作ったブランドのことを、何と言うか。該当するものがない場合は、（6）を選びなさい。

（1）ブランド・ロイヤリティ　　（2）プライベートブランド

（3）チャネルキャプテン　　　　（4）トップブランド

（5）ナショナルブランド　　　　（6）該当なし

問9 次の記述のうち、不適当なものを選びなさい。該当するものがない場合は、（6）を選びなさい。

（1）JANコードには、「国・メーカー・商品・チェックデジット」の情報が含まれている。

（2）販売計画を大きく超える、非常に売れ行きのよい商品を「売れ筋商品」と言う。

（3）受発注業務の効率化のためのオンライン受発注システムのことを、「EOS」と言う。

（4）売れ行きの悪い商品で、陳列棚から外される商品のことを「圏外商品」と言う。

（5）消費者一人ひとりにターゲットを絞り、販売に結び付ける手法のことを「ワントゥワンマーケティング」と言う。

（6）該当なし

問 10 フードサービス業の営業活動の3つの視点であるQSCとは、それぞれ何を指すか。該当するものがない場合は、（6）を選びなさい。

（1）Q（探索）、S（供給）、C（原価）

（2）Q（資格）、S（供給）、C（清潔）

（3）Q（品質）、S（奉仕）、C（礼儀）

（4）Q（資格）、S（供給）、C（注意）

（5）Q（品質）、S（奉仕）、C（原価）

（6）該当なし

問 11 食事の悩みなどに対して解決策を提案していこうという、もともとはアメリカのスーパーマーケット業界が提唱したマーケティング戦略のことを何と言うか。アルファベット2文字で答えなさい。

問 12 物流に関する用語で、「必要なものを、必要なときに、必要なだけ」運ぶ多頻度小口物流のことを何と言うか。カタカナで答えなさい。

問 13 小売業者が、特定の卸売業者以外からは商品を仕入れることができない商慣行の制度を何と言うか。漢字で答えなさい。

問 14 単価25円の商品を64個仕入れて完売し、4,000円の売上があった場合の売上原価率を求め、小数点第一位まで答えなさい。

第5章 食マーケット

解 答・解 説

問1 **（2）** （5）の「孤食」は、一人で食事をする様を指す。

➡ P245

問2 **（5）** ホームミールリプレースメントは、ミールソリューションの手法の一つ。

➡ P.251～252

問3 **（1）** （2）アウトレットストア、（3）ディスカウントストア、（4）ハイパーマーケット、（5）ショッピングセンター。

➡ P.254

問4 **（4）** （4）は「ボランタリーチェーン」の説明。

➡ P.257～258

問5 **（5）** モノの流れを川の流れに例えて、生産者側を「川上」、消費者側を「川下」と呼ぶ。

➡ P.260～261

問6 **（1）** 近年は、「多頻度小口物流」が求められている。

➡ P.263～264

問7 **（3）** 近年では価格設定の主導権は小売業側へ移行しており、日本の商慣行は薄れてきている。

➡ P.266

問8 **（2）** （5）「ナショナルブランド（NB）」はメーカーが作ったブランドで、消費者から広く知られており全国で販売されている。

➡ P.269

問9 **（4）** 売れ行きが悪く、陳列棚から外される商品は「死に筋商品」。

➡ P.270～271

問10 **（6）** Qは「クオリティ：品質」、Sは「サービス：奉仕」、Cは「クリンリネス：清潔」。

➡ P.274

問11 **MS**

➡ P.248

問12 **ジャストインタイム**

➡ P.263

問13 **一店一帳合制**

➡ P.267～268

問14 **40.0%** （＝（25×64）÷4000×100）

➡ P.276

第 6 章
社会生活

1 暮らしと経済 ……………………… 284

2 暮らしと税金 ……………………… 290

3 暮らしと契約 ……………………… 295

4 高齢社会と社会福祉制度 ………… 299

5 食生活にかかわる環境問題 ……… 302

6 食を取り巻く法律 ………………… 307

7 IT社会と企業マネジメント ……… 313

8 世界と日本の食料事情 …………… 317

演習問題

問　題 ……………………………… 322

解答・解説 ………………………… 326

 暮らしと経済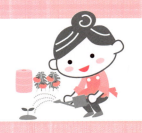

> **重要キーワード**
> ・値ごろ感　・再販売価格維持制度　・消費者物価指数
> ・企業物価指数　・マネーストック　・デフレスパイラル
> ・スタグフレーション　・円高と円安の影響

1 社会生活の変化

　消費者意識は、時代とともに変化しています。価格志向と高級志向の消費二極化を経て、今では消費者が商品を選べる時代になりました。消費者は、価格を重視する一方で、値ごろ感も大きなキーワードとなっています。**値ごろ感**とは、商品やサービスを選ぶときに、その機能と価格のバランスが取れ妥当だと思う価格・価格帯を意味します。

　スーパーマーケット・コンビニエンスストア・ドラッグストアなどでも、よい商品をなるべく安く提供することが大きな課題であり、流通業者により開発された商品である**プライベートブランド**（PB）商品も増えてきました。また、IT化が進み、いつどこで何が売れたという情報を瞬時に生産者まで伝えることも可能となり、より的確に消費者ニーズをつかみ取ることができるようになりました。

2 規制緩和

　日本の経済活動では、その約4分の1が政府への登録・届出・許認可など官公庁による何らかの規制を受けていると言われています。規制の中には、消費者の生活にデメリットとなるものも少なくありません。例えば、最近では地ビールを各地で生産・販売するようになりましたが、以前はビールの生産・販売

には年間生産量が2,000kℓ以上でなければならないという最低基準があり、中小企業の参入を阻んできました。しかし、規制緩和によってこの基準が60kℓに引き下げられたことで、地ビールが各地で作られるようになったのです。

　小売業にも規制や制限があり、以前は大規模小売店舗法（大店法とも呼ばれる）により大型店の出店が調整され、企業間の競争を阻んできましたが、大規模小売店舗立地法（大店立地法とも呼ばれる）の施行により、規制が緩和され、これに伴い大規模小売店舗法は廃止されました。

　メーカー側を守る規制も多くあり、メーカー側が流通業者に対し卸売価格や小売価格を定め守らせる**再販売価格維持制度**（再販制度とも呼ばれる）は、今でも続いています。雑誌・新聞・書籍・レコード・音楽テープ・CDの6つが、再販売価格維持制度によって価格が守られています。

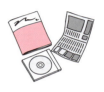

3　価格と指標

　世の中に出回っているモノの価格を、平均的・総合的に指標化したものを**物価**と言います。モノの価格には、物品だけではなくサービスの対価も含まれます。

　モノの価格は、経済活動において、その需要と供給のバランスにより刻々と変化しています。代表的なものは生鮮食品類で、市場でせりにより毎日取引の価格が変わっています。このように、常に固定された価格ではないモノもあることから、物価は「ある一定の期間において価格がどう推移したのか」を指数として算出しています。この指数を**物価指数**と言い、基準となる年の物価を100として比較します。物価指数は、日本に限らず、各国の経済状況を判断する材料となります。代表的なものに、消費者物価指数と企業物価指数があります。

（1）消費者物価指数

　消費者物価指数とは、毎月専門の調査員により各種小売店の店頭価格が調査され、加重平均という計算方法により算出したものです。調査する品目は決め

られており（価格変動の大きい生鮮食品などは除外）、継続的に調査されています。消費者物価指数を見ることで、物価が消費生活にどのように影響しているかを測ることができます。

（2）企業物価指数

企業物価指数とは、企業間で取引されている価格を元に、商品価格の水準を日本銀行調査統計局がまとめたものです。以前は卸売物価指数と呼ばれていましたが、計算方法が変更となったことで経済の実態に合わせた指標となり、企業物価指数と名称が変わりました。

4 経済指標　　　重要

消費者物価指数や企業物価指数以外にも、経済の状態を表す様々な指標があります。代表的なものを確認しておきましょう。

主な経済指標

消費者物価指数	消費者が実際にモノを購入する段階での価格動向を示す指標。総務省統計局がまとめている。	毎月発表
企業物価指数	企業間で売買する物価の水準を示す指標。日本銀行調査統計局がまとめている。	毎月発表
GDP（国内総生産）	ある一定の期間に、一つの国で生産されたモノやサービスの価格総額を示す指標。内閣府がまとめている。	年4回発表
景気動向指数	景気動向を総合的に表す指標。一致指数が50%超は景気拡張、50%以下は景気後退を示す。内閣府がまとめている。	毎月発表
マネーストック	金融機関以外の、個人・一般企業・地方公共団体が保有する、市場に流通している通貨総量のこと。日本銀行がまとめている。以前は、マネーサプライと呼ばれていた。	毎月発表
日銀短期経済観測	企業の景気を総合的に判断した指標。日本銀行がまとめている。	年4回発表
百貨店売上高	百貨店の総合的な市場規模を、日本百貨店協会が発表している。	毎月発表
新車登録台数	景気動向によって新車の売れ行きが変わることから、登録台数を日本自動車販売協会連合会が発表している。	毎月発表

5 インフレとデフレ　重要

　物価が継続的に上昇していく状態を**インフレ（インフレーション）**、物価が継続的に下落していく状態を**デフレ（デフレーション）**と言います。インフレになると物価は上がり、お金の価値は相対的に下がります。逆に、デフレになると物価は下がり、お金の価値は相対的に上がります。

　デフレになると物価が下落するため、モノが安く買えるようになります。消費者にとってはよいことと思われがちですが、デフレと経済停滞・不況が結び付くと景気が悪化し、企業の収益が下がります。これは、給与所得の低下や失業者が増大するなどの事態も招きます。

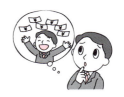

　このように、デフレと経済停滞・不況が複合した状況を**デフレスパイラル**と言います。逆に、インフレと経済停滞・不況が複合した状態を**スタグフレーション**と言います。

　インフレ ＋ 経済停滞・不況 ＝ スタグフレーション
　デフレ　 ＋ 経済停滞・不況 ＝ デフレスパイラル

　インフレでは金融機関の預金金利は上昇しやすいものの、物価の上昇に比べて伸びは鈍く、インフレ当初は消費者にとっては不利に働くことが多いと言えます。デフレでは企業の収益力が落ちやすいため、事業再構築という意味であるリストラクチャリング（リストラ）による賃下げや雇用調整が起こる可能性が出てきます。

🍌 デフレスパイラル

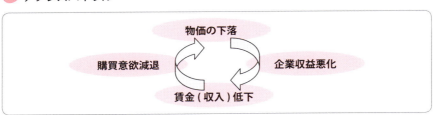

6 景気の状態

経済活動の状態を表す**景気**は、国内の経済状況だけでなく海外の経済状況とも絡み合い、複雑に変動していきます。景気は、大きな流れで見れば、よい状態から悪い状態を経て、またよい状態へと波のように動いていきます。景気がよい状態のピークを**景気の山**、逆に一番悪い状態のときを**景気の谷**と言います。また、景気の谷から山に向かう状態を**景気の拡大局面**、景気の山から谷に向かう状態を**景気の後退局面**と言います。

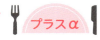

プラスα

景気の拡大局面や後退局面には、その時期に合わせた名前が付けられています。拡大局面には、「いざなぎ景気」「バブル景気」「IT景気」などがあり、後退局面には、「第一次石油危機」「世界同時不況」「欧州危機」などがあります。

7 円高と円安　重要

経済は、日本国内だけでなく世界全体で連動しています。世界各国と日本では貨幣が異なるため、相互取引ができるように**為替**が存在します。

代表的な通貨であるドルと日本の円との関係を見た場合、例えば1ドル＝100円から80円になることを**円高**と言います。これは、100円で買っていた1ドルのものが80円で買えるようになった状態を意味し、相対的に見ると**円の価値**

円高と円安の影響

円高になると	・輸入（輸入業者）に**有利**になる。 ・輸出（輸出業者）に**不利**になる。 ・**外貨を円**に換える動きが起こりやすい。 ・**産業の空洞化**が起こる可能性がある。
円安になると	・輸出（輸出業者）に**有利**になる。 ・輸入（輸入業者）に**不利**になる。 ・**円を外貨**に換える動きが起こりやすい。 ・**貿易摩擦**が起こる可能性がある。

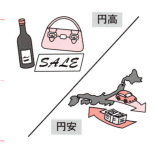

が高くなったことを示しています。逆に1ドル＝100円から120円になることを**円安**と言い、相対的に見ると**円の価値が安くなった**ことを示しています。

　日本は、輸出大国でもあり輸入大国でもあります。輸出が増えると外貨の国内への流入が増え、円に換金されます。この影響で円に対する需要が増えることになり、円の価値が相対的に上昇し円高になります。逆に輸入が増えると、外貨の需要が増えることになり、円の価値が相対的に下落し円安になります。

　為替変動は経済に大きな影響を与えますが、輸出も輸入も多い日本においては、円高・円安のどちらが有利かということを言い切ることはできません。

スピードCheck! 確認テスト

☀ **物価が上昇する局面において、経済不況が合わせて起こっている状態のことを何と言うか。該当するものがない場合は、（6）を選びなさい。**

（1）マネーサプライ　　（2）デフレスパイラル
（3）インフレーション　（4）スタグフレーション
（5）デフレーション　　（6）該当なし

答え　**（4）**　 P.287

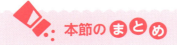

本節のまとめ

　円高・円安については、それぞれの影響について複合的に出題される傾向があるので、どのような影響があるのかをしっかり把握しておきましょう。

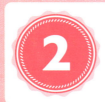
2 暮らしと税金
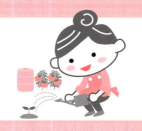

> **重要キーワード**
> ・国税と地方税　・直接税と間接税　・確定申告
> ・総額表示方式　・非課税取引　・セーフガード
> ・ミニマムアクセス　・並行輸入　・特恵関税

1 税金の種類　重要

(1) 国税と地方税

　税金は、納められる先によって分類されます。国に納める税金を**国税**、地方自治体（都道府県や市区町村）に納める税金を**地方税**と言います。税金は、国や地方自治体の収入（歳入）になります。

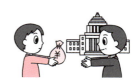

(2) 直接税と間接税

　税金を負担する人と実際に納める人が同一の場合の税金を**直接税**、別の場合を**間接税**と言います。

税金の種類

	直接税	間接税
国　税	所得税、法人税、相続税、贈与税	消費税、酒税、たばこ税、印紙税、関税など
地方税 （都道府県）	事業税、不動産取得税、都道府県民税、自動車税など	地方消費税、ゴルフ場利用税、都道府県たばこ税など
地方税 （市区町村）	固定資産税、市町村民税、特別区民税（東京23区）など	市町村たばこ税、入湯税

国税と地方税の違いや、直接税と間接税に該当するものは、よく試験に出題されるわ。また、印紙には印紙税がかかるけれど、郵便切手には税金がかからないことを覚えておいてね。

2 税金に関する用語

収入とは、入ってくるお金の総額を指します。一方、所得とは収入から経費などを差し引いて残る金額を指します。所得に対して課される所得税は**累進課税制度**で、所得が多くなると段階的に税率も引き上げられます。

所得から税や社会保険料などが引かれた後の、手元に残った消費などに回すことができるお金を、可処分所得と言います。所得税のかかる所得には、事業所得・利子所得・配当所得・不動産所得・給与所得・一時所得・雑所得など、様々な種類があります。

所得税や法人税などの納税で申告が必要なものは、税額を確定するために納税義務者が申告を行います。これを、**確定申告**と言います。企業に勤める場合、企業が従業員に給与や報酬を払う段階で所得税などを差し引き、個人に代わって納付することを**源泉徴収**と言います。源泉徴収された額は仮に算出された額であり、年間単位で調整して精算します（**年末調整**）。納めすぎた税金は、申告により戻ります（**還付申告**）。

3 消費税

（1）消費税の表示方法

日本では1989（平成元）年に消費税が導入され、税率は3％と定められました。その後、1997（平成9）年に5％に引き上げられましたが、小売店の店頭では、税抜表示・税別表示・税込表示が乱立し、消費者にとってはわかりにくいという事態が発生しました。税抜表示は一見安く見えることもあり、小売店としては価格設定がしやすく使い勝手がよかったものの、消費者にとっては価

格が比較しにくい、レジに行くまで総額がわかりにくい、といったデメリットがありました。

これを受け、2004（平成16）年4月からは商品価格については消費税を含む**総額表示方式**が義務付けられました。しかし、2014年の8％への増税時には2018年9月まで、2019年の10％への増税時には2021年3月まで、特例措置として税抜表示方式が認められています。

（2）非課税取引

非課税取引とは、取引の持つ特性から消費税を課すことが社会通念上で難しいものや、政策的な配慮から課さないものを指します。該当する取引は、次の17項目です。

🍌 非課税取引の対象

①土地の譲渡および貸付け
②有価証券等の譲渡
③支払手形の譲渡
④預貯金の利子および保険料を対価とする役務の提供等
⑤日本郵便株式会社などが行う郵便切手類の譲渡、印紙の売渡し場所における印紙の譲渡および地方公共団体などが行う証紙の譲渡
⑥商品券、プリペイドカード等の物品や切手などの譲渡
⑦国等が行う一定の事務にかかる役務の提供
⑧外国為替業務にかかる役務の提供
⑨社会保険医療の給付等
⑩介護保険サービスの提供
⑪社会福祉事業等によるサービスの提供
⑫助産
⑬火葬料や埋葬料を対価とする役務の提供
⑭一定の身体障害者用物品の譲渡や貸付け
⑮学校教育
⑯教科書用図書の譲渡
⑰住宅の貸付け

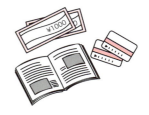

4 輸入と税金　重要

　日本は、多くの品目を輸入に頼っている輸入大国です。輸入をする際には、国税である関税をかけたり、制限や規制を適用したりします。

（1）セーフガード

　特定の品目において輸入量が増え、国内の同品目を扱う産業にとって重大な損害を与える恐れがある場合、または与えた場合、政府がその品目について輸入の制限をかけることができます。この**緊急輸入制限措置**のことを、**セーフガード**と言います。具体的な方法としては、関税の率を大幅に引き上げる、輸入量に上限を設けるなどがあります。

　セーフガードは、関税および貿易に関する一般協定（GATT）の特例に基づく措置であり、世界貿易機関（WTO）により定められた国際協定です。

（2）ミニマムアクセス

　GATTのウルグアイラウンドで、米を関税化しない日本に対し、特例として最低輸入量の枠が課せられることになりました。これは、どのような貿易の品目に対しても最低限の輸入量の枠を設定すべきであるという考え方である**ミニマムアクセス**によるものでしたが、その後関税化され現在に至っています。

（3）その他の用語（輸入に関するもの）

● 輸入割当

　輸入される量が増えることで、国内産業が損害を受けることを防ぐため、特定の品目に対し輸入数量を割り当てること。

● 関税割当

　輸入する数量に一定の枠を設け、その枠内であれば税率を低くしたり、無税化したりすること。この枠を超える分については税率を高くして、国内産業を守ることができる。

● **特恵関税**

先進国が発展途上国から輸入する場合に限り、通常の税率より低い税率を適用させること。

● **並行輸入**

輸入をする際に、国内の代理店を通さず、第三国にある別の代理店から輸入し販売すること。

スピードCheck! 確認テスト

☀ **特恵関税の説明として、適当なものを選びなさい。該当するものがない場合は、（6）を選びなさい。**

（1）輸入をする際に、国内の代理店を通さず、第三国にある別の代理店から輸入し販売すること。
（2）先進国が発展途上国から輸入する場合に限り、通常の税率より低い税率を適用させること。
（3）特定の品目において輸入量が増え、国内の同品目を扱う産業にとって重大な損害を与える恐れがある場合、輸入の制限をかけること。
（4）輸入される量が増えることで、国内産業が損害を受けることを防ぐため、特定の品目に対し輸入数量を割り当てること。
（5）輸入する数量に一定の枠を設け、その枠内であれば税率を低くしたり、無税化したりすること。
（6）該当なし

答え **（2）** P.294

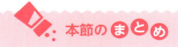 本節のまとめ

税金の種類（国税・地方税／直接税・間接税）の違いを押さえるとともに、それらがどの区分に該当するかをよく覚えておきましょう。

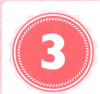
3 暮らしと契約
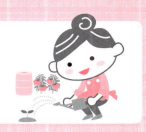

> **重要キーワード**
> ・ネガティブオプション ・SF商法 ・マルチ商法
> ・クーリングオフ制度 ・特定商取引法 ・消費者契約法

1 生活と契約

社会生活の中で、私たちは様々なシーンで契約を結んでいます。電車やバスに乗るときは運送契約を、スーパーマーケットなどで物を買うときは売買契約を、会社に勤めた場合には雇用契約を結んだことになります。契約は、書類を取り交わさなくても、お互いの意思を表示することで成立し得ることがあります。インターネット販売や訪問販売、カタログ販売などでは、どのような内容なのか、どのような条件が付加されているのかについて、事前によく確認する必要があります。

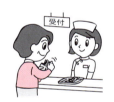

2 トラブルになりやすい販売手法 重要

近年では、契約でのトラブルが多く発生しています。トラブルになりやすい代表的な販売手法を理解することが大切です。

トラブルになりやすい販売手法

アポイントメントセールス	「あなたが選ばれました！」と電話や郵便などで連絡。カフェなどに呼び出し、絵画や宝石など高額な商品を購入させる。
キャッチセールス	街頭や路上で「アンケートにご協力ください」などと声をかけ、営業所やカフェに同行し、化粧品や宝石、エステ会員権などを購入させる。

295

SF商法 （新製品普及商法）	会場に人を集め、日用品の無料配布や格安販売でお得さを感じさせて雰囲気を盛り上げておき、羽毛布団などの高額商品を購入させる。 （※名前の由来は、この商法を最初に行った新(S)製品普(F)及会より）
マルチ商法	「会員になって商品を購入し、家族や友人を紹介すれば簡単に利益が得られる」などと勧誘し、健康食品や化粧品などを購入させる。
かたり商法	水道局員や消防署員を装って訪問し、浄水器や消火器などを購入させる。
ネガティブオプション （送り付け商法）	注文していないのに一方的に商品を送り付け、断る意思を示さない場合は商品代金の請求をしてくる。
振り込め詐欺	身内を装って「緊急でお金が必要だ」などと言い、指定した口座へ現金を振り込ませる。
内職商法	「在宅ビジネスで高収入」などとチラシ広告で募集し、「仕事に必要」などと高額なパソコンを購入させたり講習料を支払わせたりする。
霊感商法	霊感があるように装い、「悪霊が付いているからこの商品で祓いましょう」などと高額なものを購入させる。
フィッシング詐欺	金融機関などのWebサイトを装ってクレジット番号や暗証番号を盗み取り、悪用すること。
原野商法	価値のない原野を「将来値上がりする」などと偽り、高額で売り付ける。
クリーニング商法	主に電話などでエアコンフィルターなどの清掃を勧め、高額な作業費を請求する。

3 クーリングオフ制度

訪問販売や電話勧誘など、特定の販売方法や詐欺的な勧誘による販売で購入契約をした場合、一定期間であれば契約を一方的に解除することができます。この制度を、**クーリングオフ制度**と言います。クーリングオフができる期間には制限があり、通常、契約書面を受け取った日から8日以内（マルチ商法は20日以内）であれば、書面の送付によって契約解除できます。ただし、次のような場合はクーリングオフができないため、注意が必要です。

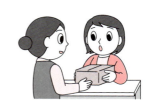

- 通信販売やネットショッピングで購入した場合
- 3,000円未満の商品を受け取り、同時に代金も全額支払っている場合
- クーリングオフできる期間が過ぎてしまった場合
- 乗用車を購入する場合
- 消耗品など、一度使用するとクーリングオフができないことがあらかじめ明記されている場合

4 消費者を守る法律

様々な販売方法が出てくる中で、クーリングオフ制度以外にも消費者を守る次のような法律が生まれました。

（1）特定商取引法

事業者による悪質な勧誘や違法行為を防止し、消費者を守る法律が特定商取引法です。1976（昭和51）年に訪問販売法（訪問販売等に関する法律）が制定され、その後規制対象を拡大する改正により、「特定商取引法」と名称が変更されました。すべての取引に対し適応されるわけではなく、消費者トラブルが起きやすい次のような取引が対象となります。

- アポイントメントセールスやキャッチセールスを含む訪問販売
- インターネットオークションを含む通信販売
- 電話勧誘販売　・マルチ商法　・訪問購入
- 特定継続的役務提供（学習塾、家庭教師、語学教室、PC教室、エステティックサロン、結婚情報提供）
- 内職商法

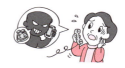

（2）消費者契約法

消費者が事業者と契約をした場合でも、問題がある場合には契約を取り消すことができます。これは、消費者契約法で定められています。ただし、労働契約は除きます。

■契約を取り消すことができる場合
・契約内容とは異なる内容を伝えられ、契約をしていた場合
・帰る旨を伝えても事業者に帰してもらえず、仕方なく契約をしてしまった場合
・自宅や職場に押しかけられ、帰ってほしい旨を伝えたにもかかわらず事業者側が居座り、仕方なく契約をしてしまった場合
・将来の価値が不確定なものを「必ず値上がりする」などと、確実な情報として伝えられて契約をした場合

スピードCheck! 確認テスト

☀ **SF商法の説明として、適当なものを選びなさい。該当するものがない場合は、（6）を選びなさい。**

（1）街頭や路上で「アンケートにご協力ください」などと声をかけ、営業所やカフェに同行し、商品を購入させる。
（2）「あなたが選ばれました！」と電話や郵便などで連絡し、カフェなどに呼び出し、商品を購入させる。
（3）水道局員や消防署員を装って訪問し、浄水器や消火器などを購入させる。
（4）身内を装い、「緊急でお金が必要だ」と言い、指定した口座へ現金を振り込ませる。
（5）注文していないのに一方的に商品を送り付け、断りの意思を示さない場合は、商品代金の請求をしてくる。
（6）該当なし

答え **（6）** P.295〜296

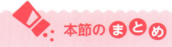 本節のまとめ

　クーリングオフ制度は「適用されないケース」を、トラブルになりやすい販売手法は「重要キーワード」を、優先して覚えておきましょう。

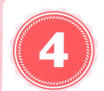

4 高齢社会と社会福祉制度

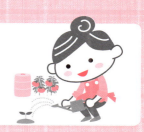

重要キーワード
- バリアフリー
- ユニバーサルデザイン
- プライマリケア
- インテグレーション
- インフォームドコンセント
- タウンモビリティ

1 高齢化社会の現状　　重要

　総人口のうち、65歳以上の占める割合を高齢化率と呼びます。日本の2019（令和元）年9月時点での高齢化率は28.4%で、これは世界一高い数値となります。また、75歳以上（後期高齢者）の割合は14.7%となっており、総人口が減少し平均寿命が延びている現状を勘案すると、これからはますます高齢化率が高くなると予想されています。2060年には高齢化率は約40%に達し、後期高齢者の割合も25%を超えるとされています。このような状況により、年金制度や福祉制度は変化を求められています。また、年金など税制度は、これまで直接税に頼ってきた背景があるため、消費税増税などの変革が起こっています。

（1）年金制度

　公的年金は、これまで若い世代からの徴収によりその財源を確保してきましたが、少子高齢化により財源不足に陥り、拠出金額割合の引き上げや受給できる年齢の引き上げが、段階的に行われています。

　一方、企業年金も年々企業の負担が増えてきている背景から、2001（平成13）年10月に日本版の**401k**（確定拠出型年金）が導入されました。従来の年金は決まった額を受け取る確定給付型でしたが、401kは自分で掛け金や運用方法を決めるため、自己責任がより求められるようになります。

（2）社会福祉制度

　日本の社会福祉の制度は、生活困窮者対策を中心として始まりました。経済成長とともに発展し、高齢者や障害者、児童などを支援する様々な法律が制定されてきました。1946（昭和21）年に生活保護法、1947（昭和22）年に児童福祉法、1949（昭和24）年に身体障害者福祉法が制定されましたが、社会の移り変わりを反映し、2000（平成12）年には社会福祉法（旧：社会福祉事業法）が制定されました。生活者を支える制度として、今後さらなる発展が期待されます。

プラスα

近年では、流通業界でも福祉への取組意識が高まっており、高齢者や買物弱者を支える配達サービスも発展してきています。

おもな社会福祉用語

バリアフリー	障害のある人の社会参加を阻害する、社会的・制度的・心理的なすべての障害を排除すること。もともとは建築用語であり、建物内の段差などを除去することを意味している。
ユニバーサルデザイン	年齢・性別・国籍・言語・身体的状況などの違いにかかわらず、すべての人が使いこなせるようなデザイン、またはデザインを目指す概念のこと。
タウンモビリティ	高齢者や障害者、ケガや病気の人がスムーズに外出できるよう支援すること。例えば、商業施設などで車いすを貸し出して、買い物ができるように支援する。
インテグレーション	社会福祉サービスを受ける利用者すべてが、差別なく地域生活ができるようにしたり、その問題解決をすること。
デイケア	自宅から介護施設やリハビリテーション施設などに通って、サービスを受けること。
プライマリケア	病院や診療所など、身近にある医療機関が実施している日常的な医療サービスのこと。
イブニングケア	ベッドを整えたり、排泄や洗面などの身の回りの世話をするサービスのこと。
ターミナルケア	回復の見込みのない患者に対し、苦痛を緩和し、臨終を迎えるまでを支える介護や医療のことを指す。なお、ターミナルには終着駅という意味がある。
インフォームドコンセント	医師が患者に対し、病状や治療方針などを伝え、患者側から治療に対する同意を得ること。
セカンドオピニオン	かかりつけの医者以外の第三者の医師や機関に、診断や治療方法が適切かどうか意見を求めること。

お役立ちコラム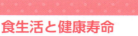

食生活と健康寿命

高齢社会では、社会サービスだけでなく人々の働き方も変化しており、80歳で元気に働く人も珍しくありません。健康寿命を延ばすために、食生活の果たす役割を改めて見直してみましょう。

スピードCheck! 確認テスト

☀️ **高齢者や障害者、ケガや病気の人がスムーズに外出できるよう支援することを何と言うか。該当するものがない場合は、（6）を選びなさい。**

（1）インテグレーション
（2）インフォームドコンセント
（3）タウンモビリティ
（4）ユニバーサルデザイン
（5）セカンドオピニオン
（6）該当なし

答え　**（3）**　 P.300

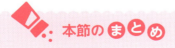

本節のまとめ

福祉用語は似たものが多いですが、それぞれの違いとつながりを整理して、ひと通り覚えておきましょう。

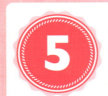 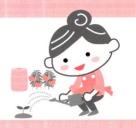

5 食生活にかかわる環境問題

> **重要キーワード**
> ・リデュース　・リユース　・リサイクル　・コンポスト
> ・ゼロエミッション　・デポジット　・食品リサイクル法
> ・容器包装リサイクル法

1 食品の廃棄

　私たちの生活の中で、食品廃棄物は様々な形で排出されています。製造・加工段階で出る残さ、流通段階で出る売れ残りや消費期限切れ食品、消費段階で出る食べ残しなど、日本は特に食品廃棄物が多い国です。

　1年間に国内で排出される食品廃棄物の約半分は、一般家庭からのものです。もう半分は食品業界からで、その8割強は食品製造業から排出されます。2017（平成29）年の業種別内訳は、食品製造業：1,411万トン、食品卸売業：27万トン、食品小売業：123万トン、外食産業：206万トンでした。

　メーカーでは、工場の食品廃棄物を減らすために堆肥や肥料にしてリサイクルしたり、外食産業では発泡スチロールを使わないように努力したりするなど、業界全体で廃棄物削減を推進しています。2017（平成29）年の業種別リサイクル率の内訳は、食品製造業：95％、食品卸売業：67％、食品小売業：51％、外食産業：32％でした。

> 家庭から出るごみを減らすこと以外にも、例えば今日食べる分であれば、消費期限が近いものを買うことで売れ残りを減らすといった、消費者として協力できることもあるのよ。

2 暮らしと環境対策　重要

　環境にかかる負担や廃棄物の発生を抑制・削減するために、必要以上の消費や生産を抑制・削減することを**リデュース（Reduce：減量・発生抑制）**と言います。モノの寿命をできるだけ延ばしたり、製品の部分的な交換により継続して使用できるようにすることもリデュースの役割の一つです。

　リユース（Reuse：再使用）は使わなくなったモノを別の人が使ったり別の形で改めて使うことを、**リサイクル（Recycle：再生利用）**は再加工などで生まれ変わらせて再び利用することを意味します。

　リデュース・リユース・リサイクルを合わせて、3Rと呼びます。3Rに取り組むことで廃棄物や環境への悪影響を減らし、資源やエネルギーを繰り返し使う**循環型社会システム**を構築する取り組みが、現在あらゆる場所で行われています。また、3Rにリフューズ（Refuse：ごみになるものを拒否する）とリペア（Repair：修理する）を加えた5Rのエコ活動も増えてきています。

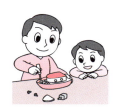

環境への負荷を減らす様々な取り組み

コンポスト	落ち葉や藁などの農産廃棄物を利用して堆肥作りを行うこと。
ゼロエミッション	他分野の材料として活用することで、あらゆる産業から出る廃棄物をゼロにすることを目指す取り組み。
デポジット（預り金）	びんや容器などを返却した際に戻ってくるお金のこと（代金に上乗せして徴収される）。

3 法律とリサイクル

（1）食品リサイクル法

　食品廃棄物を削減し、リサイクル率を高めるため、2001（平成13）年に食品リサイクル法（食品循環資源の再生利用等の促進に関する法律）が施行されま

した。これは、社会生活や食生活、消費者意識が変化していく中で、深刻化していく食品廃棄物の排出状況に歯止めをかけるための法律です。食品リサイクル法では、一般消費者ではなく、食品製造・加工業、食品卸売業、小売業、外食産業などといった**食品関連事業者**に対し、発生抑制・再生利用・減量を責務として、業種ごとにリサイクル率を設定しています。

（2）容器包装リサイクル法

　容器包装廃棄物の減量化を目的とし、2000（平成12）年に容器包装リサイクル法（容器包装に係る分別収集及び再商品化の促進等に関する法律）が施行されました。2019（令和元）年の調査では、一般廃棄物全体に占める容器包装廃棄物の量は、容量では**約60%**、重量では**約25%**を占めています。この法律では、作る人から使う人までかかわるすべての人にごみの削減を義務付けています。

　容器包装リサイクル法の対象となる製品の主な例は、「プラスチック・ガラスびん」「ペットボトル」「紙製容器包装」「プラスチック製容器包装」です。「スチール缶」「アルミ缶」「紙パック」「段ボール」については、法律施行段階以前からリサイクルが実施されていることを理由に、法律の対象にはなっていません。

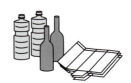

　容器包装は、商品の消費時や、商品と容器包装を分離した際に不要となるものを対象としているため、次のようなものは対象外となっています。

🍌 容器包装リサイクル法の対象外となるもの

中身が商品ではないもの	手紙やダイレクトメールの封筒、景品を入れていた紙袋や箱など
サービス・役務の提供に使用されたもの	宅配便に使用した容器包装、クリーニングを入れた袋、レンタルビデオやレンタルCDを入れた袋など
中身と容器包装を分離した際に不要とならないもの	CDケース、楽器のケース、日本人形を入れたガラスケース、書籍のカバー、カメラケースなど
社会通念上での判断	商品全体を包装する面積が全体の2分の1に満たないもの、寿司パックに含まれる仕切り（バラン）など

（3）家電リサイクル法

　食品だけでなく、世の中では様々なリサイクルが行われています。中には法律化されたものもあり、その一つが2001（平成13）年に施行された家電リサイクル法（特定家庭用機器再商品化法）です。家電リサイクル法では、消費者・小売店・メーカーに対し、役割を分担しリサイクルを推進しています。

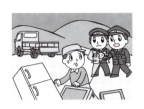

　対象となるものは、「テレビ」「冷蔵庫・冷凍庫」「エアコン」「洗濯機・乾燥機」の4品目で、ごみとして捨てずに回収する義務があります。回収の際には、消費者によるリサイクル料金の支払いが義務付けられているため、それに伴い不法投棄などの問題も出ています。

（4）PCリサイクル法

　近年では、企業のみならず家庭でもパソコンの普及率が上がっています。パソコンはPCリサイクル法により、メーカーによる回収・リサイクルが義務付けられています。2001（平成13）年から事業用パソコンを、2003（平成15）年から家庭用パソコンの回収・リサイクルが実施されています。

お役立ちコラム　家庭ごみ削減を工夫しよう

　ごみの半分は、家庭から出るものです。自分の身の回りでごみを減らすことは、循環型社会への第一歩と言えるでしょう。例えば、モノを長く大事に使う（リデュース）、不要になったら必要とする人に使ってもらう（リユース）、これまで捨てていたモノを別の形で活用する（リサイクル）など、視点を変えればごみを減らすことは誰でも簡単にできるのです。

スピードCheck! 確認テスト

☀ モノの寿命をできるだけ延ばしたり、製品を部分的に交換して継続して使用できるようにしたりすることを何と言うか。該当するものがない場合は、（6）を選びなさい。

（1） コンポスト
（2） リユース
（3） デポジット
（4） リデュース
（5） ゼロエミッション
（6） 該当なし

答え （**4**）

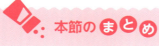

- 「リデュース」「リユース」「リサイクル」の意味の違いを把握しておきましょう。
- 容器包装リサイクル法の対象製品や対象外製品はよく出題されるので、押さえておきましょう。

6 食を取り巻く法律

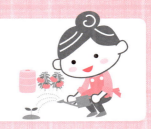

> ☀ **重要キーワード** ☀
> ・PL法　・JAS法　・食品衛生法　・景品表示法　・食品安全基本法
> ・牛肉トレーサビリティ法　・米トレーサビリティ法

1 食の安全・安心の現状

　生活環境や食文化の変化により、食品が人の口に入るまでの経路・経緯は多様化しました。生産・流通・消費のどこか一つで深刻な事態を招くとすべてを巻き込んだ問題となるため、食の安全性を確保することは、消費者や企業にとって最重要課題となっています。このため、令和2年6月からは原則としてすべての食品等事業者に**HACCP**（214ページ参照）に沿った衛生管理を導入することが義務化されました。

2 食品関連の法律　　重要

　食生活には、次のような様々な法律がかかわっています。それぞれの内容を見ていきましょう。

(1) PL法

　PL法（製造物責任法）は、**製造者の責任**を定めた法律の一つです。製品の使用により生命・身体または財産に損害を受けた場合、製造者から損害賠償を受けることができます。そのためには、消費者（被害者）が「製造物に欠陥が存在していたこと」「損害が発生したこと」「損害が製造物の欠陥により生じたこと」の3つの内容を明らかにすることが原則となります。

PL法は、企業（輸入業者・製造業者・加工業者・小売業者など）や個人にかかわらず、すべてが対象となります。対象となるのは**製造・加工された加工食品**となっており、**未加工またはそれに準ずる生鮮食品類**は対象外です。

🍌 食品でのPL法の対象

対象となる食品	加工食品 例：煮る・焼く・揚げるなど加熱されたものや、調味料を加え味付けしたものなど
対象とならない食品	生鮮食品（未加工の食品も含む） 例：干物などのように、単に乾燥・切断・冷凍・冷蔵したものなど

（2）JAS法

JAS法（農林物資の規格化等に関する法律）は、飲食料品などが**一定の品質や特別な生産方法で作られている**ことを保証するものです。農林物資の品質・生産合理化・取引の公正性が保たれているか、食品表示が適正になされているかなどを定めることによって、消費者が商品を選択する際の助けになることを目的に制定されました。認定された食品には、「JAS規格制度（任意の制度）」で定められたルールに従って様々なマークが付けられています（180～181ページ参照）。

JAS法は問題が起こるたびに改正され、2009（平成21）年5月の改正では食品の産地偽装に対する直罰規定が創設されました。改正目的は消費者へのディスクロージャー（情報開示）で、違反した業者に対しては「指示→公表→命令」の3段階の対処が行われ、命令に従わない場合は罰金が科せられます。

（3）食品衛生法

食品衛生法とは、安全・安心な食品を確保するために、食品および添加物や器具・包装容器などについて、**公衆衛生の見地**から規定している法律です。BSE問題（232ページ参照）や偽装表示問題などで食の安全に関する不安が高まったことから、2003（平成15）年に大幅に改正され、監視・検査体制の整備や残

留農薬に関するポジティブリスト制度の導入、表示義務違反を含む罰則の強化などが図られました。また、令和2年6月からは原則としてすべての食品等事業者でHACCPの手法に則った衛生管理の導入が義務化されました。

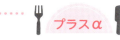

プラスα

食品衛生法では、乳幼児が触れることで健康を損なう恐れのある玩具についても基準を定めています。

（4）健康増進法

　健康増進法は、国民の栄養改善や健康維持・増進と生活習慣病予防を目的として制定された法律です。国民が生涯にわたって自らの健康状態を自覚するとともに、健康の増進に努めなければならないと規定されています。

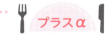

プラスα

受動喫煙対策として、健康増進法の一部を改正し、原則、屋内では禁煙とされました。

　この法律の主旨に基づいて、健康診断事業の再編が行われました。2006（平成18）年度から65歳以上を対象とする介護予防健診が、2008（平成20）年度から40歳以上75歳未満の医療保険加入者を対象とする特定健診・特定保健指導が開始されました。腹囲が大きく、血液検査に異常値を持つ者をメタボリックシンドローム（76ページ参照）該当者およびその予備群として選び出し（特定健診）、該当者一人ひとりの状態に合った生活習慣の改善に向けたサポート（特定保健指導）を行うことを、健康保険者に義務付けています。

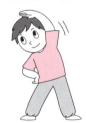

（5）食品表示法

　食品の表示について定めた新しい食品表示法が、2015（平成27）年から施行されました。食品表示はこれまで複数の法律に定めがあり、非常に複雑なものになっていました。現在は、食品衛生法・JAS法・健康増進法の3法の表示に関する規定を一元化し、栄養成分表示の義務化や機能性表示食品制度の新設など、事業者にも消費者にもわかりやすい制度となっています。

（6）景品表示法

　景品表示法（不当景品類及び不当表示防止法）は独占禁止法の特例法で、公正な競争の確保や一般消費者の利益保護を目的に、**景品類**の制限および禁止、**不当な表示**の禁止を規定する法律です。

　不当表示には大きく分けて、「優良誤認表示」「有利誤認表示」「その他」の3つがあります。食品関連では、「優良誤認表示（商品やサービスの品質・規格・その他の内容についての不当表示）」がよく問題になります。2013（平成25）年に数多く露見した、ホテルやレストランで実際に用いていない食材を用いたようにメニューに表示した食材偽装問題も、その一つです。

（7）計量法

　計量法は、計量基準を定め計量が適切に実施されることなどを明示し、文化向上や経済発展を促すことを目的に、1992（平成4）年に旧計量法を改訂し施行されました。国際的な計量単位の導入や商品販売における計量制度、計量士による検査などについて制定しています。

（8）食品安全基本法

　食品安全基本法は、食品の安全性確保に関する施策を総合的に推進することを目的とした法律で、関係者の責務・役割を明らかにするとともに基本的な方針を定めています。

　BSE問題や原産地偽装問題などを受けて、食品に対する消費者の安心・安全への関心が高まったことを背景に、2003（平成15）年に制定されました。同年には食品安全委員会も設置され、食品の健康への影響を評価するとともに、安全行政全体に基本となる意見を提言しています。

　食の安全性を確保するためには、国や自治体が法律に則り、積極的に役割を果たすことも大切ですが、消費者にもメディアなどに惑わされず、正しい知識や判断で食の安全を理解することが必要とされています。

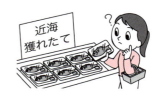

（9）牛肉トレーサビリティ法

牛肉トレーサビリティ法（牛の個体識別のための情報の管理及び伝達に関する特別措置法）は、国内で生まれた牛および生きているうちに輸入された牛に**10桁の個体識別番号**を付けて、その番号の伝達を義務付ける法律です。2002（平成14）年よりモデルケースで検証され、2003（平成15）年に施行されました。

トレーサビリティとは生産流通履歴情報把握システムを表し、生産や流通の履歴情報がインターネットなどで検索できることを言います。牛の生年月日・性別・飼育地・飼育方法など、「いつ、どこで、どのように、生産・加工・流通されたか」が容易にわかるようになっています（234ページ参照）。

（10）米トレーサビリティ法

米トレーサビリティ法（米穀等の取引等に係る情報の記録及び産地情報の伝達に関する法律）は、適正な米の流通を行う目的で定められた法律で、「①米や米加工品等を扱う事業者に対する取引等の記録の作成・保存の義務付け（2010〈平成22〉年10月から）」と「②出荷・販売する場合に、産地情報を伝達することの義務付け（2011〈平成23〉年7月から）」の2つの要素からなります。

①により、問題が発生した場合に、流通ルートを速やかに特定して回収することができます。②により、産地情報が商品の包装や通販の購入カタログ、飲食店のメニューなどに記載されることで、消費者は産地を確認しながら安心して食べることができます。対象となる品目は、「米穀（籾・玄米・精米・砕米）」「米粉や米粉調整品」「米麹」「米菓生地などの中間原材料」「米飯類」「餅」「団子」「米菓」「清酒」「単式蒸留焼酎」「みりん」です。

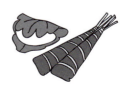

お役立ちコラム　食の法律と食生活

　食に関する法律は内容が難しいため、とっつきにくい印象があるかもしれませんが、実は私たちの生活に大きくかかわっています。弁当や惣菜の表示、牛肉のパックに書いてある番号など、興味を持って確認してみると理解が深まります。

スピードCheck! 確認テスト

米トレーサビリティ法の対象として、不適当なものを選びなさい。該当するものがない場合は、（6）を選びなさい。

（1）味噌
（2）清酒
（3）みりん
（4）米菓
（5）団子
（6）該当なし

答え　**（1）**　 P.311

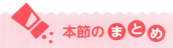 本節のまとめ

　それぞれの法律は、「施行された目的」「内容」「対象となるモノや人」を押さえておきましょう。

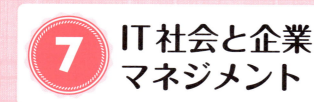
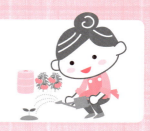

7 IT社会と企業マネジメント

> **重要キーワード**
> ・SPA ・FSP ・ISO ・サステナビリティ
> ・コンプライアンス ・コーポレートガバナンス

1 IT社会

　IT（情報技術）の発展に伴い、社会生活は大きく変化しています。以前は小売店の店頭で購入していたものが、今では手軽にインターネットを介してショッピングができる時代となりました。こうしたネットワーク上で契約や決裁ができる電子による取引を、**eコマース**（**電子商取引**）と呼びます。電子上で様々な取引が行われるため、生産者と消費者の距離が近くなり、消費者にとっても企業にとっても効率化につながります。今後もeコマースの活用が進むことで、経済市場はよりグローバル化していくと予想されています。

2 マーケティング　　　　　　　　　　　　　　　　　重要

　社会が変化する中で、企業などでは販売促進のための様々な取り組みが行われています。そのいくつかの手法を見ていきましょう。

（1）SPA

　SPA（Speciality Store of Private Label Apparel）は**アパレル製造小売専門店**と訳され、アパレル分野を中心に、小売業が製造・運営・開発・販売までを自社で一貫して行うしくみです。近年、消費者のニーズをいかに早くつかみ、どのように商品化し、トレンドに合わせて販売できるかがカギとなっており、対応力を高めるためにこのような手法が広がりました。

■SPAのメリット

・中間コストの削減が可能となり、低価格商品を生み出すことができる。

・販売動向を生産に活かすことができるため、品揃えが充実する。

・消費者に近い小売の場で、ニーズを拾い出すことができる。

■デメリット

・生産ノウハウから販売ノウハウまで、幅広い知識が必要とされる。

・自社内で企画から生産までを行うため、相対してリスクも大きくなる。

・ニーズの吸い上げから企画・生産まで、手間と時間を要する。

（2）FSP

FSP（Frequent Shoppers Program）とは、顧客のレベルに合わせ段階的なサービスを提供することで優良顧客の囲い込みを図る手法で、**小売店が行うポイント制度**のことです。元々はアメリカの航空会社が始めたポイントサービスに由来すると言われており、8割の売上は2割の顧客が支えているというパレートの法則（8：2の法則）の考え方から、優良顧客の囲い込みがいかに重要となるかを具現化したものです。

近年では単にポイントを貯めるだけではなく、顧客情報も同時に内包するものが増えました。小売店は、顧客情報をデータベース化し分析することで、例えばダイレクトメールによるクーポンや個別のサービスなど、様々なマーケティングに利用できるようになっています。

3 企業マネジメント　　重要

企業が正しく経営をしていくための認証制度や考え方には、次のようなものがあります。

（1）ISO

ISOとは、各国の取引をスムーズに行うための工業標準を策定する機関のことで、**国際標準化機構**と訳されます。この機関が定めているのがISO規格であり、次のようなものがあります。

代表的なISOの種類と目的

ISO9001	品質マネジメントシステム	製品やサービスに対し、その品質が正しくよいものであるかを定めた規格。品質のよい製品・サービスを通じ、顧客満足度を高めることにつながる。
ISO14001	環境マネジメントシステム	企業を取り巻く関係者のために、環境保全を目的とした経営となっているかを定めた規格。環境に対する取り組みや社会への貢献を含め、企業が継続性を持つというサステナビリティの考え方に基づいている。
ISO22000	食品安全マネジメントシステム	HACCPの考え方をもとに、消費者に安全な食品を供給することを目的とした規格。近年では、商品を製造するメーカー以外にも流通業者による取得が進んでいる。
ISO27001	情報セキュリティマネジメントシステム	オンラインショッピングなどの普及や個人情報の取り扱い拡大などを受け、情報漏えいを防ぐことを目的とした規格。

（2）コンプライアンス

コンプライアンスは法令遵守とも訳され、企業および従業員が法律を守ることはもとより、道徳や倫理など社会的側面から正しく行動することを言います。

食品偽装や横領などの不祥事があると、企業イメージは低下し、信頼回復まで多大な時間を要します。不祥事が発生しないよう、企業としてはコンプライアンスを重視し経営する必要があると言えます。

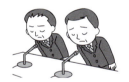

（3）コーポレートガバナンス

コーポレートガバナンスは企業統治と訳され、企業運営における監視を強化することで正しく経営できているかを確認することを言います。社外から取締役を入れる、監査役を設置するなどの方法があります。

コーポレートガバナンスには、「企業理念に沿った業務ができているかを監視する」「経営者に権限が集中し、弊害が出ることを阻止・監視する」「組織ぐるみでの違法行為を阻止・監視する」といった3つの目的があります。

お役立ちコラム　ポイントカードを活用しよう

世の中には色々なポイントカードがありますが、まとめることでお得になったり、1回の買い物で2種類のポイントが付いたりすることもあります。ポイントカードを賢く利用してみましょう。

スピードCheck!　確認テスト

☀ 次の用語の組み合わせのうち、不適当なものを選びなさい。該当するものがない場合は、（6）を選びなさい。

（1）SPA（製造販売専門店）
（2）ISO（国際標準化機構）
（3）eコマース（電子商取引）
（4）コーポレートガバナンス（企業統治）
（5）コンプライアンス（法令遵守）
（6）該当なし

答え　(1)　▶ P.313～315

本節のまとめ

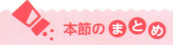

アルファベットやカタカナの用語が多いので、その訳（漢字表記）から大まかな意味がわかるように、関連性を持たせて覚えておきましょう。

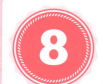
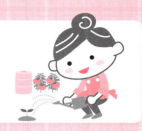

8 世界と日本の食料事情

> **重要キーワード**
> ・食料自給率　・カロリーベース自給率　・生産額ベース自給率
> ・穀物自給率　・品目別自給率　・スローフード
> ・フードマイレージ　・LOHAS

1 世界と日本の食料事情

　世界人口は、現在でも増加を続けています。途上国では食料不足が顕著であり、飢えや栄養失調などを原因とする幼少時の死亡率の高さや様々な病気の発症など、深刻な問題が生まれています。一方、先進国では食は飽和状態となっており、食品廃棄量や生活習慣病の増加などの課題があります。

　日本の食生活は1970年代から急速に変化し、食の欧米化などに見られるように、多くの食料を海外に頼るようになりました。農林水産省では、国民1人当たりの供給食料・供給栄養量を示したフードバランスシート（食料需給表）を作成していますが、世界各国でも同様のものが作成されており、比較ができるようになっています。

2 食料自給率　　　　　　重要

（1）日本の食料自給率

　食料自給率とは、**国内の食料生産**で**国内の消費**がどれだけ賄えるかを表した指数です。例えば、消費は100あるが生産では45しか賄えていない場合、食料自給率は45％になります。

日本で一般的に食料自給率と言った場合、**カロリーベース自給率**（供給熱量自給率）を指し、諸外国との比較にも使われます。日本の食料自給率は1965（昭和40）年度には70％を超えていましたが、時代とともに徐々に減少し、1998（平成10）年頃には40％前後となり、近年も40％前後の低水準のまま横ばいが続いています。食料自給率の低下要因としては、農産物などの耕作面積は変化していないものの、作付面積が減少したことにより国内生産量が減少していることが挙げられます。また、食の欧米化などにより自給率の高い米食が減り、輸入中心である小麦などへ主食がシフトしたことも挙げられます。

　政府が2020（令和2）年に決定した「食料・農業・農村基本計画」では、2030年度に食料自給率をカロリーベースで45％まで引き上げる目標値が定められています。

食料自給率（カロリーベース）の推移

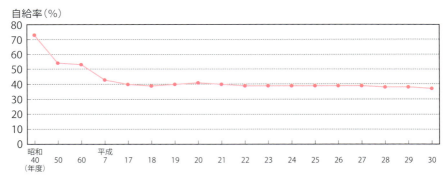

出所：農林水産省「平成30年度食料需給表」をもとに作成

（2）様々な食料自給率

　カロリーベース自給率以外にも、様々な計算方法で自給率が算出されています。青果などのように、カロリーが低く相場などの影響を受けやすいものに対しては、その動向を的確に反映させるため、生産金額をベースに算出した**生産額ベース自給率**が使われています。穀物の生産と消費を数値化した**穀物自給率**では、食用の穀物に加え、家畜などの餌に使用される穀物の生産・消費も含ん

で計算されます。食品の重量をベースとした**重量ベース自給率**もあり、これを品目ごとにまとめたものが**品目別自給率**です。主な品目別の食料自給率は、次の図のとおりです。

🍌 主な品目別の食料自給率

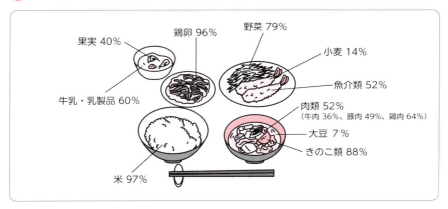

出所：農林水産省「平成30年度食料需給表」をもとに作成

3 消費者意識の変化

（1）スローフード

ファストフードによる影響で、味の均一化が出てきたことを問題視したイタリアの運動家が提唱したスローフード運動（107ページ参照）は、日本だけでなく世界各国で注目され、消費者の食に対する意識を変えつつあります。

スローフード運動では、次の3つの活動が行われています。

- 減少や消滅の危機にある郷土料理・品質の高い料理を見直し、食品や食文化を守る。
- 食育（食や味の教育）を推進する。
- 品質の高い食材を提供する生産者を守る。

（2）フードマイレージ

フードマイレージとは、どのぐらいの環境負荷が輸送にかかったかを指標化したもので、輸入の量（トン数）と輸入の距離（km）から計算されます。イギリスの運動家が、生産された場所から消費される場所までの距離が短い食料を食べることで、輸送における環境負荷が少なくなるという仮説を元に提唱しました（フードマイレージの計算式は107ページ参照）。

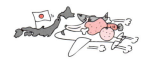

（3）LOHAS

LOHAS（**ロハス**）とは、1990年代後半にアメリカで始まったとされる、健康と地球環境の持続可能性を志向するライフスタイルや、その志向を持つ人のことを指します。環境問題や農薬汚染などに危機意識を持つ消費者は年々増えており、LOHASの市場も拡大しています。

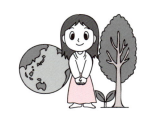

LOHASはライフスタイルなので、関連する商品は幅広くあり、大きく下記の5つの部門に分けられています。

持続可能な経済を目指す	再生・代替エネルギー商品、省エネ商品　など
健康的なライフスタイル	自然食品、オーガニック食品、栄養補助食品　など
環境に配慮したライフスタイル	エコ関連商品、リサイクルファイバー商品　など
代替医療	鍼灸療法、漢方薬　など
自己啓発	ヨガ、フィットネス、自己啓発書　など

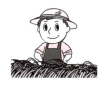

お役立ちコラム　意外と身近なスローフード運動

近年では、B級グルメなど地域の食が見直されています。様々な食メニューに興味を持つとともに、日本の伝統食などにも改めて目を向けてみましょう。

スピードCheck! 確認テスト

食料自給率に関する記述として、不適当なものを選びなさい。該当するものがない場合は、（6）を選びなさい。

（1）日本の食料自給率が低迷している要因として、作付面積の減少が挙げられる。
（2）食料自給率とは、国内の生産と国内の消費のバランスを数値化したものである。
（3）食料自給率には、生産額ベースや重量ベースなどもある。
（4）政府は、「食料・農業・農村基本計画」でカロリーベースを45％まで引き上げる目標を定めている。
（5）品目別自給率で、野菜・肉類・米・小麦・大豆のうち一番少ないのは小麦である。
（6）該当なし。

答え　（5）　 P.317〜319

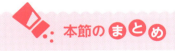

品目別食料自給率の大小は、よく出題されます。比較ができるように覚えておきましょう。

第6章　演習問題

問1 金融機関以外の、個人・一般企業・地方公共団体が保有する市場に流通している通貨総量のことを何と言うか。該当するものがない場合は、（6）を選びなさい。

（1）景気動向指数　　（2）マネーストック　　（3）消費者物価指数

（4）GDP　　　　　（5）日銀短期経済観測　　（6）該当なし

問2 円高に関する記述として、不適当なものを選びなさい。該当するものがない場合は、（6）を選びなさい。

（1）輸入には有利であるため、輸入業者の株価が上がりやすくなる。

（2）貿易摩擦が起こりやすくなる。

（3）外貨を手放し、円に換える動きが活発になる。

（4）日本は輸出入ともに多く、一概に円高が有利であるとは言えない。

（5）製造拠点を海外に移すなど、産業の空洞化が起こる可能性がある。

（6）該当なし

問3 次のうち、直接税として不適当なものを選びなさい。該当するものがない場合は、（6）を選びなさい。

（1）所得税　　（2）相続税　　（3）消費税

（4）自動車税　　（5）法人税　　（6）該当なし

問4 ネガティブオプションに関する説明として、適当なものを選びなさい。該当するものがない場合は、（6）を選びなさい。

（1）水道局員や消防署員を装って訪問し、浄水器や消火器などを購入させる。

（2）身内を装って「緊急でお金が必要だ」と言い、指定した口座へ現金を振り込ませる。

（3）電話や郵便などで連絡してカフェなどに呼び出し、高額な商品を購入させる。

（4）街頭や路上で声をかけて営業所やカフェに同行し、商品などを購入させる。

（5）会場に人を集め、日用品を無料で配ったり格安で販売したりして会場内の雰囲気を盛り上げ、高額商品を購入させる。

（6）該当なし

問5 病院や診療所など、身近にある医療機関が実施している日常的な医療サービスのことを何と言うか。該当するものがない場合は、（6）を選びなさい。

（1）プライマリケア　　　　　（2）バリアフリー　　　（3）インテグレーション

（4）セカンドオピニオン　　　（5）デイケア　　　　　（6）該当なし

問6 環境に関する記述として、不適当なものを選びなさい。該当するものがない場合は、（6）を選びなさい。

（1）廃棄物の発生を抑制・削減するために、必要以上の消費や生産を抑制・削減することをリデュースと言う。

（2）使わなくなったモノを、別の人が使ったり別の形で改めて使ったりすることをリユースと言う。

（3）再加工などで生まれ変わらせ、再び利用することをリサイクルと言う。

（4）落ち葉や藁などの農産廃棄物を利用して、堆肥作りを行うことをデポジットと言う。

（5）あらゆる産業から出る廃棄物を他分野の材料として活用することで、廃棄物をゼロにすることを目指す取り組みをゼロエミッションと言う。

（6）該当なし

問7 容器包装リサイクル法の対象外のものとして、不適当なものを選びなさい。該当するものがない場合は、（6）を選びなさい。

（1）手紙やダイレクトメールの封筒　　（2）日本人形などを入れたガラスケース

（3）宅配便に使用した容器包装　　　　（4）寿司パックなどに含まれる仕切り

（5）クリーニングを入れた袋　　　　　（6）該当なし

第6章

社会生活

323

問8 PL法に関する記述として、適当なものを選びなさい。該当するものがない場合は、（6）を選びなさい。

（1）製造者の責任を定めた法律の一つで、製造者責任法の通称である。

（2）製品の使用により、消費者が生命・身体または財産に損害を受けた場合、製品の欠陥によるものであれば製造者の損害賠償が受けられる。

（3）干物などのように、単に乾燥・切断・冷凍・冷蔵したものなど未加工の食品が対象となる。

（4）煮る・焼く・揚げるなど加熱されたものや、調味料を加え味付けしたものなどの加工された食品は対象外である。

（5）輸入業者、製造業者、加工業者、小売業者などに該当する企業のみが対象となる。

（6）該当なし

問9 次の用語の組み合わせのうち、不適当なものを選びなさい。該当するものがない場合は、（6）を選びなさい。

（1）コンプライアンス（法令遵守）

（2）eコマース（電子商取引）

（3）POS（販売時点情報管理）

（4）SPA（アパレル製造小売専門店）

（5）IOS（国際標準化機構）

（6）該当なし

問10 食料自給率に関する記述として、不適当なものを選びなさい。該当するものがない場合は、（6）を選びなさい。

（1）食料自給率とは、国内の食料生産で国内の消費がどれだけ賄えるかを表した指数を指す。

（2）日本では、一般的に食料自給率と言った場合、カロリーベース自給率（供給熱量自給率）を指す。

（3）食料自給率の低下要因として、農産物などの耕作面積は変化していないものの、作付面積が減少したことにより、国内生産量が減少していることが挙げられる。

（4）品目別自給率で、「肉類・小麦・米・果実・野菜」のうち、自給率が一番低いものは果実である。

（5）「食料・農業・農村基本計画」では、食料自給率をカロリーベースで45％まで引き上げる目標値が定められている。

（6）該当なし

問11 物価が下落する状況において、経済停滞が起こっている状態のことを何と言うか。カタカナで答えなさい。

問12 特定の品目において輸入量が増え、国内の同品目を扱う産業にとって重大な損害を与える恐れがある場合、または与えた場合、政府がその品目について輸入に制限をかける措置のことを何と言うか。漢字8文字で答えなさい。

問13 年齢・性別・国籍・言語・身体的状況などの違いにかかわらず、すべての人が使いこなせるようなデザイン、またはデザインを目指す概念のことを何と言うか。カタカナで答えなさい。

問14 企業統治と訳され、企業運営における監視を強化することで正しく経営できているかを確認することを何と言うか。カタカナで答えなさい。

問15 「健康と地球環境の持続可能性を志向するライフスタイルや、その志向を持つ人のことを○○○○○と言う」。○○に入る言葉を、アルファベットで答えなさい。

第6章

社会生活

解答・解説

問1 **（2）** 日本銀行が毎月統計をまとめている。以前は、マネーサプライと呼ばれていた。　**P.286**

問2 **（2）** 貿易摩擦が起こりやすくなるのは、「円安」のとき。　**P.288**

問3 **（3）** 消費税は、税金を負担する人と実際に納める人が別であるため「間接税」に分類される。　**P.290**

問4 **（6）** （1）かたり商法、（2）振り込め詐欺、（3）アポイントメントセールス、（4）キャッチセールス、（5）SF商法。　**P.295〜296**

問5 **（1）** （5）デイケアは、自宅から介護施設やリハビリテーション施設などに通ってサービスを受けること。　**P.300**

問6 **（4）** 落ち葉や藁などの農産廃棄物を利用して堆肥作りを行うことは、「コンポスト」。　**P.303**

問7 **（6）** 「中身が商品ではないもの」「サービス・役務の提供に使用されたもの」「中身と容器包装を分離した際に不要とならないもの」などは、対象外と定められている。　**P.304**

問8 **（2）** 製造物責任法の通称で、「製造・加工された加工食品」が対象。未加工またはそれに準ずる生鮮食品類は、対象外。　**P.307〜308**

問9 **（5）** 国際標準化機構は「ISO」。各国の取引をスムーズに行うため、工業標準を策定する機関のことを指す。　**P.313〜315**

問10 **（4）** 選択肢の中で自給率が一番低いのは、「小麦」。　**P.317〜319**

問11 **デフレスパイラル**　**P.287**

問12 **緊急輸入制限措置（セーフガード）**　**P.293**

問13 **ユニバーサルデザイン**　**P.300**

問14 **コーポレートガバナンス**　**P.315**

問15 **LOHAS**　**P.320**

模擬試験

| 第1回 | 問 題 | ⋯⋯⋯⋯⋯⋯⋯⋯⋯ | 328 |

| 第2回 | 問 題 | ⋯⋯⋯⋯⋯⋯⋯⋯⋯ | 348 |

| 第1回 | 〈解答・解説〉 | ⋯⋯⋯⋯⋯⋯ | 368 |

| 第2回 | 〈解答・解説〉 | ⋯⋯⋯⋯⋯⋯ | 376 |

解答用紙 ⋯⋯⋯⋯⋯⋯⋯⋯⋯⋯⋯ 384

- 試験時間は、実際の試験と同様の90分で解きましょう。

- 出題形式は、五肢択一によるマークシート方式です。

- 合計点数の60％以上の得点を有することで合格となります。模擬試験では余裕をもって70％以上の得点を目指しましょう。

- 384ページの解答用紙は、コピーをして繰り返し使うことができます。

- 間違えた問題は何度も解き直すことで、自らの弱点補強に努めましょう。

模擬試験 問題 第1回

栄養と健康

問1

食生活に関する記述として、不適当なものを選びなさい。該当するものがない場合は、（6）を選びなさい。

（1）スローフード運動とは、食事にゆとりを持ち、時間をかけて食べることで消化や吸収を向上させるという、健康の維持・増進を目的とした運動である。

（2）栄養素には、体を作り、体調を整えるという働きがあるが、栄養素が豊富に含まれる食品が常に体によいとは限らず、逆に病気を引き起こすこともある。

（3）健康を保つための要素として、栄養、運動、休養が挙げられるが、これらのバランスをとりながら、実行・改善することが必要となる。

（4）健康的な食事を考えることは必要ではあるが、「○○は△△に効果がある」などに過剰反応すると、食事を総合的にとらえることが見過される可能性がある。

（5）生活習慣病は、食生活の内容、運動不足、ストレスなど、さまざまな要因があるが、社会環境の変化も踏まえて総合的に考えなければならない。

（6）該当なし

問2

栄養素に関する記述として、不適当なものを選びなさい。該当するものがない場合は、（6）を選びなさい。

（1）糖質と食物繊維を合わせたものが炭水化物で、炭水化物という名称は、炭素（C）・水素（H）・酸素（O）からなる物質であることを表す。

（2）必須アミノ酸は人間の生命維持に必要なものであるが、体内では合成できないことから、サプリメントなどを含めた食品から摂取しなければならない。

（3）水は栄養素ではないものの、栄養素の運搬、老廃物の排泄、体液の調節などの
　　役割のある重要な物質であり、成人では体重の約60％を占める。

（4）脂質はエネルギー源として重要であり、吸収された脂質は体内で再合成され、
　　体のエネルギーとして蓄えられたり、体温の維持などに役立てられたりする。

（5）飽和脂肪酸は常温で参加しにくく、不飽和脂肪酸は参加しやすい性質を持つ。

（6）該当なし

問3

たんぱく質に関する記述として、不適当なものを選びなさい。該当するものがない場
合は、（6）を選びなさい。

（1）たんぱく質には、エネルギーを生む、体を作る、体の調子を整えるという3つ
　　の働きがある。

（2）たんぱく質は、骨や筋肉、血液、酵素、ホルモンなどを形成する栄養素である。

（3）たんぱく質は、細胞の主成分で、炭素、水素、酸素のほかに窒素を含んでいる。

（4）たんぱく質を構成する最小単位がアミノ酸であるが、その構成により、単純た
　　んぱく質と複合たんぱく質の2つに分けられる。

（5）肉類、魚類、卵、牛乳や乳製品などの動物性たんぱく質のほか、大豆や大豆の
　　加工品である豆腐などの植物性たんぱく質がある。

（6）該当なし

問4

パントテン酸に関する記述として、適当なものを選びなさい。該当するものがない場
合は、（6）を選びなさい。

（1）主な欠乏症は頭蓋内出血で、血液を凝固させる働きを持つ。

（2）強い抗酸化作用があり、老化を防ぐ、血管を強化するなどの働きを持つ。

（3）善玉コレステロールを増やす、免疫力を高めるなどの働きを持つ。

（4）主な欠乏症は悪性貧血で、赤血球の生成を助けるなどの働きを持つ。

（5）貧血を予防する、新しい細胞を生成する、皮膚の健康を保つなどの働きを持つ。

（6）該当なし

模擬試験 第1回

問題

問 5

ミネラルに関する記述として、不適当なものを選びなさい。該当するものがない場合は、（6）を選びなさい。

（1）ミネラルの補給源としてサプリメントの使用が増えているが、摂取の仕方によっては、過剰摂取による弊害を引き起こす可能性がある。

（2）現代人のカルシウム不足が問題になっていることから、骨粗鬆症予防などのために、カルシウムを意識的に摂取するように心がける。

（3）加工食品にはリンが使用されることが多く、現代人の食生活ではリンの過剰摂取に注意する必要がある。

（4）鉄が不足すると鉄欠乏症により貧血を引き起こしたり、思考力や集中力の低下につながったりする可能性がある。

（5）亜鉛が不足すると、嗅覚神経への伝達が活発化することにより、味覚異常を引き起こす可能性がある。

（6）該当なし

問 6

糖尿病に関する記述として、不適当なものを選びなさい。該当するものがない場合は、（6）を選びなさい。

（1）糖尿病の初期段階では自覚症状がなく、病気がある程度進行すると、のどが渇く、疲れやすい、皮膚の乾燥などの症状のほか、視力低下などの症状が起こる。

（2）糖尿病の合併症として、神経障害、網膜症、狭心症が有名で、これらを糖尿病の三大合併症と呼ぶ。

（3）糖尿病の食事療法では、実際に何をどのくらい食べればよいかについて、「糖尿病食事療法のための食品交換表」などを参考にするとよい。

（4）糖尿病とは、血糖値を下げる作用のあるインスリンというホルモンが不足したり、細胞にうまく作用しなくなったりすることにより引き起こされる。

（5）糖尿病の食事療法の基本は、1日の摂取エネルギーを守る、栄養のバランスを保つ、規則正しい時間に食事をとることである。

（6）該当なし

問 7

運動に関する記述として、不適当なものを選びなさい。該当するものがない場合は、（6）を選びなさい。

（1）無酸素運動は、主に糖質を消費し、体内で酸素を使わない運動が対象となる。

（2）有酸素運動は、生活習慣病などの危険因子の予防や改善が期待でき、効率的に行うことで、脂肪燃焼量を増やすことが可能になる。

（3）運動の効果は、一般的に運動後72時間程度で消え、運動前の状態に戻る。

（4）運動は骨や血管を丈夫にしたり、心臓や肺の機能を向上させたりする働きがあるばかりではなく、ストレスを発散させる効果にもつながる。

（5）運動前にストレッチを行うことにより、筋肉の収縮時間が長くなるため、筋肉や関節を柔らかくしてくれる効果が高まる。

（6）該当なし

文化と食習慣

問 8

次の記述のうち、適当なものを選びなさい。該当するものがない場合は、（6）を選びなさい。

（1）子どもの頃から好きで、食べ慣れたものはおいしく感じ、嫌いなものや食べ慣れないものは抵抗感があるように、過去の食体験はおいしさに大きく影響する。

（2）食べ物のおいしさは味だけではなく、喜怒哀楽などの感情的要因の影響を受けるが、空腹感による生理的要因は関係しない。

（3）おいしさの特性要因とは、環境要因を指すことが一般的であり、中でも社会環境、自然環境、人工的環境がおいしさに影響を与えている。

（4）食品添加物を使用した食品と、自然の食材を使用した無添加食品を比べると、一般的に無添加食品のほうがおいしいものが多い。

（5）おいしさは味覚を中心に感じるほか、視覚、聴覚、嗅覚による影響は大きいものの、触覚によっておいしさを感じることはほとんどない。

（6）該当なし

模擬試験 第1回

問題

問 9

次の食材や料理に関連が深い行事として、適当なものを選びなさい。該当するものがない場合は、（6）を選びなさい。

食材・料理：きぬかつぎ、団子

（1）彼岸　　　（2）鏡開き　　　（3）盂蘭盆
（4）月見　　　（5）新嘗祭　　　（6）該当なし

問 10

次の郷土料理とその産地の組合せとして、不適当なものを選びなさい。該当するものがない場合は、（6）を選びなさい。

（1）芋煮（山形）　　　（2）棒ダラの煮物（福島）　　　（3）笹かまぼこ（宮城）
（4）しもつかれ（栃木）　　　（5）アンコウ料理（岩手）　　　（6）該当なし

問 11

日本料理の特徴に関する記述として、不適当なものを選びなさい。該当するものがない場合は、（6）を選びなさい。

（1）食材の味を引き出すことを重視し、その食材に合わせた工夫が施されている。
（2）刺身、焼き物、煮物、蒸し物、揚げ物の5つの調理法を調理の五法という。
（3）旬の食材を取り入れ、色や形にこだわり、盛り付け方にも工夫を凝らしていることから「目で楽しむ料理」ともいわれる。
（4）日本料理の基本の味である五味とは、甘味、酸味、塩味、苦味、うま味を指す。
（5）空間を活用した立体的な盛り付け方は、精神的な充足感を得られやすい。
（6）該当なし

問 12

日本の食器に関する記述として、不適当なものを選びなさい。該当するものがない場合は、（6）を選びなさい。

（1）磁器は高温で焼くため、素地が緻密で強度があり、たたくと金属音が出ることが特徴で、代表的なものに瀬戸焼や有田焼がある。

（2）日本におけるガラス食器を切子といい、江戸切子や薩摩切子が代表的である。

（3）陶器は粘土を原料とした焼き物で、磁器に比べると焼成温度が高い。

（4）漆器は塗り物とも呼ばれ、重箱、椀、膳、盆などに使われている。

（5）竹細工はざる、かご、箸置きなどに清涼感を表するために使用される。

（6）該当なし

問13

食事のマナーに関する記述として、不適当なものを選びなさい。該当するものがない場合は、（6）を選びなさい。

（1）立食パーティーでは、料理をとったら、料理テーブルから離れるようにする。

（2）日本料理の席次で、床の間がある場合は床の間に最も近い、または床の間を背面にした席が上座になることが一般的である。

（3）中国料理の円卓では、入り口から最も遠い席が上座、続いて入り口から見て上座に座る人の左手前、右手前の順に続く席次とする。

（4）西洋料理で食事中に中座する場合、ナイフとフォークを皿の上にハの字に置く。

（5）立食パーティーで飲み物のグラスに巻いてある紙ナプキンは、外さずに飲む。

（6）該当なし

問14

旬に関する記述として、不適当なものを選びなさい。該当するものがない場合は、（6）を選びなさい。

（1）初物は縁起がよいと珍重されているが、旬の走りにも同様の意味があり、食材の旬の出始めを指している。

（2）旬とは、その食材が新鮮でおいしく味わえる時期で、その最盛期を盛りという。

（3）旬の名残とは、旬の最盛期を過ぎた時期と、旬の終わりの時期を指している。

（4）輸送手段や保存方法などの発達により、いつでも食べられる状態を旬外れという。

（5）生鮮食品だけではなく、その食材を用いた加工食品でも旬を感じられる。

（6）該当なし

食品学

問15

冷凍食品のメリットに関する記述として、不適当なものを選びなさい。該当するものがない場合は、（6）を選びなさい。

（1）急速凍結により、食品組織の破損が少なく、解凍するとほぼ元の状態に戻る。

（2）貯蔵性、便宜性、安全性、品質の均一性、価格の安定性などの商品特性を持つ。

（3）低温管理で微生物を死滅させ、長期間の保存でも食中毒発生を防止できる。

（4）包装により汚染や劣化を防ぐとともに、包装に食品表示ができる。

（5）前処理を施すことで、捨てる部分や無駄がなく、調理に手間がかからない。

（6）該当なし

問16

農産物の食品表示に関する記述として、不適当なものを選びなさい。該当するものがない場合は、（6）を選びなさい。

（1）店内で果物をカットし、その店内で飲食用として販売する場合は、食品表示義務の対象とはならない。

（2）単品の野菜をカットし、パック詰めをした場合、生鮮食品の食品表示となる。

（3）野菜を販売する前に殺菌洗浄処理をした場合、野菜そのものには実質的な変化を与えないことから生鮮食品扱いとなるため、原産地表示が必要となる。

（4）農産物では、その内容を示す一般的な名称と原産地の食品表示が必要となる。

（5）原産地表示は、国産品であれば都道府県名、輸入品であれば原産国名を表示しなければならず、ほかの表示方法は原則認められていない。

（6）該当なし

問17

水産物の食品表示に関する記述として、適当なものを選びなさい。該当するものがない場合は、（6）を選びなさい。

（1）太平洋で漁獲され、静岡県焼津港で水揚げされた場合、「太平洋」ではなく、「焼

津港（静岡）」などの水揚げ場所が原産地となる。

（2）マグロなどの回遊魚は、水域の特定が難しいため、原産地表示を省略できる。

（3）塩蔵ワカメの塩抜きをした場合、食品として最低限の加工を施しただけであることから、生鮮食品としての食品表示が必要となる。

（4）食品表示では、容器や包装のパッケージ面の見やすい箇所への表示が基本であるが、商品の裏面（底の部分）への表示も認めている。

（5）食品表示事項は、「名称」「原産地」に加え、「解凍」または「天然」の表示が必要となるが、「冷凍」についての食品表示は必要ではない。

（6）該当なし

問18

畜産物の食品表示に関する記述として、不適当なものを選びなさい。該当するものがない場合は、（6）を選びなさい。

（1）オーストラリア産をタスマニアン、カナダ産をカナディアンなど、州名や国名が特定できる場合に限り、原産国名に代えての表示が認められている。

（2）生鮮食品に近い加工食品は、加工食品の食品表示をするとともに、原料原産地表示についても規定に従った表示が義務付けられている。

（3）原産地表示で、主たる飼養地が2か所以上になる場合、飼養期間が一番長い飼養地を原産地として表示しなければならない。

（4）国産品の場合、原産地表示は国産または国内産などに代えて、信州、甲州、上州などの一般に知られている地名や旧国名などによる表示が認められている。

（5）衣をつけた豚カツ用の豚肉の表示は加工食品扱いではあるが、生鮮食品に近い加工食品であるという理由から原料原産地表示が必要となる。

（6）該当なし

問19

加工食品の食品表示に関する記述として、不適当なものを選びなさい。該当するものがない場合は、（6）を選びなさい。

（1）名称は、商品名と異なってもよく、その内容を表す一般的な名称で表示できる。

模擬試験 第1回

問題

（2）原材料名は、原材料、複合原材料、食品添加物のそれぞれがわかるように区切り、各重量の多い順にすべて表示する。

（3）製造者等は、製造者のみならず、加工者や販売者などでもよく、表示義務項目は「氏名（法人の場合は法人名）」「所在地（住所）」である。

（4）期限表示には、消費期限と賞味期限の2つがあるが、品質の変化がきわめて少ない食品（砂糖、食塩など）は省略できる。

（5）内容量は、重量や体積、数量などで表示するが、商品の外見から容易に識別できるものは省略できる。

（6）該当なし

問20

遺伝子組換え食品に関する記述として、不適当なものを選びなさい。該当するものがない場合は、（6）を選びなさい。

（1）遺伝子組換え表示の対象は、原材料に占める重量の割合が上位3位以内かつ全重量の5％以上を占めるものに限られている。

（2）遺伝子組換え農産物は、人工的に作り出された生命体であるなどの理由により、安全性について指摘されることがある。

（3）遺伝子組換え表示の対象となる食品は、遺伝子やたんぱく質を検出し、遺伝子組換え農産物かどうかを検証できるものに限られている。

（4）「遺伝子組換えでない」もしくは「遺伝子組換えである」という表示は、消費者に対する食の安全性を意図した食品表示（食品情報）といえる。

（5）GMOとは、遺伝子組換え農産物（生物）を指すが、日本に流通している遺伝子組換え農産物はすべて輸入したものである。

（6）該当なし

問21

食品添加物に関する記述として、不適当なものを選びなさい。該当するものがない場合は、（6）を選びなさい。

（1）微量で食品に影響がない程度であれば、食品添加物の食品表示は免除される。

（2）ADIとは、生涯にわたって食品添加物を毎日摂取し続けたとしても、健康に問題のない、食品添加物の1日の摂取許容量のことである。

（3）保存料は、腐敗などの原因となる微生物の増殖を抑制し、保存性を高める役割であるため、微生物を殺す目的の殺菌剤とは異なる。

（4）食品添加物の中には、栄養価を高めるために添加される栄養強化剤などもある。

（5）食品添加物とは、最終的に残存するか否かにかかわらず、化学的合成物を指す。

（6）該当なし

衛生管理

問22

次の記述のうち、不適当なものを選びなさい。該当するものがない場合は、（6）を選びなさい。

（1）食中毒における潜伏期間とは、病原菌が体内に侵入してから食中毒を発症するまでの期間であり、一般的に食品内毒素型は潜伏期間が長い。

（2）食中毒菌が付着しても、変色するなどの何らかの兆候が確認できるとは限らない。

（3）食中毒の原因は食品の製造や加工の過程だけではなく、流通形態や消費者のライフスタイルなど、さまざまな要因が食中毒発生に影響を与える。

（4）感染型の食中毒菌は、食品とともに体内に入った細菌が病原性を持つ。毒素型の食中毒菌は、食品内や体内に入った細菌が毒素を作り出す。

（5）細菌は健康障害をマイナスに働くものだけではなく、プラスに働くものもある。

（6）該当なし

問23

食中毒の分類に関連する原因物質の組合せとして、不適当なものを選びなさい。該当するものがない場合は、（6）を選びなさい。

（1）食品内毒素型（黄色ブドウ球菌）　　（2）化学物質（砒素）

（3）カビ毒（アマトキシン）　　　　　　（4）植物性自然毒（アコニチン）

（5）感染型（カンピロバクター）　　　　（6）該当なし

問24

次のうち、細菌性食中毒の生体内毒素型に分類されるものとして、不適当なものを選びなさい。該当するものがない場合は、（6）を選びなさい。

（1）黄色ブドウ球菌　　　（2）腸炎ビブリオ　　　（3）ボツリヌス菌

（4）腸管出血性大腸菌　　　（5）サルモネラ菌　　　（6）該当なし

問25

ウェルシュ菌に関する記述として、適当なものを選びなさい。該当するものがない場合は、（6）を選びなさい。

（1）肉や鶏卵などが原因食品で、鶏卵の汚染率が高まっているため注意が必要である。

（2）食品内毒素型に分類され、ハムやソーセージ、缶詰などの中で増殖する。逆に酸素のあるところでは増殖しないという特徴がある。

（3）土壌、水中、ほこりなどに芽胞を形成して存在し、農産物などを広く汚染する。特に残りご飯の使用には注意し、室温に放置しないようにする。

（4）鶏・豚・牛などの腸管内に存在し、少量の酸素を利用して増殖する。特に鶏肉の加熱不足が原因になることが多い。

（5）集団給食施設での食中毒が多く、前日に大量に調理した煮物などを大きな容器のまま室温で保存することなどが原因となる。

（6）該当なし

問26

ノロウイルスに関する記述として、不適当なものを選びなさい。該当するものがない場合は、（6）を選びなさい。

（1）腹痛、下痢、発熱、嘔吐など、風邪と似た症状で、予防は中心部を85℃〜90℃、かつ90秒以上の加熱が目安となる。

（2）冬季に多発しており、動物を介して人間に感染するウイルス性食中毒であるため、予防対策が必要となる。

（3）生牡蠣、ホタテ、アサリなどの二枚貝の不十分な加熱が原因となることが多く、

人の体内での増殖により発症する。

（4）乳幼児や高齢者が感染すると重篤な症状となり、死に至ることもある。

（5）以前は「小型球形ウイルス（SRSV）」と呼ばれていたが、国際ウイルス学会が正式に「ノロウイルス」と命名した。

（6）該当なし

問27

次のうち、たんぱく質の一種であるプリオンの異常化が原因とされる牛海綿状脳症（BSE）に関する特定危険部位として、不適当なものを選びなさい。該当するものがない場合は、（6）を選びなさい。

（1）脳　　　　（2）脊髄　　　　（3）牛乳

（4）扁桃　　　（5）回腸　　　　（6）該当なし

問28

食品の変質に関する記述として、不適当なものを選びなさい。該当するものがない場合は、（6）を選びなさい。

（1）変質の原因である物理作用には、光や水分などが関係し、光による変色や酸化、水分による変色やカビの発生などがある。

（2）水分を多く含む食品を放置しておくと、時間の経過とともに色・味・香りなどが変わり、外観や内容が元の食品と異なる状態になる。

（3）化学作用による変質は、酵素と酸素が関係し、肉などの油脂の酸化を引き起こす。

（4）食品の保存方法としては、加熱して微生物を死滅させる、紫外線で殺菌する、酵素を不活性化させる、防腐効果や抗酸化性のある煙で燻すなどがある。

（5）微生物の繁殖による変質は、脂質の分解による腐敗は有害となるが、たんぱく質が分解されてアルコールや有機酸が生成される発酵は有益となる。

（6）該当なし

模擬試験 第1回

問題

食マーケット

問29

次の流通用語に関する記述として、不適当なものを選びなさい。該当するものがない場合は、（6）を選びなさい。

（1）窓口問屋制とは、特定の卸売業者が複数の商品を一括で配送する手法である。

（2）クイックレスポンスとは、製造から販売までの無駄なコストを削減し、効率的な品揃えと生産などを行って顧客満足と収益の向上を図る方法である。

（3）ホリゾンタル陳列とは、垂直陳列とも呼ばれ、同一商品や関連商品を陳列棚の上段から下段まで縦に陳列する方法である。

（4）日配品とは、豆腐や納豆、牛乳や乳飲料など、日持ちせず温度管理が必要な商品で、一般的には毎日配送される商品のことである。

（5）アイランド陳列とは、目玉商品、季節商品、催事商品などを店舗の通路の中央部分に平台などを使用して陳列する方法である。

（6）該当なし

問30

流通に関する記述として、不適当なものを選びなさい。該当するものがない場合は、（6）を選びなさい。

（1）流通には一般に、商流、物流、金融、情報の4つの機能が備わっている。

（2）流通でいう消費者とは、一般消費者のほか、一般企業、官公庁、自治体、再生産のため原材料を購入するメーカーまでが含まれる。

（3）流通とは、生産者と消費者間における、人・場所・時間の3つのギャップをつなぎ、モノなどが消費者に渡るまでの経済活動全般のことである。

（4）流通の機能は、商品の保管や仕分けなどを含む物流の作業全般を指すとともに、商品の生産機能も含まれる。

（5）日本の流通構造の問題点は、流通経路が多段階であること、卸売・小売ともに小規模が多いこと、独特の取引形態による不透明な商慣行などが挙げられる。

（6）該当なし

問31

ジャストインタイム物流に関する記述として、不適当なものを選びなさい。該当するものがない場合は、（6）を選びなさい。

（1）共同配送や一括配送などを併用し、物流コストの削減を図るシステムである。

（2）「必要なものを、必要なときに、必要なだけ」供給するという物流システムであり、ムリ・ムダ・ムラの排除が期待できる。

（3）トヨタ自動車が部品調達の効率化を図るうえで開発した生産管理のための「かんばん方式」という仕組みを物流に応用したシステムである。

（4）小売業者が納入業者にジャストインタイム物流を要請することで、在庫コストを押し付けることなどにつながる可能性がある。

（5）主にコンビニエンスストアなどにおけるフランチャイズチェーンと納入業者との間ではこのジャストインタイム物流を取り入れている。

（6）該当なし

問32

食生活に関する記述として、不適当なものを選びなさい。該当するものがない場合は、（6）を選びなさい。

（1）「中食」は家庭の外で調理された料理を、家庭や職場などに持ち帰って食べる形態であり、ピザなどの宅配サービスもこれに分類される。

（2）日本の高度経済成長期である1970年代まで食生活の基本は「内食」であったが、1970年代後半以降に外食産業が発展し、食事の形態に「外食」が加わった。

（3）1980年代からコンビニエンスストアが台頭し、弁当やおにぎりなどが消費者に受け入れられ、中間的な意味合いの「中食」という言葉が使われるようになった。

（4）現代における食事区分の「内食」とは、「家内食事」が略された言葉であり、家庭内で調理された料理を家庭内で食べる形態のことをいう。

（5）個食とは、家族一緒に食事をしていても食事の内容が異なることをいう。

（6）該当なし

問33

ミールソリューションに関連する言葉として、不適当なものを選びなさい。該当する
ものがない場合は、（6）を選びなさい。

（1）デパチカ 　　　（2）HMR 　　　（3）ホテイチ

（4）エキナカ 　　　（5）SCM 　　　（6）該当なし

問34

次の日本の商慣行の内容とその名称の組合せとして、不適当なものを選びなさい。該
当するものがない場合は、（6）を選びなさい。

（1）メーカーが商品の所有権を持ちながら、小売業者に販売を委託する（委託販売）

（2）商品の取引価格とは別に支払われる謝礼金で、割戻金ともいう（リベート）

（3）特定の卸売業者以外からは商品を仕入れることができない（一店一帳合制）

（4）メーカーが商品の販売価格を決定し、それに基づいて仕入価格が決まる（建値）

（5）小売店の店員が商品の出荷業務などのためにメーカーに出向する（派遣店員）

（6）該当なし

問35

メニューメイキングにおける「ABC分析」に関する記述として、適当なものを選びな
さい。該当するものがない場合は、（6）を選びなさい。

（1）売上が低いメニューから並べ、構成比率が低い順に「A・B・C」を割り当てる。

（2）売上全体における構成比率が上位「5％」を占めるメニューを「A部門」とする。

（3）売上全体における構成比率が上位「25％」を占めるメニューを「B部門」とする。

（4）売上全体における構成比率が上位「70％」を占めるメニューを「C部門」とする。

（5）売上全体における構成比率が低いA部門のメニューは変更の対象となる。

（6）該当なし

社会生活

問36

消費者生活とIT社会に関する記述として、不適当なものを選びなさい。該当するものがない場合は、（6）を選びなさい。

（1）SPAとは、自社製造・販売のことで、アパレルメーカーなどが自社独自のコンセプトに基づき、企画、開発、製造、販売を行うシステムである。

（2）FSPとは、メーカーの販売管理のことで、商品の生産性向上を目的としている。

（3）バーコードはJANコードとも呼ばれ、事業者コード、商品アイテムコード、チェックデジットで構成されている。

（4）POSと連携できる企業間のオンライン受発注システムがEOSで、的確な商品発注や在庫管理を可能にする。

（5）eコマースとは、電子商取引のことで、ネットワーク上で契約や決裁ができる電子による商取引である。

（6）該当なし

問37

メーカー側が流通業者に対し、卸売価格や小売価格を定めて守らせるという「再販売価格維持制度」に関する品目として、不適当なものを選びなさい。該当するものがない場合は、（6）を選びなさい。

（1）医薬品　　　　（2）書籍　　　　（3）レコード

（4）新聞　　　　（5）CD　　　　（6）該当なし

問38

食品リサイクル法に関する記述として、不適当なものを選びなさい。該当するものがない場合は、（6）を選びなさい。

（1）食品廃棄物とは、製造段階で生じる動植物性残さ、流通段階で生じる売れ残り、廃棄食品、消費段階で生じる調理屑、食べ残しなどのことである。

（2）食品廃棄物の発生を抑制するとともに、食品循環資源の有効利用を促進するこ

とで環境への負荷を軽減し、循環型社会の構築を目指すために制定された。

（3）食品関連事業者が基本方針に定められた再生利用等の実施率を達成するには、基準に従った取組みを行わなければならない。

（4）再生利用等の実施率向上が食品関連事業者すべてに課せられた責務であり、その項目として発生抑制、再生利用、減量が挙げられる。

（5）食品関連事業者とは、食品の製造・加工業者、食品の卸売・小売業者、飲食店及び食事の提供を伴う事業者と一般消費者である。

（6）該当なし

問39

日本の食料自給率に関する記述として、不適当なものを選びなさい。該当するものがない場合は、（6）を選びなさい。

（1）食料自給率とは、国内の食料生産量とそれに対する国内の消費量の関係を数値化し、食生活が国内の食料でどれだけ賄えるかを表す指標である。

（2）食料自給率では、食料の重量を用いているものがあり、この重量によって品目別に算出した品目別自給率がある。

（3）日本の食料自給率は低迷傾向にあるが、この要因として作付面積の減少や食の欧米化などが挙げられる。

（4）生産額ベース自給率は、比較的低カロリーであるものの、体に重要な役割を果たす野菜や果実などにおける健康の維持増進が的確に把握できる。

（5）生鮮食品である米、大豆、小麦、肉類、魚介類のうち、最も食料自給率が低い食品は大豆であり、次に小麦が続く。

（6）該当なし

問40

デフレーションに関する記述として、不適当なものを選びなさい。該当するものがない場合は、（6）を選びなさい。

（1）安い商品が海外から国内に流入しやすくなり、その対抗策として国産商品の価格の引下げを行うことで、デフレーションに拍車がかかることがある。

（2）デフレーションの経済下では、物価が下がり、相対的にお金の価値が上がることから、住宅ローンなどの債務は実質的に膨らむといえる。

（3）景気が停滞している経済状況下で、同時にデフレーションが起こる経済現象のことをスタグフレーションという。

（4）デフレーションによって企業は売上高が減少することで、特に低収益体質の企業にとっては大きな打撃となる。

（5）保有する資産価格が断続的に下落することで、資産の価値が下がり、損失が発生することで起こるデフレーションを資産デフレという。

（6）該当なし

問41

次のうち、米トレーサビリティ法の対象になる食品として、不適当なものを選びなさい。該当するものがない場合は、（6）を選びなさい。

（1）米菓　　　（2）清酒　　　（3）団子

（4）米飯　　　（5）味噌　　　（6）該当なし

問42

次の記述のうち、適当なものを選びなさい。該当するものがない場合は、（6）を選びなさい。

（1）廃棄物の排出をゼロにすることを目標に掲げた取組みをコンポストという。

（2）ゴミ処分場の処理能力に限界があることから、廃棄物自体を減量させるリターナブルが求められている。

（3）ビールや牛乳の販売時に容器であるびんの代金を上乗せし、容器が返却されたときに容器代を返還する預り金をデポジットという。

（4）容器包装リサイクル法の対象製品には、スチール缶、アルミ缶、紙パックなどがあるが、これらは法律の制定によってリサイクル品となった。

（5）農産廃棄物を堆肥化することやその装置自体のことをゼロエミッションという。

（6）該当なし

模擬試験 第1回

問題

記述問題

A

体温を維持する、呼吸をする、脳や心臓を動かすなど、生命を維持するために最低限必要なエネルギー消費量のことを何というか。漢字5文字で答えなさい。

B

体内で不要になったコレステロールなどを回収するといわれるのは〇〇〇コレステロールである。この〇の中に入る言葉を大文字のアルファベットで答えなさい。

C

食べ物にまつわる四字熟語で「質素な食事のこと」を意味する言葉を答えなさい。

D

次の内容の日本料理の形式を何というか。漢字3文字で答えなさい。
「空腹を一時的にしのぐ程度の簡素な料理であり、茶会や茶事の席で出される軽食」

E

次の加工食品における食品表示の原材料名のうち、複合原材料を選びなさい。
酢飯、鶏唐揚げ（鶏肉、卵白、小麦粉、植物油脂等）、マヨネーズ、海苔／調味料（アミノ酸等）pH調整剤、酸化防止剤（V・E）

F

検査認定を受けた有機農産物や畜産物、加工食品に付けるマークを漢字、アルファベット、カタカナを組み合わせて答えなさい。

G

特定の食品や栄養素について、健康への有用性や有害性が、主にマスメディアによって過大に評価されることを何というか。カタカナ9文字で答えなさい。

H

国内外で使われている農薬のほぼすべてについて基準を設定し、農薬の基準を超える農産物の流通を禁止できる制度を何というか。答えなさい。

I

食品製造工場などで実践されている衛生管理の7S活動とは「整理、整頓、清掃、清潔、躾、洗浄」とあと一つは何か。漢字で答えなさい。

J

消費者が抱える食事の問題に解決策を提案することで、商品やサービスを販売していくマーケティング手法を何というか。カタカナで答えなさい。

K

ディスカウントストアとは低コスト経営にこだわり、他店より低価格で販売する「毎日低価格」、つまり「○○○○」を実現する小売店である。この「毎日低価格」を意味する○の中に入る言葉を大文字のアルファベットで答えなさい。

L

福祉に関する用語で「病院や診療所などの身近な医療機関が行う健康相談や診療などの日常的な保健・医療サービス」を何というか。カタカナ7文字で答えなさい。

M

一定の数量の枠内に限り、無税または税率を低くすることで、輸入品を安価に供給できるようにする。一方、この枠を超える輸入分は、税率を高くすることにより、国内生産者の保護を図ることを何というか。漢字4文字で答えなさい。

模擬試験 第1回

問題

模擬試験 問題 第2回

栄養と健康

問1

食生活と健康に関する記述として、不適当なものを選びなさい。該当するものがない場合は、（6）を選びなさい。

（1）栄養価の豊富なものが常に体によいとは限らず、特定の栄要素を過剰摂取することで、健康のバランスを崩して健康障害を引き起こす可能性がある。

（2）栄養とは、生命を維持するために必要な物質を体外から取り入れ、消化・吸収したり、体の組織を作ったり、発育させたりする状態を指す。

（3）食生活をアドバイスするときに最も大切なことは、栄養バランスが最優先されているとともに、栄養素の薬効を信じることである。

（4）健康とは、肉体的・精神的・社会的に良好であることを指す。

（5）健康を保つ3本柱として栄養・運動・休養があり、生活での実践が大切である。

（6）該当なし

問2

脂質に関する記述として、不適当なものを選びなさい。該当するものがない場合は、（6）を選びなさい。

（1）脂質は、三大栄養素の中で最もエネルギーが高い栄養素である。

（2）脂質は、ビタミンA、D、E、Kの吸収率を向上させる働きがある。

（3）固体脂から分解される脂肪酸を飽和脂肪酸といい、分子内に二重結合を持たない。

（4）脂質は水に溶けず、体内で燃えやすいという性質を持つ。

（5）コレステロールは誘導脂質の1つで、動脈硬化により心筋梗塞などを引き起こす。

（6）該当なし

問 3

ビタミンに関する記述として、不適当なものを選びなさい。該当するものがない場合は、（6）を選びなさい。

（1）ビタミンは体の構成成分となったり体の調子を整えたりするという役割を持つ。

（2）ビタミンは微量栄養素といわれ、少量で栄養素としての役割や働きを持つ。

（3）ビタミンB_2とビタミンB_6は皮膚の健康や粘膜の保護に関係している。

（4）ビタミンB群とは、ナイアシンなどを指し、水溶性ビタミンに分類される。

（5）脂溶性ビタミンは体内に蓄積されるため、サプリメントでの摂取に注意を払う。

（6）該当なし

問 4

マンガンの働きや特徴に関する記述として、適当なものを選びなさい。該当するものがない場合は、（6）を選びなさい。

（1）皮膚、髪、爪などを作り、不足すると皮膚炎を引き起こすことがある。

（2）骨の形成に必須で、疲労回復効果があり、玄米や大豆などに多く含まれる。

（3）コラーゲンを合成し、不足すると味覚異常や脱毛などを引き起こすことがある。

（4）骨を形成する働きがあるが、加工食品に多く含まれ、過剰摂取となりやすい。

（5）小魚類、牛乳、乳製品などの動物性食品や海藻などの植物性食品に多く含まれており、骨や歯の健康維持、神経の興奮抑制などの働きがある。

（6）該当なし

問 5

食物繊維に関する記述として、不適当なものを選びなさい。該当するものがない場合は、（6）を選びなさい。

（1）食物繊維は体の構成成分やエネルギー源として期待できないことから、栄養学的にあまり役に立たない存在として扱われていたことがある。

（2）血圧上昇の抑制やコレステロール値を下げて動脈硬化の予防などが期待できる。

（3）食物繊維を多量に摂取すると下痢を引き起こし、水分とともに体内のミネラル分も排出され、ミネラルの欠乏症を招くことがある。

（4）食物繊維の多い玄米入りご飯やライ麦パンなどをとることで摂取量を増やせる。

（5）食物繊維は、水に溶けやすい水溶性食物繊維と、脂に溶けにくい不溶性食物繊維の大きく2つに分類できる。

（6）該当なし

問 6

肥満に関する記述として、不適当なものを選びなさい。該当するものがない場合は、（6）を選びなさい。

（1）BMIによる体格指数判定法は「体重（kg）÷身長（m）^{2}」で算出できるほか、標準体重（理想的な体重）も求められる。

（2）極端に食事の量を減らすと基礎代謝が減り、脂肪を落としやすい体質になる。

（3）肥満の原因はさまざまであるが、運動不足や過食などにより、消費エネルギーより摂取エネルギーが多くなることで収支のバランスが崩れる。

（4）脂肪が蓄積する場所により、内臓の周りに付きやすい内臓脂肪型肥満と、皮下組織に付きやすい皮下脂肪型肥満がある。

（5）肥満とは、体重が身長の割合に比べて多いことだけではなく、体脂肪率が高い場合もいう。体格的には「やせ」でも、体脂肪率が高ければ「肥満」となる。

（6）該当なし

問7

高血圧と食事に関する記述として、不適当なものを選びなさい。該当するものがない場合は、（6）を選びなさい。

（1）たんぱく質は、血管強化の働きがあり、不足すると高血圧になる可能性がある。

（2）減塩のために、干物、漬物、インスタント食品などをとりすぎないようにする。

（3）高血圧の予防には、カリウムを含む食品の摂取を控え、適度な運動を心がける。

（4）高血圧の原因は遺伝やストレスもあるが、塩分のとりすぎの影響が大きい。

（5）カルシウムが不足すると、血圧が高くなるといわれている。

（6）該当なし

問8

運動後の疲労回復に関する記述として、不適当なものを選びなさい。該当するものがない場合は、（6）を選びなさい。

（1）運動後の静的ストレッチは、リラクゼーション効果も期待できる。

（2）休憩や睡眠は大切であるが、疲労回復を促進する最も有効的な手段とはいえない。

（3）ビタミン類を積極的にとり、カルシウムなどのミネラルも摂取するよう心がける。

（4）入浴やストレッチなどは消化機能を高めるほか、疲労回復の促進が期待できる。

（5）ウォーキングや体操などは乳酸の除去を早め、疲労回復の促進が期待できる。

（6）該当なし

文化と食習慣

問 9

食べ物のおいしさに影響を与える要因として、不適当なものを選びなさい。該当する
ものがない場合は、（6）を選びなさい。

（1）年齢や空腹度、口腔や健康の状態などの生理的要因

（2）経済状況、宗教、食習慣、食文化などの人工的環境

（3）食べ物の要因である味や香りなどの化学的要因

（4）喜怒哀楽による感情や不安、緊張などの心理的要因

（5）環境要因である気候や地理的環境などの自然環境

（6）該当なし

問 10

本膳料理に関する記述として、不適当なものを選びなさい。該当するものがない場合
は、（6）を選びなさい。

（1）「台引」とは、引き物用の膳のことで、箸をつけないで折り詰めにして持ち帰る。

（2）「平」とは煮物のことで、蓋つきの平たい器に盛り付けられる。

（3）「猪口」とは、野菜の和え物などが小さな器に盛り付けられる。

（4）「なます」とは、魚や貝、野菜などを刻んで酢で和えた「酢の物」のことである。

（5）「坪」とは、本膳の煮物のことで、蓋付きの深い器に盛り付けられる。

（6）該当なし

問11

次のうち、各国の代表的な料理の組合せとして、不適当なものを選びなさい。該当するものがない場合は、（6）を選びなさい。

（1）ザワークラウト、ソーセージ、ジャーマンポテト

（2）チャパティ、マサラティー、ラッシー

（3）ピロシキ、ボルシチ、ビーフストロガノフ

（4）パスタ、リゾット、ジェラート

（5）パエリア、ガスパチョ、ポトフ

（6）該当なし

問12

食べ物の味に関する記述として、適当なものを選びなさい。該当するものがない場合は、（6）を選びなさい。

（1）甘いケーキを続けて食べると、甘味の感度が鈍くなることを変調効果という。

（2）同系統の味を混合すると、うま味が強くなることを順応効果という。

（3）食塩水のあとに真水を飲むと、水が甘く感じられることを抑制効果という。

（4）別の味が加わると、一方の味が強まることを対比効果という。

（5）コーヒーに砂糖を加えると、苦味が弱まることを相乗効果という。

（6）該当なし

問13

調理に関する記述として、不適当なものを選びなさい。該当するものがない場合は、（6）を選びなさい。

（1）調理の目的には、衛生的なものにする、栄養価を高めるなどがある。

（2）調理は、メニューの計画、食材の調達、食卓の演出まで広く関わっている。

（3）「焼く」には、直接加熱する直火焼きと、伝導熱や対流熱による間接焼きがある。

（4）調理とは、安全でおいしく食べられるものに変えていくことである。

（5）「ゆでる」目的には、殺菌する、あくを抜く、吸水させるなどがある。

（6）該当なし

模擬試験 第2回 問題

問14

「煮汁が少し残っているくらいに煮たもので、だし汁、醤油、みりんなどの煮汁が染み込むまで時間をかけて煮る」調理法として、適当なものを選びなさい。該当するものがない場合は、（6）を選びなさい。

（1）煮こごり　　　（2）煮付け　　　（3）煮しめ

（4）煮上げ　　　　（5）煮切り　　　（6）該当なし

問15

次のものの数え方の組合せとして、不適当なものを選びなさい。該当するものがない場合は、（6）を選びなさい。

（1）烏賊（杯）　　　（2）鉢（客）　　　（3）箸（膳）

（4）鱈子（柵）　　　（5）海苔（帖）　　　（6）該当なし

食品学

問16

飲料に関する記述として、不適当なものを選びなさい。該当するものがない場合は、（6）を選びなさい。

（1）牛乳や乳製品をもとに果汁やコーヒーなどで風味を付けたものを乳飲料という。

（2）穀類や果実などの糖質の多い原料をアルコール発酵させ、発酵液をそのまま、もしくは濾過したものを蒸留酒という。

（3）醸造酒や蒸留酒に香料、甘味料、着色料などを加えたものを混成酒という。

（4）生乳や牛乳、クリームやバターなどの乳製品で作られたものを加工乳という。

（5）牛乳などを乳酸菌や酵母で発酵させたものを主原料としたものを乳酸飲料という。

（6）該当なし

問17

食品加工に関する記述として、不適当なものを選びなさい。該当するものがない場合は、（6）を選びなさい。

（1） 食品加工の技術には、加水分解、中和、酸化などの物理的加工によって作るもの、粉砕、撹拌、成型などの化学的加工によって作るものなどがある。

（2） 乾燥法（スルメ、干物）、塩蔵法（ワカメ、塩辛）、燻煙法（ベーコン、サラミ）などは代表的な食品の保存方法といえる。

（3） 食品加工には、栄養価を高める、嗜好性や娯楽性を高めるなどのほか、商品価値の下落を防ぐといった営業面からの目的もある。

（4） 調理の手間がない、経済的であるなどのニーズがあり、加工食品の需要は高い。

（5） 食べられない部分や有毒物質を取り除き、安全に食べられるようにするという衛生や安全性の向上を確保する目的がある。

（6） 該当なし

問18

畜産物の食品表示に関する記述として、不適当なものを選びなさい。該当するものがない場合は、（6）を選びなさい。

（1） 国産品の原産地表示は原則的に国産または国内産であるが、旧国名や一般に知られている地名による表示も認められている。

（2） 同じ種類で複数の原産地の食肉を混合する場合は、重量の割合の多いものから順に原産地名をすべて表示しなければならない。

（3） 山形牛や神戸牛などの都道府県名と市町村名の原産地に限り、国産品である旨の表示を省略できることが認められている。

（4） 生体で輸入し、日本国内での飼養期間が一番長かった場合は、輸入先国名を原産地として表示することが認められていない。

（5） 高級や特選などの表示は、特段のルールや基準があるわけではなく、小売店などの販売者側が明記している表示といえる。

（6） 該当なし

問19

水産物の表示に関する記述として、適当なものを選びなさい。該当するものがない場合は、（6）を選びなさい。

（1）クジラなどの水産哺乳類は畜産物の食品表示が適用される。

（2）単品の刺身にツマを添える場合は、主たる商品である刺身のみの表示となる。

（3）マグロのような回遊魚は水域の特定が難しいため、特定が困難な場合に限り、原産地表示を省略できることが認められている。

（4）国産品の原産地とは、原則として水揚げした港名を指すが、そのほかの方法で表示する場合は漁獲した水域名を併記しなければならない。

（5）輸入後に砂抜きをした貝類は、その作業を行った場所が原産地となるとともに、砂抜きに関する情報が必要となる。

（6）該当なし

問20

次のうち、生鮮食品の食品表示として、不適当なものを選びなさい。該当するものがない場合は、（6）を選びなさい。

（1）本マグロ（黒マグロ）　津軽海峡　　　　（2）天然ヒラメ　隠岐産

（3）養殖　生牡蠣（生食用）　三重県　　　　（4）生サンマ　釧路沖

（5）高級　生ホタテ　サロマ湖　　　　　　　（6）該当なし

問21

加工食品の食品表示に関する記述として、適当なものを選びなさい。該当するものがない場合は、（6）を選びなさい。

（1）食品加工されたものを飲食によって販売する場合は、食品表示の義務がある。

（2）飲食店などでテイクアウト用の商品を販売する場合は、食品表示の義務がある。

（3）容器に入った商品をデリバリーで販売する場合は、食品表示の義務がある。

（4）別の場所で加工されたものを仕入れて販売する場合は、食品表示の義務がある。

（5）店内で加工した惣菜などを販売する場合は、販売時に食品表示の義務がある。

（6）該当なし

問22

次の加工食品のうち、遺伝子組換え食品の表示をしなくてもよいものとして、適当なものを選びなさい。該当するものがない場合は、（6）を選びなさい。

（1）ポップコーン　　　（2）豆腐　　　　　　（3）コーンスターチ
（4）味噌　　　　　　　（5）コーンフレーク　（6）該当なし

衛生管理

問23

食中毒に関する記述として、不適当なものを選びなさい。該当するものがない場合は、（6）を選びなさい。

（1）衛生管理の5S活動に洗浄と殺菌を加えることで7S活動となる。
（2）食中毒菌に汚染されている食品は、外観や臭いなどに何かしらの変化が確認できることにより、食中毒予防の実践が可能になる。
（3）食材は区分して専用容器に保管することが望ましく、さらに細菌汚染を防ぐために調理器具を使い分けるなどの工夫が必要となる。
（4）細菌は温度、湿度、栄養素などの条件や環境が整えば爆発的に増殖する。
（5）家庭で食中毒が発生しても、体調不良や風邪などと勘違いする場合がある。
（6）該当なし

問24

細菌性食中毒の予防に関する記述として、不適当なものを選びなさい。該当するものがない場合は、（6）を選びなさい。

（1）細菌汚染を防ぐために調理器具の使い分けをするなどの工夫が必要となる。
（2）細菌は増殖しやすいことから、食品を常温で長時間放置しないように注意する。
（3）食中毒事故防止の7Sとは、整理、整頓、清掃、清潔、躾、洗浄、殺菌である。
（4）清潔、迅速、加熱という内容は、食中毒菌における細菌増殖の三原則といえる。
（5）保存の温度帯を低くして食品を管理すると、細菌の増殖を防ぐことが期待できる。
（6）該当なし

模擬試験　第2回

問題

問25

食中毒菌である腸管出血性大腸菌に関する記述として、不適当なものを選びなさい。
該当するものがない場合は、（6）を選びなさい。

（1）たんぱく質の毒素であるベロ毒素を出す。この毒素の感染力は非常に強く、集団食中毒を引き起こしやすい。

（2）強い感染力と毒性を持ち、保存や調理の過程で別の食品を汚染することもある。

（3）潜伏期間が比較的短いことが特徴で、症状がひどくなると尿毒症や意識障害を引き起こす。発症してから短期間で生命を奪ってしまうこともある。

（4）腸管出血性大腸菌O157とは、O抗原構造の157番目に番号が付与された。

（5）加熱により死滅し、通常の食中毒対策を確実に実施することで予防できる。

（6）該当なし

問26

殺菌と消毒に関する記述として、不適当なものを選びなさい。該当するものがない場合は、（6）を選びなさい。

（1）エタノール消毒は有害微生物などに有効といえないが、芽胞細菌に効果を示す。

（2）消毒とは、有害微生物を死滅または減少させ、安全な状態にすることである。

（3）殺菌の方法には、低温殺菌、高温殺菌、超高温殺菌、紫外線殺菌などがある。

（4）殺菌とは、細菌をはじめとした微生物、特に病原微生物を死滅させることであるが、広い意味では消毒も殺菌方法の一つである。

（5）殺菌とは、有害微生物を死滅させることであり、さまざまな方法がある。

（6）該当なし

問27

次の食品とその食品に関連する微生物の組合せとして、不適当なものを選びなさい。
該当するものがない場合は、（6）を選びなさい。

（1）パン（酵母）　　　（2）納豆（細菌）　　　（3）ヨーグルト（細菌）

（4）果実酒（酵母）　　（5）鰹節（青カビ）　　（6）該当なし

問28

遺伝子組換え農産物に指摘される問題点（デメリット）として、不適当なものを選びなさい。該当するものがない場合は、（6）を選びなさい。

（1）農産物に取り入れた遺伝子が突然変異などで新たな微生物を生むのではないか。

（2）農産物に取り入れられた遺伝子が、周辺の農産物などに侵入するのではないか。

（3）農産物の持つ毒素が、害虫以外の生物にも悪影響や危険性を及ぼすのではないか。

（4）農産物が雑草と交配した結果、自然界の生態系に変化をもたらすのではないか。

（5）低温や乾燥などの不良環境で育成できる遺伝子組換え農産物の開発を行うことにより、生産に変化をもたらすのではないか。

（6）該当なし

問29

衛生管理の手法であるHACCPシステムに関する記述として、不適当なものを選びなさい。該当するものがない場合は、（6）を選びなさい。

（1）HACCPは生産、流通、調理、喫食のすべての段階における衛生管理である。

（2）HAとCCPの2段階に分かれ、HA＝危害分析、CCP＝重要管理点を意味する。

（3）対象とする衛生管理の危害とは、生物学的、化学的、物理的の3つがある。

（4）日本では食品安全基本法においてHACCPの概念を取り入れた総合衛生管理製造過程承認制度の仕組みについて定めている。

（5）常時モニタリングして記録を取り、問題を予防していくことが重要である。

（6）該当なし

模擬試験 第2回

問題

食マーケット

問30

食マーケットに関する記述として、不適当なものを選びなさい。該当するものがない場合は、（6）を選びなさい。

（1）多様化するライフスタイルに対して、どのような対応を提供できるかが課題となるため、食材を売るという売場構成によって調理提案型へと変化している。

（2）西洋風惣菜を中心に販売するデリカテッセンとは、ドイツ語のdelikat（おいしい）とessen（食べる）から生まれた言葉である。

（3）デパートの地下食品売場のことをデパチカといい、デパチカで買い物をする目的の消費者が上階でも買い物する効果を噴水効果という。

（4）近年、駅にはさまざまな売場が改札内にあることからエキナカと呼ばれている。

（5）何を売るかという業種から、どう売るかという業態へと移行する傾向にある。

（6）該当なし

問31

フランチャイズチェーンに関する記述として、不適当なものを選びなさい。該当するものがない場合は、（6）を選びなさい。

（1）本部が加盟店に商標や商号の使用を認め、商権を与える経営形態である。

（2）本部をフランチャイザー、加盟店をフランチャイジーと呼び、加盟店は本部にイニシャルフィ（経営指導料）やロイヤリティ（加盟料）などを支払う。

（3）加盟店と本部は資本的に独立しているものの、統一の店舗運営を行うことを目的に店舗設備、品揃え、価格などは本部の統制下にある。

（4）フィットネスクラブや学習塾、不動産販売など、多くの業界に広がっている。

（5）未経験者でも本部の指導により新規出店できるというメリットがある。

（6）該当なし

問32

次の用語に関する記述として、適当なものを選びなさい。該当するものがない場合は、（6）を選びなさい。

（1）生産が中止されたものの在庫として残っている商品を、死に筋商品という。

（2）卸売業者や小売業者が独自に作ったブランドをNB商品という。

（3）作業を効率化するため、無駄を排除することをクイックレスポンスという。

（4）受発注の効率化のためのオンライン受発注システムをPOSシステムという。

（5）個々の消費者にターゲットを絞る手法をワントゥワンマーケティングという。

（6）該当なし

問33

食を取り巻く環境に関する記述として、適当なものを選びなさい。該当するものがない場合は、（6）を選びなさい。

（1）国内産業における国際競争力の拡大などの理由により、海外からの加工食品の輸入は今後減少していくと考えられる。

（2）消費者意識が変化する中、過度な鮮度志向や見た目の追求などにより大量の食品が廃棄されるという社会問題を受けて食育基本法が導入された。

（3）流通は消費者起点型になりつつあることから、消費者に最も近い流通業者である小売業者に主導的地位が移行している。

（4）よい商品をいかに安く販売していくかが最優先課題となっていることから、食品メーカーでは大量生産・大量販売が経営戦略の基本となる。

（5）食品の生産、加工、物流においてトレーサビリティなどが求められ、食品製造に対する消費者の安全・安心に対する関心を受けて食品表示法が制定された。

（6）該当なし

模擬試験 第2回

問題

問34

制度価格の安定化を図るために、メーカーが一定の取引量に対して設定した価格制度として、適当なものを選びなさい。該当するものがない場合は、（6）を選びなさい。

（1）再販売価格維持制度　　　　（2）商品添付制度　　　（3）一店一帳合制度
（4）メーカー希望小売価格制度　（5）建値制度　　　　　（6）該当なし

問35

次の数値条件をもとにした売上原価率として、適当なものを選びなさい。該当するものがない場合は、（6）を選びなさい。

・商品仕入れ数：75個　　　・商品仕入単価：30円
・商品売れ残り数：15個　　・商品売上高：3,000円

（1）70%　（2）60%　（3）50%　（4）40%　（5）30%　（6）該当なし

社会生活

問36

ある品目の輸入量が急増し、国内の産業に重大な損害を与える恐れがある場合、当該品目に対して輸入制限をかけることのできる緊急措置として、適当なものを選びなさい。該当するものがない場合は、（6）を選びなさい。

（1）セーフガード　　　　（2）フードファディズム　　（3）ポジティブリスト
（4）ミニマムアクセス　　（5）ポストハーベスト　　　（6）該当なし

問37

容器包装リサイクル法に関する記述として、不適当なものを選びなさい。該当するものがない場合は、（6）を選びなさい。

（1）容器包装を利用する商品の製造業者には、再商品化を促進するという特定事業者としての義務がある。

（2）作る人、売る人、使う人のすべてが明確な役割を担うことにより、効率のよいリサイクルシステムを作り出すことがポイントである。

（3）スチール缶、アルミ缶、紙パック、段ボールは、従来からリサイクルが実施されていることを理由に法律の対象から除外されている。

（4）対象製品は、ガラスびん、ペットボトル、紙製容器包装などが代表的である。

（5）宅配便で使用する包装材やクリーニングの袋などは、サービスの提供として使用されることから対象製品にならない。

（6）該当なし

問38

次のうち、消費税の非課税取引として、不適当なものを選びなさい。該当するものがない場合は、（6）を選びなさい。

（1）国債や株券の譲渡　　　　　　　　（2）予備校の授業料や入学試験料

（3）外国為替業務にかかる役務の提供　　（4）土地の譲渡および貸付け

（5）住民票や戸籍抄本の行政手数料　　　（6）該当なし

問39

日本の食料自給率に関する記述として、不適当なものを選びなさい。該当するものがない場合は、（6）を選びなさい。

（1）食品に含まれる熱量で計算した自給率をカロリーベース自給率という。

（2）食料自給率とは、国内の食料生産で消費がどれだけ賄えるかを表した指標である。

（3）食品の重さで計算した自給率を重量ベース自給率といい、米、小麦などの主食用穀物（主食用穀物自給率）は重量ベースで算出される。

（4）生産金額で計算した自給率を品目別ベース自給率といい、比較的カロリーが低く、相場などの影響を受けやすい野菜や果物などに使われる特徴がある。

（5）カロリーベースの食料自給率を45％まで引き上げることを目標としている。

（6）該当なし

問40

円高・円安が及ぼす経済状況への影響に関する事例として、不適当なものを選びなさい。該当するものがない場合は、（6）を選びなさい。

（1）円高では輸入品が安くなり、輸出業者の経営状況が悪化するといえる。

（2）円安になると、輸出業者にとっては売上高の増加につながることが期待できる。

（3）円の価値が高くなることを円高といい、円の価値が低くなることを円安という。

（4）円高時は国内の生産コストが高くなり、海外に生産拠点を移す企業が増える。

（5）円安時における輸出業者は、輸入国において価格競争で不利になることから、売上や利益の減少が見込まれる。

（6）該当なし

問41

次の記述のうち、不適当なものを選びなさい。該当するものがない場合は、（6）を選びなさい。

（1）事業者の違法行為や悪質な勧誘行為などを防止し、消費者の利益を守るため、トラブルになりやすい取引を対象にルールを定めた法律が特定商取引法である。

（2）食品の生産、加工、物流に対する消費者の安全・安心への関心の高まりを受けて定めた法律が食品安全基本法である。

（3）生鮮食品の表示基準はすべての生鮮食品が対象で、消費者へのディスクロージャー（情報開示）を目的に定めた法律がJAS法と食品衛生法である。

（4）独占禁止法の特例法として、公正な競争の確保、一般消費者の利益の保護を目的に定めた法律が不当景品類及び不当表示防止法である。

（5）ペットボトル、紙製容器包装、ビニール袋・プラスチック製容器包装などが対象で、特定事業者について再商品化を定めた法律が容器包装リサイクル法である。

（6）該当なし

問42

次の記述のうち、不適当なものを選びなさい。該当するものがない場合は、（6）を選びなさい。

（1）環境保護と健康的な生き方を優先するライフスタイルをLOHASという。

（2）郷土料理や質の高い料理を見直す、質の高い食材を提供する小生産者を守る、消費者全体に味の教育を進めることを柱とした取組みがスローフード運動である。

（3）企業の環境問題などに対する取組みに加え、経済的側面、社会的側面を含め、企業活動の一環として継続性を持って実行することがサステナビリティである。

（4）社外メンバーを取締役に入れる、職務執行の適法性を監査するなど、企業を健全に運営するための仕組みがコーポレートガバナンスである。

（5）生産地から食卓までの距離が短い食料を食べたほうが、輸送に伴う環境への負荷が少ないという仮説を前提に提唱され、地産地消の考え方を数値的に裏付けることができるのがフードマイレージである。

（6）該当なし

記述問題

A

次の文章の〇の中に入る用語を漢字5文字で答えなさい。

　ミネラルの中でも鉄、亜鉛、マンガン、ヨウ素などのように存在量が少ないミネラルは〇〇〇〇〇に分類される。

B

食べ物を咀嚼したあと、咽頭から食道へと送り込むことを何というか。平仮名3文字で答えなさい。

C

数え年70歳で行う長寿のお祝いのことを何というか。漢字2文字で答えなさい。

D

身体と環境は切り離すことができず、その土地で育った食物を食べることにより、健康を維持できるという意味の食にまつわる四字熟語を答えなさい。

E

次の文章の〇の中に入る用語を漢字で答えなさい。

　国が個別に許可した特定保健用食品と国の基準に適合した栄養機能食品、機能性をわかりやすく表示した商品の選択肢を増やすことで正しい情報を得て商品選択ができる〇〇〇〇〇〇〇制度がある。

F

調理済みの食品を密閉し、加圧熱殺菌釜で高圧加熱殺菌した食品を何というか。9文字で答えなさい。

G

防腐効果のある煙でいぶして乾燥させ、食品の水分量を減少させることで微生物の活動を抑えて保存する方法を○○法という。○に入る用語を漢字2文字で答えなさい。

H

原材料の加工の際に使用される食品添加物で、その原材料を用いて製造される食品には使用されず、元の原材料から持ち越された量が最終製造食品に効果を発揮するのに必要な量より少ないことを表す言葉を何というか、カタカナ8文字で答えなさい。

I

「家庭の食事に代わるもの」または「家庭における食事の代行」が日本語訳となるアメリカで生まれた言葉をカタカナで答えなさい。

J

小売業の業態の1つで、特定の商品分野での豊富な品揃えと低価格を武器に販売展開する小売店を何というか。カタカナ8文字で答えなさい。

K

商品陳列でワゴンやかごに投げ込んだ状態に見せた陳列方法を○○○○○陳列という。この○の中に入る用語をカタカナで答えなさい。

L

次の○の中に入る言葉を漢字で答えなさい。

牛肉トレーサビリティ法とは、牛に個体識別番号を付け、その伝達を義務付けた法律で、トレーサビリティは正確には「○○○○○○情報把握システム」という。

M

トラブルになりやすい販売手法の1つで、注文していないのに一方的に商品を送り付け、断る意思を示さない場合は商品代金を請求してくる手法をカタカナで答えなさい。

模擬試験 解答・解説 第1回

栄養と健康

問1 （1）

スローフード運動とは、イタリアで始まった「食を中心とした地域の伝統的な文化を尊重し、生活の質の向上を目指す世界運動」である。　　P.22, P.25, P.75, P.84, P.107

問2 （6）

必須アミノ酸は体内では合成できない。　　P.26, P.28, P.38, P.41, P.44

問3 （4）

単純たんぱく質、複合たんぱく質、誘導たんぱく質の3つに分けられる。

P.25, P.35〜37

問4 （3）

（1）はビタミンK、（2）はビタミンE、（4）はビタミンB_{12}、（5）は葉酸。

P.48〜51

問5 （5）

嗅覚神経への伝達が活発化するのではなく、味覚神経への伝達が停滞する。

P.53〜57

問6 （2）

糖尿病の三大合併症は神経障害、網膜症、腎症である。　　P.78〜79

問7 （**5**）

ストレッチには筋肉の収縮時間を短くする効果がある。　　　　➡ P.85〜87

食文化と食習慣

問8 （**1**）

（3）おいしさの特性要因は、食べ物の要因、人の要因、環境要因の3つを指す。

➡ P.112, P.116

問9 （**4**）

（1）はぼた餅（春）、おはぎ（秋）、（2）はお汁粉、（3）は精進料理、（5）は新しい穀物で作った餅、赤飯。　　　　➡ P.99

問10 （**5**）

アンコウ料理は茨城の郷土料理。　　　　➡ P.106

問11 （**6**）

日本料理の五法、五味、五色、五感を押さえておく。　　　　➡ P.115〜116

問12 （**3**）

陶器は磁器に比べると焼成温度が低く、強度も低い。　　　　➡ P.130〜131

問13 （**3**）

上座から見て左、右の順。　　　　➡ P.135〜139

問14 （**4**）

旬外れは最盛期を過ぎた時期を指す。（4）は時知らずの説明。　　　　➡ P.109〜110

模擬試験 第1回

解答・解説

食品学

問15 （3）

冷凍食品は低温管理によって微生物の活動を抑える。 ➡ P.157

問16 （5）

国産品は市町村名や旧国名、一般に知られている地名、輸入品はカリフォルニア、福建省などの一般に知られている地名での表示も認められている。 ➡ P.169〜170

問17 （4）

（1）原産地表示は漁獲された水域名が最優先となる。（2）原産地表示は省略できない。（3）塩蔵ワカメは加工商品である。（5）「天然」ではなく「養殖」の表示が必要。 ➡ P.169〜170

問18 （1）

畜産物の原産地表示は原産国名のみが認められている。 ➡ P.169〜170

問19 （2）

複合原材料は区切らなくてもよい。また、複合原材料に占める重量が3番目以下かつ複合原材料に占める重量の割合が5％未満、名称から原材料が明らかである場合には省略できる。 ➡ P.172〜173

問20 （4）

遺伝子組換え表示は商品を選択する際の参考にしてもらうことが趣旨であり、安全性の表示という目的ではない。 ➡ P.190〜191, P.224〜225

問21 （5）

化学的合成物だけではなく、天然物や香料なども含め、食品に使用されるすべてを指す。 ➡ P.172, P.230

衛生管理

問22　（1）

一般的に食品内毒素型は潜伏期間が短い。　　　　　　　　➡ P.200〜206

問23　（3）

カビ毒はマイコトキシン。　　　　　　　　　　　　　　➡ P.201

問24　（4）

（1）（3）は食品内毒素型、（2）（5）は感染型。　　➡ P.201〜204

問25　（5）

（1）はサルモネラ菌、（2）はボツリヌス菌、（3）はセレウス菌、（4）はカンピロバクター。　　　　　　　　　　　　　　　　　　　　　　　　　　➡ P.201〜205

問26　（2）

ノロウイルスは人間のみが感染するウイルス性食中毒で、動物を介して感染するわけではない。　　　　　　　　　　　　　　　　　　　　　　　　➡ P.206

問27　（3）

もうひとつは眼球。牛乳は安全性が確認されている。　　➡ P.232

問28　（5）

腐敗はたんぱく質が分解され、発酵は炭水化物が分解されること。
　　　　　　　　　　　　　　　　　　　　　　　　　　➡ P.218〜222

模擬試験 第1回

解答・解説

食マーケット

問29 （3）

ホリゾンタル陳列は水平陳列とも呼ばれ、同一商品や関連商品を陳列棚の横1列に陳列する方法である。　　　　　P.271〜272

問30 （4）

生産機能は生産者の機能であって、流通には含まれない。　　　　P.260〜261

問31 （1）

ジャストインタイム物流は多頻度小口物流で、共同配送や一括配送とは物流の概念が異なり、またコストもかかる。　　　　P.263

問32 （4）

「内食」は家庭内食の略。　　　　P.244〜245

問33 （5）

（2）ホームミールリプレースメントの略でミールソリューションの手法の1つ。

（5）サプライチェーンマネージメントの略で流通用語。　　P.248〜249, P.251

問34 （5）

派遣店員は、メーカーが自社製品の販売のために小売業者に店員を派遣する制度。

P.267

問35 （6）

ABC分析とは、売上の大きいほうからメニューを並べて累計構成比を出し、売上高全体の上位75％までをA部門、20％までをB部門、メニュー変更の対象となる残り5％をC部門に分ける手法。　　　　P.275

社会生活

問36 （**2**）

FSPとは、小売店が行うポイント制度のこと。顧客のレベルに合わせた段階的なサービスを提供する手法である。　　　　　　　　　➡️ P.270〜271, P.313〜314

問37 （**1**）

再販売価格維持制度で守られているのは、雑誌、新聞、書籍、レコード、音楽テープ、CDの6つ。　　　　　　　　　➡️ P.285

問38 （**5**）

一般消費者は食品関連事業者に含まれない。　　　　　　　　　➡️ P.303〜304

問39 （**4**）

健康の維持増進ではなく、生産動向をより的確に把握できる。　　　➡️ P.317〜319

問40 （**3**）

デフレ＋経済停滞＝デフレスパイラル、インフレ＋経済停滞＝スタグフレーション。　　　　　　　　　➡️ P.287

問41 （**5**）

米トレーサビリティ法の対象品目は、米穀、米粉、米麹、米飯、餅、団子、米菓、清酒、単式蒸留焼酎、みりんなど。　　　　　　　　　➡️ P.311

問42 （**3**）

（1）はゼロエミッション、（2）はリデュース、（5）はコンポスト。　　　　　　　　　➡️ P.303〜304

模擬試験 第1回

解答・解説

記述問題

A　基礎代謝量

寝ているときの状態に近いエネルギー消費量で、その変動は±5％以内。

➡ P.68〜87

B　HDL

善玉コレステロールとも呼ばれ、抹消組織で不要になったコレステロールを回収する。

➡ P.45

C　箪食瓢飲

箪（竹で編んだ器）1杯のご飯と、瓢（ヒョウタンで作った器）1杯の飲み物だけという意味。

➡ P.143

D　茶懐石

懐石料理のこと。濃茶をおいしく飲むための軽い食事。

➡ P.116

E　鶏唐揚げ

2種類以上の原材料からなるものを複合原材料という。

➡ P.172

F　有機JASマーク

有機JASマークが付けられていない食品には、「有機○○」などと表示できない。

➡ P.180

G　フードファディズム

有用性や有害性を過大に信じたり、バランスを欠いた異常な食行動を取ったりすることもフードファディズムという。

➡ P.186

H　ポジティブリスト制度

規制の対象外の海外の農薬でも、残留の可能性のあるものは基準を設け、それを超えたものは流通を禁止できる。　　　　　　　　　　　　　　　　P.229

I　殺菌

「整理、整頓、清掃、清潔、躾」を5S活動という。　　　　　　　　　　　　P.209

J　ミールソリューション

食事の悩みや食事に関する問題に対して、解決策を提案する手法。　　　　P.248

K　EDLP

Every Day Low Priceの頭文字。　　　　　　　　　　　　　　　　　　　　P.254

L　プライマリケア

日常的な相談にのってくれる総合的な保健・医療サービスのこと。　　　　P.300

M　関税割当

輸入量が増えることで国内産業が損害を受けないように、特定の品目に対して輸入数量を割り当てることは、輸入割当という。　　　　　　　　　　　　　　P.293

模擬試験 第1回

解答・解説

模擬試験 解答・解説 第2回

栄養と健康

問1　（3）

食生活のアドバイスにおいて最優先することは栄養バランスや栄養の薬効であるとは限らない。

➡ P.22〜23, P.84

問2　（4）

脂質は体内で燃えにくいという性質を持つ。

➡ P.40〜45

問3　（1）

ビタミンは体の構成成分にはならない。

➡ P.25, P.47〜50

問4　（2）

（1）はイオウ、（3）は亜鉛、（4）はリン、（5）はカルシウムに関する説明。

➡ P.54〜57

問5　（5）

水に溶けやすい水溶性食物繊維と、水に溶けにくい不溶性食物繊維の2つ。

➡ P.32〜33

問6　（2）

食事の量を減らすとエネルギー代謝の低い体になるため、食べたものが脂肪に変わりやすい体質になる。

➡ P.71〜73

問7　（3）

カリウム、カルシウム、食物繊維を多く含む食品をとるのがよい。　→ P.77〜78

問8　（4）

入浴、ストレッチ、リラクゼーションは体の循環機能を高める。　→ P.87〜88

食文化と食習慣

問9　（2）

経済状況、宗教、食習慣、食文化は社会環境。　→ P.112

問10　（1）

「台引」とは、土産物用の膳のことで、引き物膳とも呼ばれる。　→ P.117

問11　（5）

パエリアとガスパチョはスペイン料理、ポトフはフランス料理。　→ P.118

問12　（4）

（1）は順応効果、（2）は相乗効果、（3）は変調効果、（5）は抑制効果に関する説明。

→ P.112〜113

問13　（6）

（1）料理を囲みながら食事をすることで、心理的な充足感や満足感にもつながる。

→ P.121〜124

問14　（3）

（1）魚の煮汁を冷やしてゼリー状に固めたもの。（2）煮しめより短時間で煮たもの。（4）落とし蓋をして煮汁が少量になるまで煮たもの。（5）酒やみりんを煮立たせてアルコール分を蒸発させる、または煮汁がなくなるまで煮詰めたもの。

→ P.124

模擬試験 第2回

解答・解説

問15 （**4**）

鱈子は1腹、2腹、と数える。　　　　　　　　　　　　　　　➡ P.111

食品学

問16 （**2**）

蒸留酒ではなく醸造酒に関する説明。　　　　　　　　　➡ P.159〜160

問17 （**1**）

加水分解、中和、酸化は化学的加工。粉砕、撹拌、成型は物理的加工という。

➡ P.155〜160

問18 （**3**）

一般に知られている地名でも表示できる。　　　　　　➡ P.169〜170

問19 （**2**）

（3）（4）原産地表示の省略は認められていない。原則として水域名であるが、特定が難しい場合は、水揚げした港名やその港が属する都道府県名でもよい。

➡ P.152, P.170

問20 （**6**）

養殖されたものには「養殖」、水揚げ後に冷凍され販売時に解凍されたものには「冷凍」の表示が必要。　　　　　　　　　　　　　　　➡ P.169〜170

問21 （**4**）

加工食品の表示対象は、最初から箱や袋で包装されている加工食品や、缶詰・瓶詰をそのまま販売するもの。　　　　　　　　　　　　　➡ P.173

問22 （5）

表示義務のないものは大豆油、菜種油、綿実油、醤油、水飴、コーンフレークなどである。

P.191

衛生管理

問23 （2）

食中毒菌に汚染されていても、外観や臭いに変化が確認できない場合がある。

P.200, P.208～210

問24 （4）

細菌増殖の三原則ではなく、細菌性食中毒の予防の三原則である。 P.208～210

問25 （3）

潜伏期間は1～9日と、ほかの食中毒菌に比べると長い。 P.204～210

問26 （1）

エタノール消毒は有害微生物などに有効であるが、芽胞細菌には効果を示さない。

P.212

問27 （5）

鰹節に関連する微生物は麹カビである。 P.220

問28 （5）

ここでの生産の変化はメリットといえる。 P.224～226

問29 （4）

食品安全基本法ではなく、食品衛生法である。 P.214～215

模擬試験 第2回

解答・解説

379

食マーケット

問30 （**1**）

食材を売るという売場構成の調理提案型から、惣菜を中心とした食卓提案型へと変化
している。　　　　　　　　　　　　　　　　　⮕ P.248〜249, P.253

問31 （**2**）

イニシャルフィは加盟料、ロイヤリティは経営指導料のこと。　⮕ P.257〜258

問32 （**5**）

（1）死に筋商品とは、陳列棚から外されるような売れ行きの悪い商品。

（2）NB商品とは、メーカーが作ったブランドで、全国で販売されている商品。

（3）クイックレスポンスとは、効率的な品揃えのこと。

（4）POSシステムとは販売時点情報管理システム。　　　⮕ P.269〜271

問33 （**3**）

（1）今後、食のグローバル化が進むと考えられ、輸入食品が増えると予測される。

（5）食品表示法ではなく、食品安全基本法の説明。　⮕ P.246, P.266, P.309〜310

問34 （**5**）

（1）メーカーが流通業者に対して卸売価格や小売価格を定めて守らせる制度。

（3）小売業者が特定の卸売業者以外からは商品を仕入れることができない制度。

　　　　　　　　　　　　　　　　　　　　　　　　⮕ P.266〜267

問35 （**2**）

30円×（75個－15個）÷3,000円×100＝60%　　　　⮕ P.276

社会生活

問36 （1）

（1）特定の食品や栄養素について健康への有用性や有害性を過大に評価する考え方。
（3）国内外で使われている農薬のほぼすべてに基準を設定し、その基準を超える農産物の流通を禁止できる制度。（4）最低限の輸入義務。（5）収穫後に使用する農薬。

P.293

問37 （6）

容器包装は、商品の消費時や、商品と容器包装を分離した際に不要となるものを対象としている。

P.304

問38 （2）

非課税取引とは、取引の持つ特性から消費税を課すことが社会通念上で難しいものや政策的な配慮から課さないものを指す。

P.292

問39 （4）

品目別ベース自給率ではなく、生産額ベース自給率のこと。

P.317〜319

問40 （5）

円安時には、輸出業者は価格競争で有利になることから、売上や利益の増加が期待できる。

P.288〜289

問41 （3）

JAS法と食品衛生法ではなく、食品表示法である。

P.304, P.308〜310

問42 （6）

企業や従業員の法令遵守だけではなく、道徳や倫理などの社会的側面から正しく行動することをコンプライアンスという。

P.315, P.319〜320

模擬試験 第2回

解答・解説

381

記述問題

A　微量無機質

ほかに銅、セレン、クロム、コバルト、モリブデンなども含まれる。

P.56〜58

B　えんげ（嚥下）

食べ物を歯で細かく噛み砕き、舌で唾液と混ぜ合わせて、飲み込みやすくすることが
咀嚼である。

P.60〜61

C　古稀（こき）

杜甫の詩「人生七十古来稀」に由来する。

P.102

D　身土不二

その土地で育った食物を食べることが、その土地に暮らす人間の体に最も合っている
ということ。

P.107

E　機能性表示食品

事業者の責任において、科学的な根拠に基づいて機能性を表示した食品のこと。対象
は食品全般で、届け出が必要となる。

P.185

F　レトルトパウチ食品

密閉する容器は、プラスチックフィルムとアルミ箔を付き重ねて作られる。

P.158

G　燻煙

サラミやベーコン、鰹節などが代表的。

P.222

H　キャリーオーバー

せんべいを作る際に加えられる醤油に使用されている保存料など。　➡ P.230

I　ホームミールリプレースメント

盛り付けるだけ、温めるだけ、調理するだけ、必要な食材の詰合せなどの種類がある。

➡ P.251

J　カテゴリーキラー

近隣の小売店などに大きな影響を与えるほどの力を持っている。　➡ P.254

K　ジャンブル

購入意欲を誘発させやすく、特売品や見切り品などに適している。　➡ P.273

L　生産流通履歴

酪農家や食肉牛農家が届け出たものがデータベース化されている。　➡ P.234

M　ネガティブオプション

「送り付け商法」とも呼ばれる。　➡ P.296

食生活アドバイザー®2級 模擬試験　解答用紙

氏名	

問 1	①②③④⑤⑥	問 20	①②③④⑤⑥	問 39	①②③④⑤⑥
問 2	①②③④⑤⑥	問 21	①②③④⑤⑥	問 40	①②③④⑤⑥
問 3	①②③④⑤⑥	問 22	①②③④⑤⑥	問 41	①②③④⑤⑥
問 4	①②③④⑤⑥	問 23	①②③④⑤⑥	問 42	①②③④⑤⑥
問 5	①②③④⑤⑥	問 24	①②③④⑤⑥	A	
問 6	①②③④⑤⑥	問 25	①②③④⑤⑥	B	
問 7	①②③④⑤⑥	問 26	①②③④⑤⑥	C	
問 8	①②③④⑤⑥	問 27	①②③④⑤⑥	D	
問 9	①②③④⑤⑥	問 28	①②③④⑤⑥	E	
問 10	①②③④⑤⑥	問 29	①②③④⑤⑥	F	
問 11	①②③④⑤⑥	問 30	①②③④⑤⑥	G	
問 12	①②③④⑤⑥	問 31	①②③④⑤⑥	H	
問 13	①②③④⑤⑥	問 32	①②③④⑤⑥	I	
問 14	①②③④⑤⑥	問 33	①②③④⑤⑥	J	
問 15	①②③④⑤⑥	問 34	①②③④⑤⑥	K	
問 16	①②③④⑤⑥	問 35	①②③④⑤⑥	L	
問 17	①②③④⑤⑥	問 36	①②③④⑤⑥	M	
問 18	①②③④⑤⑥	問 37	①②③④⑤⑥		
問 19	①②③④⑤⑥	問 38	①②③④⑤⑥		

※この解答用紙は、コピーしてお使いください。

索引

英数字

18食品群 ……………………… 163
3つのギャップ ………………… 260
3色食品群 ……………………… 163
4P ……………………………… 275
4群点数法 ……………………… 162
6つの基礎食品群 ……………… 162
ABC分析 ……………………… 275
ADI …………………………… 230
BMI ……………………………… 71
BSE …………………………… 232
CS ……………………………… 274
DCM …………………………… 264
DINKS ………………………… 245
DIY …………………………… 254
EDLP ………………………… 254
EOS …………………………… 270
eコマース ……………………… 271
Eマーク ……………………… 182
FSP …………………………… 314
HACCP ………………………… 214
HDLコレステロール …………… 45
HMR …………………………… 251
ISO …………………………… 314
JANコード ……………………… 270
JAS規格 ……………………… 180
JAS法 …………………… 187, 308
LDLコレステロール …………… 45
LOHAS ………………………… 320
MS …………………………… 248
NB …………………………… 269
O-111 ………………………… 204
O-157 ………………………… 204
OEM供給 ……………………… 269
PB …………………………… 269
PL法 …………………………… 307
POSシステム ………………… 270
QR …………………………… 271
QSC …………………………… 274
SCM …………………………… 264
SF商法 ………………………… 296
SPA …………………………… 313

あ行

相手先商標製品製造 …………… 269
アイドルタイム ………………… 275
アイランド陳列 ………………… 272
アウトレットストア …………… 254
和える ………………………… 123
亜鉛 ……………………………… 57
悪衣悪食 ……………………… 141
揚げる ………………………… 124
アスコルビン酸 ………………… 51
厚切り ……………………… 6, 127
アナフィラキシーショック …… 177
アミノ酸 ………………………… 38
アミノ酸スコア ………………… 37
洗う …………………………… 122
粗利益率 ……………………… 276
アレルギー表示 ………………… 177
アレルゲン ……………………… 177
泡立てる ……………………… 123
安静時代謝量 …………………… 68
安全・安心志向 ………………… 246
胃 ………………………………… 62
医食同源 ……………………… 141
衣食礼節 ……………………… 141
委託販売 ……………………… 267
炒める ………………………… 123
一汁一菜 ……………………… 141
一汁三菜 ……………………… 133
イチョウ切り ………………… 6, 127
一般JASマーク ………………… 180
遺伝子組換え ……………… 190, 224
イニシャルフィ ………………… 258
インスタント食品 ……………… 222

インテグレーション‥‥‥‥‥‥‥‥300	加工食品の表示‥‥‥‥‥‥‥‥‥172
ウェルシュ菌‥‥‥‥‥‥‥‥‥‥205	頭左‥‥‥‥‥‥‥‥‥‥‥‥‥‥129
ウォンツ‥‥‥‥‥‥‥‥‥‥‥‥246	かつらむき‥‥‥‥‥‥‥‥‥6, 127
牛海綿状脳症‥‥‥‥‥‥‥‥‥‥232	カテゴリーキラー‥‥‥‥‥‥‥‥254
薄切り‥‥‥‥‥‥‥‥‥‥‥‥6, 127	果糖‥‥‥‥‥‥‥‥‥‥‥‥‥‥‥28
移り箸‥‥‥‥‥‥‥‥‥‥‥‥‥134	ガラクトース‥‥‥‥‥‥‥‥‥‥‥28
売上原価率‥‥‥‥‥‥‥‥‥‥‥276	ガラス食器‥‥‥‥‥‥‥‥‥‥‥130
売れ筋商品‥‥‥‥‥‥‥‥‥‥‥270	カルシウム‥‥‥‥‥‥‥‥‥‥‥‥54
運動‥‥‥‥‥‥‥‥‥‥‥‥‥‥‥85	カロリーベース自給率‥‥‥‥‥‥318
運動時代謝量‥‥‥‥‥‥‥‥‥‥‥69	川上‥‥‥‥‥‥‥‥‥‥‥‥‥‥261
栄養‥‥‥‥‥‥‥‥‥‥‥‥‥‥‥23	川下‥‥‥‥‥‥‥‥‥‥‥‥‥‥261
栄養成分表示‥‥‥‥‥‥‥‥‥‥176	環境ホルモン‥‥‥‥‥‥‥‥‥‥228
栄養素‥‥‥‥‥‥‥‥‥‥‥‥‥‥23	慣行栽培‥‥‥‥‥‥‥‥‥‥‥‥187
エキナカ‥‥‥‥‥‥‥‥‥‥‥‥249	間接税‥‥‥‥‥‥‥‥‥‥‥‥‥290
エスニック料理‥‥‥‥‥‥‥‥‥120	間接流通‥‥‥‥‥‥‥‥‥‥‥‥261
エネルギー代謝‥‥‥‥‥‥‥‥‥‥68	感染型‥‥‥‥‥‥‥‥‥‥‥‥‥201
塩蔵法‥‥‥‥‥‥‥‥‥‥‥‥‥222	肝臓‥‥‥‥‥‥‥‥‥‥‥‥‥‥‥64
円高‥‥‥‥‥‥‥‥‥‥‥‥‥‥288	乾燥法‥‥‥‥‥‥‥‥‥‥‥‥‥222
エンド陳列‥‥‥‥‥‥‥‥‥‥‥272	かんばん方式‥‥‥‥‥‥‥‥‥‥263
円安‥‥‥‥‥‥‥‥‥‥‥‥‥‥289	カンピロバクター‥‥‥‥‥‥‥‥202
黄色ブドウ球菌‥‥‥‥‥‥‥‥‥203	還暦‥‥‥‥‥‥‥‥‥‥‥‥‥‥102
オープン価格‥‥‥‥‥‥‥‥‥‥267	機械乾燥法‥‥‥‥‥‥‥‥‥‥‥222
お食い初め‥‥‥‥‥‥‥‥‥‥‥103	喜寿‥‥‥‥‥‥‥‥‥‥‥‥‥‥102
お七夜‥‥‥‥‥‥‥‥‥‥‥‥‥103	基礎代謝量‥‥‥‥‥‥‥‥‥‥‥‥68
押し付け販売‥‥‥‥‥‥‥‥‥‥267	キャリーオーバー‥‥‥‥‥‥‥‥230
押す‥‥‥‥‥‥‥‥‥‥‥‥‥‥123	牛飲馬食‥‥‥‥‥‥‥‥‥‥‥‥142
帯祝い‥‥‥‥‥‥‥‥‥‥‥‥‥103	吸収‥‥‥‥‥‥‥‥‥‥‥‥‥‥‥59
オリゴ糖‥‥‥‥‥‥‥‥‥‥‥‥‥29	牛肉トレーサビリティ法‥‥‥‥‥311
卸の中抜き‥‥‥‥‥‥‥‥‥‥‥261	休養‥‥‥‥‥‥‥‥‥‥‥‥‥‥‥87
おろす‥‥‥‥‥‥‥‥‥‥‥‥‥123	行事食‥‥‥‥‥‥‥‥‥‥‥‥‥‥99
	業種‥‥‥‥‥‥‥‥‥‥‥‥‥‥253
	業態‥‥‥‥‥‥‥‥‥‥‥‥‥‥253

か 行

解衣推食‥‥‥‥‥‥‥‥‥‥‥‥142	強調表示‥‥‥‥‥‥‥‥‥‥‥‥177
外因性内分泌かく乱化学物質‥‥‥‥228	郷土料理‥‥‥‥‥‥‥‥‥‥‥‥105
外食‥‥‥‥‥‥‥‥‥‥‥‥‥‥244	切る‥‥‥‥‥‥‥‥‥‥‥‥‥‥122
懐石料理‥‥‥‥‥‥‥‥‥‥‥‥116	錦衣玉食‥‥‥‥‥‥‥‥‥‥‥‥142
会席料理‥‥‥‥‥‥‥‥‥‥‥‥117	金融機能‥‥‥‥‥‥‥‥‥‥‥‥260
買取制‥‥‥‥‥‥‥‥‥‥‥‥‥267	クイックレスポンス‥‥‥‥‥‥‥271
化学的加工‥‥‥‥‥‥‥‥‥‥‥155	空気遮断法‥‥‥‥‥‥‥‥‥‥‥222
化学的消化‥‥‥‥‥‥‥‥‥‥‥‥65	クーリングオフ制度‥‥‥‥‥‥‥296
かき箸‥‥‥‥‥‥‥‥‥‥‥‥‥134	くし形切り‥‥‥‥‥‥‥‥‥6, 127
加工‥‥‥‥‥‥‥‥‥‥‥‥‥‥154	口‥‥‥‥‥‥‥‥‥‥‥‥‥‥‥‥60
加工食品‥‥‥‥‥‥‥‥‥‥157, 163	グリーンロジスティックス‥‥‥‥264
	グリコーゲン‥‥‥‥‥‥‥‥‥‥‥30

燻煙法	222	刺し箸	134
ケ	98	殺菌	212
鯨飲馬食	142	サプライチェーンマネジメント	264
欠品	271	サルモネラ菌	201
健康	22	酸化型変敗	218
健康志向	246	傘寿	102
健康増進法	309	山水の法則	128
高血圧	77	三大アレルゲン	178
皇寿	102	三大栄養素	25
公正マーク	182	三大合併症	79
口中調味	134	酸敗	218
口内調味	134	三枚おろし	7, 127
交配	224	直箸	134
小売業者	253	磁器	130
コーポレートガバナンス	315	識別マーク	182
凍らす	123	仕事エネルギー	68
古稀	102	脂質	25
小口切り	6, 127	脂質異常症	79
孤食	245	市場調査	246
個食	245	七五三	103
こす	123	漆器	130
五節句	100	卓袱料理	118
五大栄養素	25	死に筋商品	270
個体識別番号	234, 311	島陳列	272
こねる	123	ジャストインタイム	263
五法	115	十三参り	103
五味	115	縮衣節食	142
込み箸	134	酒池肉林	142
米トレーサビリティ法	311	主要5項目	176
コレステロール	45	主要ミネラル	53
コンビニエンスストア	254	循環型社会システム	303
コンプライアンス	315	順応効果	113
		旬の盛り	110
		旬の名残	110

さ 行

細菌性食中毒	201	旬の走り	110
さいの目切り	6, 127	消化	59
再販売価格維持制度	285	消化管	64
逆さ箸	134	消化器官	60
先入先出陳列	272	消極的休養	87
ざく切り	6, 127	上巳の節句	100
探り箸	134	上寿	102
ささがき	6, 127	精進料理	118
さしすせそ	115	脂溶性ビタミン	47
		小腸	62

少糖類‥‥‥‥‥‥‥‥‥‥‥29
消毒‥‥‥‥‥‥‥‥‥‥‥‥212
消費期限‥‥‥‥‥‥‥‥‥174
消費者志向‥‥‥‥‥‥‥246
商品陳列‥‥‥‥‥‥‥‥272
情報機能‥‥‥‥‥‥‥‥260
賞味期限‥‥‥‥‥‥‥‥174
商流機能‥‥‥‥‥‥‥‥260
除菌‥‥‥‥‥‥‥‥‥‥‥212
食事誘導性熱代謝‥‥‥‥69
食前方丈‥‥‥‥‥‥‥‥142
食中毒‥‥‥‥‥‥‥‥‥200
食品安全基本法‥‥‥‥310
食品衛生法‥‥‥‥‥‥308
食品加工の目的‥‥‥‥154
食品添加物‥‥‥‥‥‥230
食品内毒素型‥‥‥‥‥203
食品の分類‥‥‥‥‥‥161
食品表示‥‥‥‥‥‥‥166
食品表示法‥‥‥‥‥‥166
食品マーク‥‥‥‥‥‥180
食品リサイクル法‥‥‥303
植物性脂質‥‥‥‥‥‥‥43
植物性食品‥‥‥‥‥‥164
植物性たんぱく質‥‥‥37
食物アレルギー‥‥‥‥177
食物繊維‥‥‥‥‥‥‥‥32
食料自給率‥‥‥‥‥‥318
ショッピングセンター‥254
ショ糖‥‥‥‥‥‥‥‥‥‥29
新型インフルエンザ‥‥234
真空凍結乾燥法‥‥‥‥223
人日の節句‥‥‥‥‥‥100
身土不二‥‥‥‥‥107, 142
水産物‥‥‥‥‥‥152, 163
膵臓‥‥‥‥‥‥‥‥‥‥‥64
垂直陳列‥‥‥‥‥‥‥272
水平陳列‥‥‥‥‥‥‥272
水溶性食物繊維‥‥‥‥32
水溶性ビタミン‥‥‥‥49
スーパーマーケット‥254
スタグフレーション‥287
スローフード‥‥‥107, 319
生活習慣病‥‥‥‥‥‥‥75

静菌‥‥‥‥‥‥‥‥‥‥‥212
生産情報公表JASマーク‥‥181
生産流通履歴情報把握システム‥‥234
成人式‥‥‥‥‥‥‥‥‥103
精神的疲労‥‥‥‥‥‥‥88
生鮮3品‥‥‥‥‥‥‥‥152
生鮮食品‥‥‥‥‥152, 163
生鮮食品の表示‥‥‥‥169
生体内毒素型‥‥‥‥‥204
制度価格‥‥‥‥‥‥‥266
生物的加工‥‥‥‥‥‥155
生物的消化‥‥‥‥‥‥‥65
西洋料理‥‥‥‥‥‥‥119
セーフガード‥‥‥‥‥293
せせり箸‥‥‥‥‥‥‥134
積極的休養‥‥‥‥‥‥‥87
背開き‥‥‥‥‥‥‥7, 127
セレウス菌‥‥‥‥204, 205
千切り‥‥‥‥‥‥‥6, 127
洗浄‥‥‥‥‥‥‥‥‥‥212
蠕動運動‥‥‥‥‥‥62, 64
粗衣粗食‥‥‥‥‥‥‥142
相乗効果‥‥‥‥‥‥‥113
そぎ切り‥‥‥‥‥‥7, 127
咀嚼‥‥‥‥‥‥‥‥‥‥‥61
卒寿‥‥‥‥‥‥‥‥‥‥102
空箸‥‥‥‥‥‥‥‥‥‥134
損益分岐点‥‥‥‥‥‥276

た行

第6の栄養素‥‥‥‥‥‥32
ダイエット‥‥‥‥‥‥‥72
代謝‥‥‥‥‥‥‥‥‥‥‥60
大腸‥‥‥‥‥‥‥‥‥‥‥63
対比効果‥‥‥‥‥‥‥112
炊く‥‥‥‥‥‥‥‥‥‥124
竹細工‥‥‥‥‥‥‥‥‥131
たたき‥‥‥‥‥‥‥7, 127
たたき箸‥‥‥‥‥‥‥134
建値‥‥‥‥‥‥‥‥‥‥266
多糖類‥‥‥‥‥‥‥‥‥30
七夕の節句‥‥‥‥‥‥100
多頻度小口物流‥‥‥‥263

端午の節句	100		動物性食品	164
短冊切り	6, 127		動物性たんぱく質	37
箪食瓢飲	143		動脈硬化	80
単純脂質	40		土器	130
単純たんぱく質	35		時知らず	110
炭水化物	28		特異動的作用	69
単糖類	28		特定JASマーク	181
胆のう	64		特定危険部位	232
たんぱく質	25		特定原材料7品目	178
ちぎり箸	134		特定原材料に準ずるもの20品目	178
畜産物	152, 163		特定保健用食品マーク	181
地産地消	105		特別栽培農産物	187
茶寿	102		特別用途食品マーク	181
チャネル	261		トクホ	181
チャネルキャプテン	269		土産土法	107
チャンスロス	271		ドラッグストア	254
中国料理	119		鳥インフルエンザウイルス	234

な行

中性脂肪	40		ナイアシン	50
腸炎ビブリオ	202		内食	244
腸管出血性大腸菌	204		内臓脂肪型肥満	72
重陽の節句	101		内臓脂肪症候群	76
調理	154		中食	244
直接税	290		ナショナルブランド	269
直接流通	261		斜め切り	6, 127
貯蔵エネルギー	68		涙箸	134
漬物法	222		煮上げ	124
つぶす	123		ニーズ	246
定温管理流通JASマーク	181		煮切り	124
低温法	221		握り箸	134
ディスカウントストア	254		握る	123
ディマンドチェーンマネジメント	264		肉体的疲労	88
ディンクス	245		煮こごり	124
テクスチャー	122		煮転がし	124
鉄	56		煮しめ	124
デパチカ	249		二重価格	267
デフレスパイラル	287		煮付け	124
デリカテッセン	249		二糖類	29
天日乾燥法	222		日本食品標準成分表による	
でんぷん	30		18食品群	163
陶器	130		日本農林規格	180
凍結乾燥法	222		二枚おろし	7, 127
糖質	28			
糖尿病	78			
動物性脂質	43			

乳糖	29	非ヘム鉄	56
煮る	124	肥満	71
ネガティブオプション	296	冷やす	123
熱エネルギー	68	氷温貯蔵法	221
ねぶり箸	134	拍子木切り	6, 127
年中行事	98	微量ミネラル	56
農産物	152, 163	フードマイレージ	107, 320
ノロウイルス	206	複合原材料	172

は行

バーチカル陳列	272	複合脂質	41
ハイパーマーケット	254	複合たんぱく質	36
麦芽糖	29	不時不食	143
白寿	102	豚インフルエンザウイルス	234
派遣店員	267	二人箸	134
発酵	218	物理的加工	155
初節句	103	物理的消化	65
初宮参り	103	物流	263
腹開き	7, 127	物流機能	260
ハレ	98	ブドウ糖	28
パワーセンター	254	腐敗	218
半月切り	6, 127	不飽和脂肪酸	44
伴食宰相	143	不溶性食物繊維	33
パンデミック	235	プライベートブランド	269
パントテン酸	51	フランチャイザー	257
ビオチン	51	フランチャイジー	257
美酒佳肴	143	フランチャイズチェーン	257
浸す	122	ブランド・ロイヤリティ	269
ビタミン	25, 47	フリーズドライ	223
ビタミンA	47	プリオン	232
ビタミンB$_1$	49	振り箸	134
ビタミンB$_{12}$	50	プロダクトアウト	262
ビタミンB$_2$	49	分節運動	64, 65
ビタミンB$_6$	50	米寿	102
ビタミンB群	31, 43	ヘム鉄	56
ビタミンC	51	ヘモグロビン	56
ビタミンD	48	変質	218
ビタミンE	48	変調効果	113
ビタミンK	49	変動費（比）率	276
必須アミノ酸	38	変敗	218
必須脂肪酸	42	返品制度	267
必須ミネラル	53	飽和脂肪酸	44
非必須アミノ酸	38	ホームセンター	254
		ホームミールリプレースメント	251
		ホールセールクラブ	254
		ポジティブリスト制度	229

ポストハーベスト農薬 · · · · · · · · · · · · · 229
ボツリヌス菌 · · · · · · · · · · · · · · · · · · · 203
ホテイチ · 249
ボランタリーチェーン · · · · · · · · · · · · 258
ホリゾンタル陳列 · · · · · · · · · · · · · · · 272
本膳料理 · 116
本物こだわり志向 · · · · · · · · · · · · · · · 246

ま 行

マーケットイン · · · · · · · · · · · · · · · · 262
マーケティング · · · · · · · · · · · · · · · · 246
前盛り · 129
撒塩法 · 222
まき塩 · 222
マグネシウム · · · · · · · · · · · · · · · · · · · 55
混ぜる · 123
マネーストック · · · · · · · · · · · · · · · · 286
迷い箸 · 134
マンガン · 57
ミールソリューション · · · · · · · · · · · 248
みじん切り · · · · · · · · · · · · · · · · · 6, 127
ミネラル · · · · · · · · · · · · · · · · · · · 25, 53
ミンチ切り · · · · · · · · · · · · · · · · · 6, 127
無為徒食 · 143
無機質 · 53
無酸素運動 · 85
蒸す · 124
メーカー希望小売価格 · · · · · · · · · · · 266
メタボリックシンドローム · · · · · · · · 76
滅菌 · 212
メニュー原価率 · · · · · · · · · · · · · · · · 276
もぎ箸 · 134
目食耳視 · 143
持ち箸 · 134
木工品 · 131

や 行

焼く · 123
薬食同源 · 143
有機JAS規格 · · · · · · · · · · · · · · · · · · 180
有機JASマーク · · · · · · · · · · · · · · · · 180
有機農産物 · 187

有酸素運動 · 85
誘導脂質 · 41
誘導たんぱく質 · · · · · · · · · · · · · · · · · 36
ゆでる · 124
ユニバーサルデザイン · · · · · · · · · · · 300
容器包装リサイクル法 · · · · · · · · · · · 304
葉酸 · 51
洋ナシ型肥満 · · · · · · · · · · · · · · · · · · · 72
抑制効果 · 113
横箸 · 134
寄せ箸 · 134

ら 行

乱切り · 6, 127
リデュース · · · · · · · · · · · · · · · · · · · 303
リベート · 267
流通 · 260
流通業者 · 260
流通経路 · 261
流通の4つの機能 · · · · · · · · · · · · · · · 260
両端陳列 · 272
リン · 54
リンゴ型肥満 · · · · · · · · · · · · · · · · · · · 72
冷蔵法 · 221
冷凍貯蔵法 · · · · · · · · · · · · · · · · · · · 221
レギュラーチェーン · · · · · · · · · · · · 257
レトルト食品 · · · · · · · · · · · · · · · · · · 222
レトルトパウチ · · · · · · · · · · · · · · · · 158
ロイヤリティ · · · · · · · · · · · · · · · · · 258
ロジスティックス · · · · · · · · · · · · · · 263

わ 行

輪切り · 6, 127
渡し箸 · 134
ワントゥワンマーケティング · · · · · · 271

●監修者・著者

竹森 美佐子（たけもり・みさこ）

食生活アドバイザー®公認講師（副代表）。NPO法人みんなの食育代表理事。管理栄養士。現代栄養学・東洋医学（漢方）・自然食（マクロビオティック）の3方面から食をとらえた独自の健康法で、多様化する現代人の食生活をわかりやすく解説し、食の自立をサポートする。主に、企業や学校、病院、公共施設での食事指導や食育講座、講演活動、メニュー・商品開発など、食をステージとして多彩な分野で活躍中。

●執筆協力

〈第1〜4章〉 **久保田 洋子**（くぼた・ようこ）食生活アドバイザー®公認講師。管理栄養士。NPO法人みんなの食育。
仁藤 淳子（にとう・じゅんこ）食生活アドバイザー®。栄養士。NPO法人みんなの食育。
〈第5・6章〉 **原田 岳晴**（はらだ・たけはる）食生活アドバイザー®公認講師。
小澤 高弘（おざわ・たかひろ）食生活アドバイザー®公認講師。
中野 聖子（なかの・しょうこ）食生活アドバイザー®公認講師。

●スタッフ

本文デザイン	株式会社エディポック・松崎知子・川平勝也
本文イラスト	佐藤加奈子・関上絵美
撮　影	今野完治
編集協力	株式会社エディポック
編集担当	原　智宏（ナツメ出版企画株式会社）

ナツメ社Webサイト
http://www.natsume.co.jp
書籍の最新情報（正誤情報を含む）は
ナツメ社Webサイトをご覧ください。

いっぱつごうかく ここ で
一発合格！ここが出る！
しょくせいかつ けんてい きゅう もんだいしゅう だい はん
食生活アドバイザー®検定2級テキスト&問題集 第2版

2017年4月1日　初版発行
2020年8月1日　第2版第1刷発行

監修者・著者	竹森美佐子（たけもり・みさこ）	©Takemori Misako,2017,2020
発行者	田村正隆	

発行所　株式会社ナツメ社
　　　　東京都千代田区神田神保町1-52　ナツメ社ビル1F（〒101-0051）
　　　　電話　03（3291）1257（代表）　　FAX　03（3291）5761
　　　　振替　00130-1-58661
制　作　ナツメ出版企画株式会社
　　　　東京都千代田区神田神保町1-52　ナツメ社ビル3F（〒101-0051）
　　　　電話　03（3295）3921（代表）
印刷所　ラン印刷社

ISBN978-4-8163-6890-5　　　　　　　　　　　　　　　Printed in Japan
〈定価はカバーに表示してあります〉
〈乱丁・落丁本はお取り替えします〉

本書の一部または全部を著作権法で定められている範囲を超え、ナツメ出版企画株式会社に無断で複写、複製、転載、データファイル化することを禁じます。

本書に関するお問い合わせは、上記、ナツメ出版企画株式会社までお願いいたします。

一発合格！ここが出る！

食生活アドバイザー®検定
2級テキスト&問題集 第2版

別冊

重要用語集&
頻出項目 BEST ⑩

試験直前対策

竹森美佐子 監修・著

重要用語や、試験に頻出する項目を
ランキング形式でまとめました。
試験直前の最終チェックにお役立てください！

ナツメ社

試験直前対策
頻出項目 BEST ⑩

①	五節句と節供 ……………………	2
②	ビタミンとミネラルの 種類と特徴 ………………………	3
③	主な病気の特徴 …………………	7
④	食材などの数え方 ………………	9
⑤	食品へのアレルギー表示 ………	10
⑥	食品マークの種類 ………………	11
⑦	食中毒を引き起こす 細菌やウイルスの種類と特徴 ……	13
⑧	流通の機能と役割 ………………	15
⑨	円高と円安の影響 ………………	16
⑩	トラブルになりやすい販売手法 ……	17

五節句と節供

→ 本冊P.100〜101

月 日	節句名	別 名
1月7日	人日の節句	七草の節句
3月3日	上巳の節句	桃の節句、雛祭り
5月5日	端午の節句	菖蒲の節句、子どもの日
7月7日	七夕（七夕）の節句	七夕祭り
9月9日	重陽の節句	菊の節句

試験ではこう出る！ 予想問題に challenge

次の五節句と関連の深い料理として、最も不適当なものを選びなさい。該当するものがない場合は、（6）を選びなさい。

（1）人日の節句……七草粥
（2）上巳の節句……ちらし寿司、ハマグリの潮汁
（3）端午の節句……ちまき、柏餅　　（4）七夕の節句……そうめん
（5）重陽の節句……精進料理　　　　（6）該当なし

解答（5）
重陽の節句は菊に長寿を願うことから、菊を用いた菊酒、菊寿司などの行事食が食べられる。精進料理は彼岸・盂蘭盆会の行事食なので、混同しないように注意すること。

近年の出題傾向

五節句は毎回試験で出題されています。出題形式としては、節句とそれに合わせた節供の組み合わせの問題が多く見られます。

プラス10点ワンポイント

人日の節句で食べる七草粥：七草粥には、季節の変わり目で疲れやすい胃腸を優しくいたわる効能を持つ春の七草が入ります。

春の七草：せり、なずな、ごぎょう、はこべら、ほとけのざ、すずな、すずしろ

出る順 第2位 ビタミンとミネラルの種類と特徴

→ 本冊 P.47～58

ビタミンの種類と特徴

	種類	特徴・働き	過剰症／欠乏症	多く含む主な食品
脂溶性ビタミン	ビタミンA	皮膚や目・鼻・肺などの粘膜を正常に保ち、免疫力を高める。油と一緒に摂取すると、吸収率が上昇する。	頭痛、発疹、疲労感など／目の乾燥、夜盲症、肌荒れ、風邪、発育不全	レバー、ウナギ、アンコウの肝、モロヘイヤ、ニンジン、西洋カボチャ、バター、卵
	ビタミンD	カルシウムやリンの働きを助けて、骨や歯の形成を促進させる。血液中のカルシウム濃度を一定に保つ。	のどの渇き、かゆみなど／くる病、骨や歯の発育不全、骨密度の減少	アンコウの肝、サケ、サンマ、カレイ、干しシイタケ、キクラゲ
	ビタミンE	強い抗酸化作用があり、体の老化を防ぐ。血管を強化する。ビタミンCと一緒に摂取すると、抗酸化作用はさらにアップする。	なし／溶血性貧血、冷え性、肩こり、不妊など	アーモンド、クルミ、ゴマ、ヒマワリ油、胚芽
	ビタミンK	血液の凝固にかかわり、腸内細菌によって体内で多く合成される。ビタミンDとともに骨の形成をする作用があり、骨粗鬆症予防にも重要。	溶血性貧血／頭蓋内出血、血が止まりにくくなる	納豆、ヒジキ、緑黄色野菜、チーズ
水溶性ビタミン	ビタミンB_1	成長の促進。心臓や脳神経、手足の神経の働きを正常に保つ。糖質はビタミンB_1を合わせて摂取すると、効率よくエネルギーに変わる。	なし／倦怠感、集中力低下、食欲減退、手足のしびれ、脚気、神経障害など	豚ヒレ肉、豚モモ肉、ウナギ、ソラマメ、玄米
	ビタミンB_2	糖質、脂質、たんぱく質の代謝にかかわるビタミン。細胞の再生や成長を促進する。動脈硬化を予防する。粘膜を保護する。	なし／口内炎、口角炎、口唇炎、目の充血、皮膚炎、子どもの成長障害など	レバー、ウナギ、卵、牛乳、アーモンド
	ビタミンB_6	たんぱく質の代謝に深くかかわるビタミン。皮膚や歯を作り、成長を促進する。腸内細菌によって合成される。	なし／口内炎、皮膚炎、手足のしびれ、成長障害、貧血など	マグロ、サケ、サンマ、鶏肉、卵、玄米、ニンニク、キャベツ、バナナ

3

	種類	特徴・働き	過剰症／欠乏症	多く含む主な食品
水溶性ビタミン	ビタミンB₁₂	成長の促進。**赤血球**の生成を助ける。**神経機能**の維持。アミノ酸の代謝や核酸の合成に関係している。	なし／**悪性貧血**、手足のしびれ、神経症など	アサリ、杜蠣、レバー、サンマ
	ナイアシン	**糖質**、**脂質**、**たんぱく質**の代謝を助ける。**血行**をよくする。体内で必須アミノ酸のトリプトファンから合成される。	手足のほてり、かゆみ、下痢など／食欲不振、口内炎、ペラグラ（日光皮膚炎）、神経障害など	酵母、マグロ、カツオ、レバー、豆類、緑黄色野菜
	葉酸	**赤血球**や新しい細胞の生成、胎児の**先天異常**の防止など、核酸の合成やアミノ酸の代謝に関係している。	なし／**悪性貧血**、口内炎、食欲不振など	大豆、レバー、肉類、卵黄、緑黄色野菜、サツマイモ
	ビオチン	**脂肪酸**の合成や**エネルギー代謝**にかかわる。**髪**や**皮膚**を健やかに保つ。腸内細菌によって合成され、食品に広く含まれる。	なし／皮膚炎、食欲不振、白髪、脱毛など	レバー、卵黄、イワシ、クルミ、大豆、牛乳、玄米
	パントテン酸	**糖質**、**脂質**、**たんぱく質**の代謝にかかわる。**HDLコレステロール**を増やす。様々な食品に含まれ、体内でも合成される。	なし／手足の知覚異常、血圧低下、副腎機能低下、成長障害、腰痛など	レバー、子持ちガレイ、ニジマス、納豆、落花生、玄米
	ビタミンC（アスコルビン酸）	強力な**抗酸化作用**があり、**メラニン色素**の合成を抑える。**免疫力**を高める。**コラーゲン**の生成にかかわる。血中コレステロール値を下げる。腸内での**鉄**の吸収を促す。体内で合成することができないため、食物から摂取する必要がある。	なし／**壊血病**、歯ぐきや皮下の出血、疲労感、免疫力低下、色素沈着など	柑橘類、カキ、キウイフルーツ、緑黄色野菜、サツマイモ、ニガウリ

🍇 ミネラルの種類と特徴

	種　類	特徴・働き	過剰症／欠乏症	多く含む主な食品
主要ミネラル	カルシウム（Ca）	骨や歯の構成成分として体を支える。**精神**を安定させる。血を固めて出血を防ぐ。筋肉運動などに重要な働きをする。含まれている食品によって**吸収率**が異なり、**ビタミンD**や**クエン酸**と一緒に摂取すると吸収率が高まる。	マグネシウム、鉄、亜鉛などの吸収抑制の原因となるなど／**骨軟化症**、**骨粗鬆症**などの骨疾患、不整脈、イライラ、筋肉のけいれんなど	チリメンジャコ、チーズ、牛乳、シシャモ、海藻、木綿豆腐

主要ミネラル	リン（P）	骨や歯・リン脂質・核酸などを構成する糖質・たんぱく質・脂質の代謝や、体液の浸透圧の調節などに関与している。	骨の**カルシウム**の減少、腎機能低下など／骨折しやすくなる、歯槽膿漏、食欲不振、発育不全など	ワカサギ、シシャモ、チーズ、ヨーグルト、加工食品
	マグネシウム（Mg）	たんぱく質や核酸の合成、糖代謝などに関係している。**筋肉収縮**、**神経伝達**、**精神安定**などにも重要な働きをしている。	軟便、下痢など／**イライラ**、集中力低下、不整脈、**骨粗鬆症**、心臓発作など	ナッツ類、そば、刻み昆布、大豆、干しヒジキ、玄米
	カリウム（K）	細胞外液の**ナトリウム**とバランスを保って、体液の**浸透圧**を調節する。**血圧の上昇**を抑える。酸やアルカリのバランスを調節する。	高カリウム血症／**血圧上昇**、食欲不振、**不整脈**、心臓病、脳血管障害、夏ばてなど	昆布、ホウレンソウ、干し柿、インゲン、枝豆、納豆、バナナ、キウイフルーツ
	ナトリウム（Na）	細胞内液の**カリウム**とバランスを保って、体液の**浸透圧**の調節や**水分量**を調整する。神経に刺激を伝達する。筋肉の**収縮**にかかわる。	**血圧上昇**、胃がん／**脱水症状**、**倦怠感**、めまい、腎臓が弱る、食欲減退、日射病、血圧低下など	カップ麺、味噌、梅干し、食塩、醤油、漬物
	イオウ（S）	たんぱく質の構成元素として皮膚や髪、爪を作る。	なし／爪がもろくなる、皮膚炎など	チーズ、卵
微量ミネラル	鉄（Fe）	赤血球の**ヘモグロビン**の構成成分として、**酸素**を体内の各組織へ運ぶ。筋肉の**ミオグロビン**の構成成分として、疲労を防ぐ。**ビタミンC**と一緒に摂取すると、吸収率が高まる。	鉄沈着症、幼児は急性中毒／**鉄欠乏性貧血**、疲労倦怠感、肩や首筋がこる、集中力や思考力の低下など	レバー、アサリ、カツオ、ヒジキ、納豆、ホウレンソウ、コマツナ
	亜鉛（Zn）	酵素の活性化。糖質の代謝。インスリンやコラーゲンの合成。**味蕾細胞**の生成にかかわる。	急性中毒、膵臓機能の異常／**味覚異常**、情緒不安定、子どもは成長障害、男性は性機能低下、妊婦は胎児の成長不良など	牡蠣、牛肉、ラム肉、豚レバー、ホタテ貝
	マンガン（Mn）	骨の形成や、糖質・脂質・たんぱく質の代謝で多くの**酵素**の働きを活性化する。疲労回復効果や、血糖値を下げる作用もある。	なし／疲れやすい、平衡感覚の低下など	玄米、大豆、アーモンド
	ヨウ素（I）	**甲状腺ホルモン**を作る。成長を促進する。	甲状腺肥大／**甲状腺腫**、疲れやすい、機敏さを欠くなど	昆布、ワカメ、海苔、ヒジキ

🔍 試験ではこう出る！ 予想問題に challenge

ビタミンの特徴について、最も適当なものを選びなさい。該当するものがない場合は、（6）を選びなさい。

（1）水に溶けやすい水溶性ビタミンと、水に溶けにくい不溶性ビタミンがある。

（2）ビタミンの必要量はごく微量で、そのほとんどが体内で合成できる。

（3）水溶性ビタミンは不足すると欠乏症を起こすが、とりすぎても過剰症となる。

（4）ビタミンEは、皮膚や目・鼻・喉などの粘膜を正常に保ち、免疫力を高める。

（5）発育不全や夜盲症、肌荒れなどの欠乏症状は、ビタミンAの不足が原因である。

（6）該当なし

解答（5）

（1）水溶性ビタミンと脂溶性ビタミン　　（2）体内で合成できない。

（3）尿と一緒に排泄されるため過剰症にはならない。　　（4）ビタミンA

マグネシウムの特徴について、最も適当なものを選びなさい。該当するものがない場合は、（6）を選びなさい。

（1）体液の浸透圧を調節し、血圧の上昇を抑える。

（2）加工食品の過剰摂取が原因で不足しやすく、味覚異常になりやすい。

（3）神経伝達、精神安定に関与し、欠乏するとイライラ、不整脈の原因となる。

（4）体液の浸透圧の調節や水分量の調節をする。

（5）骨や歯を構成するが、とりすぎると骨のカルシウムが減少する。

（6）該当なし

解答（3）

（1）カリウム　　（2）亜鉛　　（4）ナトリウム　　（5）リン

💬 近年の出題傾向

ビタミンは、毎回出題されています。各種ビタミンの働きと欠乏症について覚えておきましょう。また、ミネラルも毎回出題されており、ミネラルとそれらを多く含む食品名だけでなく、その特徴（働きと欠乏症）と関連するミネラル名を選ぶ問題が多くなっています。

出る順 第3位 主な病気の特徴

→ 本冊P.75〜83

病　名	症　状	原　因	予防・改善の留意点
高血圧	自覚症状はほとんどないが、頭痛・肩こり・めまい・耳鳴り・手足のしびれなどがある場合がある。	遺伝、**塩分**の高い食事、**喫煙、肥満、アルコール、ストレス、運動不足**など	・**塩分**を控える。 ・漬物や汁物を**とりすぎない**。 ・**練り製品、加工食品、酒の肴**には塩分が多く含まれているので注意する。 ・カリウム、カルシウムの豊富な**野菜**や**海藻**をたっぷり添える。 ・**食べすぎない**ようにする。 ・血管を強化する働きのあるたんぱく質を含む食品をとる。
糖尿病	のどの渇き、水分を多くとる、尿の回数や量が多い、体重の増加または減少、疲れやすい、目のかすみ、皮膚の乾燥やかゆみなど。	**食べすぎ・飲みすぎ・運動不足**などの生活習慣や精神的ストレス、過労や病気からくる身体的ストレス	・**砂糖**を控える。 ・ご飯は**玄米**や**胚芽米**に。 ・**脂肪分**や**塩分**に気を付ける。 ・**食物繊維**をたっぷりとる。 ・1日の**摂取エネルギー**を守り、様々な食品を**バランス**よく食べる。 ・**どか食い、ながら食い**をしない。
脂質異常症	自覚症状がなく、検査して初めてわかるということが多いので、定期的に検査を受ける必要がある。	**過食、動物性脂肪**や**コレステロール**の高い食品・**お酒・糖質**の過剰摂取、**運動不足、肥満**など	・コレステロールを多く含む食品、増やす食品、**動物性食品を控える**。 ・コレステロールを下げる食品、**水溶性食物繊維**を**増やす**。 ・外食は定食スタイルの**和食**に、中食はおむすびやインスタントの味噌汁にする。 ・**摂取エネルギー**を抑え、適正体重を保つ。 ・禁煙する。
動脈硬化	**脳梗塞、狭心症、心筋梗塞、大動脈瘤**など、表面的な自覚症状はなくても、放置すると生死に直結する病気に結び付く。	高血圧、脂質異常症、肥満、痛風、遺伝、**ストレス、喫煙**など	・**塩分、脂肪**や**コレステロール**の多い食品、**内臓類・甘いもの・アルコール**を控える。 ・**摂取エネルギー**を抑え、適正体重を保つ。 ・規則正しく、ゆとりのある生活をする。

7

心疾患	狭心症は、激痛の**発作が30秒～5分**続くなど。心筋梗塞は、狭心症のような痛みが**30分**以上続くなど。	**高血圧、糖尿病、肥満**、運動不足、**ストレス**、過労、**喫煙、飲酒**など	・胸痛があるときは**絶食**、症状が落ち着いたら**流動食**から始める。 ・**消化・吸収**のよい食品を選び、ゆっくり食べる。 ・**食塩**を制限する。 ・脂質が少なく、**たんぱく質**が多い食品をとる。 ・**ビタミンA・C・E、n-3系脂肪酸**の多い食品をとる。
脳卒中	脳梗塞・脳出血は、**片側麻痺・呂律**が回らないなど。くも膜下出血は、**激しい頭痛**が特徴。	**高血圧**、脂質**異常症、糖尿病、心臓病・肥満、ストレス、喫煙、飲酒**など	・**動物性脂肪**や**コレステロール**の多い食品を控える。 ・**ビタミンA・C・E、n-3系脂肪酸**の多い食品をとる。 ・**食塩**を制限し、**カリウム**や**食物繊維**の多い食品をとる。 ・意識的に**水分**をとる。 ・適度な**運動**を行う。 ・喫煙や**飲酒**を控える。

🔍 試験ではこう出る！ 予想問題に challenge

生活習慣病についての記述で、最も不適当なものを選びなさい。該当するものがない場合は、（6）を選びなさい。

（1）高血圧の原因は、遺伝やストレスのほかに塩分のとりすぎによることが大きい。

（2）動脈硬化は、動脈の壁に脂質が付くことで厚く硬くなり、血管の内側が狭くなることにより血液循環が悪くなる。

（3）糖尿病の初期段階ではほとんど自覚症状がなく、ある程度進行するとのどの渇き・皮膚のかゆみ・疲れやすい・視力低下などの症状が出てくる。

（4）若年層では、極端なダイエットなどを原因とする鉄欠乏性貧血が多い。

（5）膵臓から出るタウリンの量や作用が不十分だと血糖値が高くなり、糖尿病の原因となる。

（6）該当なし

解答 （**5**）

膵臓からは**インスリン**が分泌される。タウリンはアミノ酸の一種で貝類・イカ・タコに含まれ、血中コレステロールや血圧の上昇を抑制する働きがある。

💬 近年の出題傾向

糖尿病、肥満、高血圧の問題がよく出題されます。食事療法を含めて確認しておきましょう。

出る順 第4位 食材などの数え方

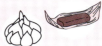

→ 本冊P.111

株(かぶ)	ホウレンソウやコマツナなど、根の付いた葉野菜	玉(たま)	麺類などの細長い乾物、キャベツやレタスなどの結球する野菜
貫(かん)	握り寿司	丁(ちょう)	豆腐
客(きゃく)	食器	杯(はい)	イカ、タコ、飲み物やご飯
切れ(きれ)	切り身になった魚、一口大の薄い切り身の肉	粒(つぶ)	穀類、豆類、魚卵、イチゴやブドウなどの小さめの球形の果物
個(こ)	リンゴ、柿、ミカンなどの果物、サトイモなどの球形の野菜	本(ほん)	ダイコンやニンジン、ゴボウ、バナナなどの細長い野菜や果物
棹(さお)	羊羹などの細長い菓子	尾(び)	尾ひれが付いたままの魚
柵(さく)	刺身用に長方形にさばいた魚	匹(ひき)	魚
升(しょう)	米、酒、醤油、みりんなどの液体。1升は1.8ℓ	枚(まい)	油揚げ、春巻きの皮などの薄いもの、薄切り肉、おろした魚
帖(じょう)	海苔10枚で1帖	房(ふさ)	ブドウやバナナなどの果物の実全体
膳(ぜん)	ご飯が盛られている茶碗、お箸	腹(はら)	タラやサケなどの魚卵のかたまり
束(たば)	野菜、刈り取った稲、乾麺など束ねられるものすべて	把(わ)	ホウレンソウやコマツナなど根の付いた葉野菜を、売りやすい量にまとめたもの
把(たば)	束ねられる野菜など	羽(わ)	鶏や鴨などの鳥類、ウサギ

🔍 試験ではこう出る！ 予想問題に challenge

食材の数え方の組み合わせで、最も不適当なものを選びなさい。該当するものがない場合は、(6)を選びなさい。

（1）結球する野菜……玉　　（2）飲み物、ご飯……杯　　（3）米、酒……合
（4）ウサギ、鶏、鴨……匹　（5）尾ひれが付いたままの魚……尾
（6）該当なし

解答（4）
鶏・鴨だけでなく、**ウサギ**も1羽、2羽と数える。

💬 近年の出題傾向

近年は特に出題回数が多くなりました。刺身…柵、羊羹…棹、束と把と株の違いなどをチェックしておきましょう。

出る順 第5位 食品へのアレルギー表示

➡ 本冊P.178〜179

特定原材料 7品目	義務表示	症例数が多い	鶏卵、牛乳、小麦、エビ、カニ
		症状が重篤になる	そば、落花生
特定原材料に準ずるもの 20品目	可能な限り表示	症例が少ないか、症状が軽いと思われる	アワビ、イカ、イクラ、オレンジ、キウイフルーツ、牛肉、クルミ、サケ、サバ、大豆、鶏肉、バナナ、豚肉、マツタケ、モモ、ヤマイモ、リンゴ、ゼラチン、カシューナッツ、ゴマ

🔍 試験ではこう出る！ 予想問題にchallenge

食物によるアレルギーについて、最も不適当なものを選びなさい。該当するものがない場合は、（6）を選びなさい。

（1）特定原材料7品目は、容器包装された加工食品にアレルギー表示が義務付けられている。

（2）食物アレルギーの原因となる物質が含まれたものは、加工調理しても除去されない。

（3）食物アレルギーは、消化管が未発達で粘膜の抵抗力の弱い子どもに起こりやすい。

（4）同じ食品を繰り返し大量に摂取することはアレルギーを起こす原因ともなるので、控えるようにする。

（5）牛乳と落花生は症状が重篤になりやすい食品で、死に至る可能性のある深刻なショック症状をアナフィラキシーショックと言う。

（6）該当なし

解答（5）

症状が重篤になるのはそばと落花生。小麦・鶏卵・牛乳は三大アレルゲンと呼ばれ、エビとカニを加えた5品は症例数が多い食品。

💬 近年の出題傾向

近年増加傾向にある子どもの食物アレルギー事故の影響もあり、出題される可能性が高いです。特定原材料7品目だけでなく、特定原材料に準ずるもの20品目も頻出なので、しっかり押さえておきましょう。

食品マークの種類

出る順 第6位

➡ 本冊P.180〜182

食品マーク		内　容
一般JASマーク		品位・成分・性能などの品質について、**日本農林規格（JAS規格）**を満たす食品や林産物などに付けられる。
有機JASマーク		**有機JAS規格**を満たす農産物や畜産物、加工食品、飼料に付けられる。有機JASマークが付けられていない農産物と農産物加工食品には「有機○○」などと表示することはできない。
特色JASマーク		生産情報公表JASマーク、特定JASマーク、定温管理流通JASマークが「特色JASマーク」に統一された。**生産情報公表JASマーク**は、事業者が生産情報を消費者に正確に伝えていることが認定されたものに付けられる。**特定JASマーク**は、特別な方法や原材料で作られた食品、品質などに特色のある食品に付けられる。**定温管理流通JASマーク**は、製造から販売まで一定の温度を保つという流通方法に特色がある加工食品に付けられる。
特別用途食品マーク		特別の用途に適すると**消費者庁**が認可した食品に付けられる。例：高血圧症患者用にナトリウムを減らしたり、腎臓疾患患者用にたんぱく質を減らしたりした食品、乳児用調製粉乳、妊産婦・授乳婦用粉乳、高齢者用食品（低カロリー甘味料や減塩醤油、粉ミルク）など
特定保健用食品マーク（通称「トクホ」）		「体脂肪が付きにくい」「おなかの調子を整える」「虫歯の原因になりにくい」など、体の生理的機能などに影響を与える**保健機能**成分を含む食品のうち、その表示を**消費者庁**が許可した食品に付けられる。
公正マーク		同じ種類の事業者で構成する公正取引協議会が作っている表示に関する**公正競争規約**に従い、適正な表示をしていると認められる食品に付けられる。例：飲用乳、はちみつ、海苔、ハム・ソーセージ、コーヒー、チーズなど （※左のマークは飲用乳のもの）
Eマーク		**地域の特色**がある原材料や技術で作られ、品質の優れている**特産品**に付けられる。**各都道府県**が基準を定め、認証している。

🔍 試験ではこう出る！ 予想問題にchallenge

次のマークが使用されるものとして、最も適当なものを選びなさい。該当するものがない場合は、（6）を選びなさい。

（1）地域の特色がある原材料や技術で作られ、品質の優れている特産品に付けられている。
（2）有機JAS規格を満たす農産物や畜産物、加工食品、飼料に付けられている。
（3）特別な基準による方法や原材料で作られた熟成ハム類、地鶏肉などに付けられている。
（4）体の生理的機能などに影響を与える保健機能成分を含む食品として、許可された食品に付けられている。
（5）特別の用途に適すると消費者庁が認可した食品に付けられている。
（6）該当なし

解答（2）
（1）Eマーク　（3）特色JASマーク　（4）特定保健用食品マーク
（5）特定用途食品JASマーク

💬 近年の出題傾向

食品マークとして、特別用途食品マークと特定保健用食品マークが連続して出題されています。リサイクルの識別マークや遺伝子組換え食品の表示方法もよく出題されているので、マークや名称、内容だけでなく、対象品目も結び付けて整理しましょう。

👍 プラス10点ワンポイント

 紙製容器包装　　 飲料用紙容器

紙容器のリサイクルマークは2種類あるので、しっかり区別しておきましょう。

出る順 第**7**位

食中毒を引き起こす細菌やウイルスの種類と特徴

➡ 本冊P.201～206

種　類	原因食品	特　徴	症状／潜伏期間	予防方法
サルモネラ菌（感染型）	肉、鶏卵など	人や鳥、動物の消化管に存在。熱に弱い。	発熱、腹痛、下痢、嘔吐など／8～48時間	手洗い、加熱殺菌、害虫駆除
腸炎ビブリオ（感染型）	生鮮魚介類など	海水中で増殖する。真水や熱に弱い。	激しい上腹部痛、下痢、発熱、嘔吐など／10～18時間	手洗い、調理器具の洗浄・熱湯消毒
カンピロバクター（感染型）	加熱不足の肉料理（鶏肉・牛レバー刺し）、飲料水	熱や乾燥に弱い。微好気性。	腹痛、下痢、発熱、血便／2～7日	手洗い、調理器具の洗浄、加熱殺菌。井戸水は塩素殺菌・煮沸殺菌
黄色ブドウ球菌（食品内毒素型）	食品全般	人の皮膚、傷口などに存在。菌は熱に弱いが、毒素は熱に強い。	激しい嘔吐、下痢、腹痛など／1～3時間	手洗い。手に傷があるときは食品に直接触れない。
ボツリヌス菌（食品内毒素型）	びん詰、缶詰、真空パックなど密封された食品	土壌などに存在。嫌気性で菌自体は熱に強い。毒素は熱に弱いが、毒性は非常に強い。	嘔吐、下痢、視覚障害、言語障害、呼吸障害。死に至ることもある／12～36時間	100℃で10分以上の加熱
セレウス菌（嘔吐型）	チャーハン、ピラフ、スパゲティなど、でんぷんの多い食品	嫌気性で、厳しい環境下で芽胞を形成。熱に強い。日本で多発。	嘔吐、腹痛／1～5時間	調理後は室温に放置しない。再加熱は十分に行う。
腸管出血性大腸菌〈O-157、O-111〉（生体内毒素型）	飲料水、加熱不足の肉類、生野菜など	感染力が強いベロ毒素を産生し、胃酸中でも生存するが、真水や熱に弱い。	下痢・腹痛から血便・激しい腹痛に変化。死に至ることもある／1～9日	手洗い、調理器具の洗浄、十分な加熱調理、水質検査
ウェルシュ菌（生体内毒素型）	カレー、シチュー、スープ、グラタンなど、大量調理したもの	生物の消化管に存在。嫌気性。熱に強い芽胞を形成すると長期生存する。	腹痛、下痢など／8～20時間	手洗い、十分な加熱調理。調理後は室温に放置しない。

13

セレウス菌 （下痢型）	肉製品、プリン、スープ、ソース	嫌気性で、厳しい環境下で芽胞を形成。熱に弱い。欧米で集団発生。	腹痛、下痢／8～16時間	調理後は室温に放置しない。再加熱は十分に行う。
ノロウイルス	生牡蠣などの貝類（加熱が十分でないもの）、生野菜など	人から人への感染。飛沫感染など感染力が強い。低温に強く、冬場に多発。	腹痛、下痢、発熱、嘔吐など／24～48時間	手洗い、加熱調理（中心部を85～90℃以上で90秒以上）、漂白消毒

🔍 試験ではこう出る！ 予想問題に challenge

ノロウイルスについて、最も不適当なものを選びなさい。該当するものがない場合は、（6）を選びなさい。

（1）生牡蠣などの貝類（加熱が十分でないもの）や生野菜などが主な原因である。

（2）人から人への感染はなく、潜伏期間は10～18時間である。

（3）免疫力の低下した高齢者や乳幼児が感染すると、死に至ることもある。

（4）夏季よりも冬季に発生することが多く、12～1月にかけて最も多い。

（5）かつては小型球形ウイルスと呼ばれ、飛沫感染など感染力が強く、低温に強い。

（6）該当なし

解答（2）

人から人へ感染する。人のみが対象のウイルス性食中毒で、症状は腹痛・下痢・嘔吐・微熱など風邪の症状に似ている。潜伏期間は24～48時間。予防方法は、手洗い・漂白消毒・加熱殺菌（中心部を85～90℃以上で90秒以上）。

💬 近年の出題傾向

近年増加している細菌やウイルスによる食中毒の発生により、食中毒に関する問題もよく出題されています。それぞれの原因食品と症状について、覚えておきましょう。

👆 プラス10点ワンポイント

食中毒の発生時期：食中毒の主な原因として、細菌・自然毒・ウイルス・化学物質・カビがありますが、特に細菌とウイルスは感染力が強く食中毒を多く引き起こします。それぞれが発生しやすい時期（細菌性食中毒：6～10月、ウイルスによる食中毒：11～3月）は、殺菌・除菌による予防や自らの免疫力を高めるよう心掛けましょう。

流通の機能と役割

出る順 第8位

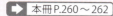 本冊 P.260〜262

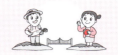

■**生産者と消費者の3つのギャップ**
・人的ギャップ　・空間的ギャップ　・時間的ギャップ

■**流通業の4つの機能**
・商流機能　・物流機能　・金融機能　・情報機能

■**流通経路（チャネル）**
・直接流通　・間接流通

試験ではこう出る！ 予想問題に challenge

流通に関する記述として、不適当なものを選びなさい。該当するものがない場合は、(6)を選びなさい。

（1）生産者と消費者が直接取引することを「直接流通」、卸売業や小売業が間に入り取引することを「間接流通」と言う。

（2）流通とは、「人・場所・時間のギャップ」を埋めるための経済活動全般のことである。

（3）流通における消費者とは、一般消費者のほかに、自治体・官公庁・一般企業・原料を購入するメーカーも含まれる。

（4）流通には、一般的に「商流機能・生産機能・金融機能・情報機能」という4つの機能がある。

（5）流通経路を川の流れに例え、生産者側を「川上」、消費者側を「川下」と呼ぶ。

（6）該当なし

解答（4）
生産機能は一般的に生産者の機能であり、流通の機能には含まれない。

プラス10点ワンポイント

流通の対象には、有形商品や無形のサービスなども含まれます。

出る順 第9位 円高と円安の影響

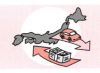

→ 本冊 P.288～289

円高になると	・輸入（輸入業者）に**有利**になる。 ・輸出（輸出業者）に**不利**になる。 ・**外貨を円**に換える動きが起こりやすい。 ・**産業の空洞化**が起こる可能性がある。
円安になると	・輸出（輸出業者）に**有利**になる。 ・輸入（輸入業者）に**不利**になる。 ・**円を外貨**に換える動きが起こりやすい。 ・**貿易摩擦**が起こる可能性がある。

🔍 試験ではこう出る！ 予想問題にchallenge

「円高・円安」に関する記述のうち、不適当なものを選びなさい。該当するものがない場合は、（6）を選びなさい。

（1）外貨に対し、円の価値が安くなることを「円安」と言う。
（2）円高のときには、輸出業者には不利な状況になるため、輸出業者の株価は下落傾向になりやすい。
（3）円高のときには、海外に生産拠点を移すといった産業の空洞化が起こりやすくなる。
（4）円安のときには、貿易摩擦が起こりやすくなる。
（5）円高になると、外貨を円に換える動きが活発になる。
（6）該当なし

解答（6）
円高と円安は、**逆の事象**（輸出⇔輸入／有利⇔不利）になっていることを覚えておこう。

👆 プラス10点ワンポイント

輸出も輸入も多い日本においては、円高・円安のどちらが有利かということを言い切ることはできません。

出る順 第10位

トラブルになりやすい販売手法

➡ 本冊P.295～296

アポイントメント セールス	「あなたが選ばれました！」と電話や郵便などで連絡。カフェなどに呼び出し、絵画や宝石など高額な商品を購入させる。
キャッチセールス	街頭や路上で「アンケートにご協力ください」などと声をかけ、営業所やカフェに同行し、化粧品や宝石、エステ会員権などを購入させる。
SF商法 （新製品普及商法）	会場に人を集め、日用品の無料配布や格安販売でお得さを感じさせて雰囲気を盛り上げておき、羽毛布団など高額商品を購入させる。
マルチ商法	「会員になって商品を購入し、家族や友人を紹介すれば簡単に利益が得られる」などと勧誘し、健康食品や化粧品などを購入させる。
ネガティブオプション （送り付け商法）	注文していないのに一方的に商品を送り付け、断りの意思を示さない場合は商品代金の請求をしてくる。
振り込め詐欺	身内を装い「緊急でお金が必要だ」と言い、現金を振り込ませる。

試験ではこう出る！ 予想問題に challenge

振り込め詐欺に関する記載として、最も適当なものを選びなさい。該当するものがない場合は、（6）を選びなさい。

（1）日用品の無料配布などで会場の雰囲気を盛り上げて、高額商品を購入させる。

（2）水道局員や消防署員を装って訪問し、浄水器や消火器などを購入させる。

（3）霊感があるように装い、「悪霊を祓うために必要」と高額な商品を購入させる。

（4）街頭や路上で「アンケートにご協力ください」と声をかけ、営業所やカフェに同行し、化粧品や宝石、エステ会員権などを購入させる。

（5）身内を装い、「緊急でお金が必要」と指定した口座へ現金を振り込ませる。

（6）該当なし

解答 （**5**）

（1）SF商法　　（2）かたり商法　　（3）霊感商法　　（4）キャッチセールス

近年の出題傾向

様々な販売手法の中から、毎回種類を変えて出題される傾向にあります。巧妙になっていく販売手法とその手口を、しっかり関連付けて覚えましょう。

重要用語集

 第1章　栄養と健康

アミノ酸
たんぱく質の最小単位。体の構成にかかわるものは20種類とされる。一つでも欠けると骨や血液を作るのに必要なたんぱく質が作れないため、食事からバランスよく摂取する必要がある。

運　動
心と体の健康を保つための3本柱の一つ。無酸素運動（アネロビクス）と有酸素運動（エアロビクス）がある。心臓・肺の機能や免疫力の向上、血管・骨を丈夫にするなどの効果があるが、効果は約72時間で消えるとされており、3日に1回以上の運動が望ましい。

基礎代謝量
体温維持・呼吸・脳や心臓を動かすなど、生命を維持するための最低限必要なエネルギー消費量。基礎代謝量に、使われる筋肉の緊張エネルギー量を加えたものを安静時代謝量、これに運動・作業・労働などの運動時の代謝量を加えたものを運動時代謝量と言う。

吸　収
消化された物質が小腸の細胞（小腸粘膜上皮細胞）を通過して、その中の栄養素が血液やリンパ液に取り入れられること。

休　養
睡眠によって疲れを取り除く「休」の部分と明日への活力を養う「養」の部分があり、睡眠や休息をとる、何もせずにゴロゴロするなどを消極的休養、仲間とコミュニケーションをとる、体を動かすなどを積極的休養と言う。

グリコーゲン
ブドウ糖が多数結合した多糖類。動物のエネルギーの貯蔵形態で動物性食品に含まれる。でんぷんがブドウ糖に分解されて小腸で吸収され、肝臓に送られるとグリコーゲンとして貯蔵される。必要に応じて再びブドウ糖に変換され、エネルギーとして利用される。

健康寿命
日常的・継続的な医療・介護に依存しないで、自分の心身で生命維持し、自立した生活ができる生存期間。WHOにより定義されている。

高血圧
血圧の高い状態が一定期間以上続くこと。動脈硬化が進行したり血栓ができやすくなったりする。自覚症状はほ

とんどない。危険因子は、遺伝のほか塩分の高い食事・喫煙・肥満・アルコール・ストレス・運動不足。

コレステロール

単純脂質や複合脂質を加水分解してできる誘導脂質の一つ。体に必要なコレステロールの70％は肝臓で合成され、残りは食品から摂取している。細胞膜や性ホルモン、副腎皮質ホルモン、胆汁酸、ビタミンDの材料となる。

脂　質

三大栄養素の一つ。水に溶けず、エーテルやクロロホルムなどの有機溶媒に溶ける性質を持つ物質の総称。エネルギーは1g当たり9kcal。小腸で吸収され、脂肪に再合成されて最終的に血液に入る。吸収には食後3～4時間かかる。余分な脂質は中性脂肪に再合成されて、体内に貯蔵される。

脂質異常症

4つのタイプがあり、血中総コレステロール220mg/dℓ以上を高コレステロール血症、血中中性脂肪150mg/dℓ以上を高中性脂肪血症、血中HDLコレステロール40mg/dℓ未満を低HDLコレステロール血症、血中LDLコレステロール140mg/dℓ以上を高LDLコレステロール血症と言う。自覚症状はない。

脂肪酸

単純脂質や複合脂質を加水分解してできる誘導脂質の一つ。常温で固体、酸化しにくい飽和脂肪酸、植物性油脂に多く含まれ、常温で液体・酸化されやすい不飽和脂肪酸がある。

消　化

摂取した食物の成分を、吸収されやすい最小単位の栄養素にするために消化管内で起こる反応。咀嚼や胃腸の蠕動運動、腸の分節運動などの機械的な運動で消化される物理的消化、消化酵素で栄養素を分解する化学的消化、大腸の腸内細菌で分解を促進し、腐敗・発酵などを起こす生物的消化がある。

消化器官

消化に関係する器官の集まり。口・食道・胃・小腸・大腸・肛門までの食物の通路で約9mの長い1本の管である消化管と、消化液を分泌する肝臓・膵臓・胆のうの付属器官からなる。

食物繊維

人の消化液では消化できない難消化性成分の総称。多量に摂取することで、カルシウムや鉄などの重要な栄養素の吸収が妨げられたり、下痢などを引き起こしたりすることもある。水溶性食物繊維と不溶性食物繊維がある。

代　謝

小腸で吸収された栄養素が肝臓を通って全身をめぐり、エネルギー源や体の構成成分となって必要な部位で利用されること。

たんぱく質

三大栄養素の一つ。骨や筋肉、血液、酵素、ホルモン、免疫抗体などになる栄養素。エネルギーは1g当たり4kcal。小腸でアミノ酸に分解、吸収され、体の各組織でたんぱく質に再合成される。肉類・魚類・卵・牛乳・乳製品などに含まれる動物性たんぱく質と、大豆・大豆加工品に多く含まれる植物性たんぱく質がある。

でんぷん

ブドウ糖が多数結合した多糖類の一つ。植物のエネルギーの貯蔵形態で、米や小麦などに多く含まれる。

糖　質

単糖類・二糖類・少糖類・多糖類に分類できる。消化・吸収後にエネルギーになり、エネルギーは1g当たり4kcal。体内で消化されない食物繊維と合わせて炭水化物と言う。日本人は全エネルギーの約60%弱を糖質から摂取している。

糖尿病

膵臓から出るインスリンの量や作用が不十分で血糖値が高くなり、全身の血管や神経に負担をかけ、全身の細胞の働きが低下した状態が続くと糖尿病型になる。空腹時血糖が126mg/dℓ以上で、HbA1cが6.5%以上で糖尿病型と診断される。

動脈硬化

動脈の壁に脂質が付くことで壁が厚く硬くなって血管の内側が狭くなり、血液の循環が悪くなること。LDLコレステロール140mg/dℓ以上が目安。自覚症状はなくても放置しておくと、脳梗塞・狭心症・心筋梗塞・大動脈瘤など、生死に直結する病気になることもある。

特異動的作用

食物を摂取することによって、エネルギー生産が高まること。食事誘導性熱代謝とも言う。

トランス脂肪酸

食品の食感や風味を出したり食品の保存性を高めたりするため、植物油に水素を添加する過程で発生する脂肪酸のこと。

BMI

国際的な体格指数。BMIが25以上になると、高血圧・脂質異常症・糖尿病などにかかりやすくなるとされている。体重（kg）÷身長（m）^{2}で算出される。

ビタミン

三大栄養素が体内でスムーズに働くために不可欠な栄養素。必要量はごく微量だが、体内ではほとんど作ることができない。油脂やアルコールに溶けやすい脂溶性ビタミンと、水に溶けやすい水溶性ビタミンがある。

必須アミノ酸

20種類のアミノ酸のうち、体内で作れない9種類のアミノ酸。バリン・ロイシン・イソロイシン・リジン・ヒスチジン・メチオニン・フェニルアラニン・トリプトファン・スレオニンが該当。残りの11種類は他のアミノ酸から合成することができる非必須アミノ酸。

必須脂肪酸

体内で合成できないか体内合成量が足りないため、食物から摂取しなければならない脂肪酸。リノール酸・アラキドン酸・γ-リノレン酸などのn-6系の脂肪酸と、魚の油に多く含まれているα-リノレン酸・イコサペンタエン酸（IPA）・ドコサヘキサエン酸（DHA）などのn-3系の脂肪酸がある。

ブドウ糖

単糖類の一つで、脳のエネルギーになる。ブドウ糖＋果糖はショ糖・ブドウ糖＋ガラクトースは乳糖・ブドウ糖2つは麦芽糖と言う。

ミネラル（無機質）

人体を構成する約60種類の元素のうち、酸素・炭素・水素・窒素を除いた残りの元素。健康を保つために不可欠な16種類のミネラルを必須ミネラルと呼び、主要ミネラル（カルシウム・リン・マグネシウム・カリウム・ナトリウム・イオウ・塩素）と微量ミネラルに分けられる。

メタボリックシンドローム

内臓脂肪症候群とも言う。内臓脂肪型肥満（腹囲が男性：85cm以上、女性：90cm以上）に、高血糖（空腹時血糖110mg/dℓ以上）、高血圧（最高血圧130mmHg以上、最低血圧85mmHg以上のいずれかまたは両方）、脂質異常症（中性脂肪150mg/dℓ以上、HDLc40mg/dℓ未満のいずれかまたは両方）のうち2つ以上を合併した状態を指す。

第2章 食文化と食習慣

味の相互作用

2種類以上の呈味物質が混ざると味の感じ方に変化が起こる。変化には、対比効果・抑制効果・相乗効果がある。

エスニック料理

タイやベトナム、トルコなどの東南アジアや中近東などの料理。

懐石料理

茶会などの席で出される濃茶をおいしく飲むための軽い食事。折敷（一尺四方の脚のない銘々膳）を使う。銘々盛りの料理と大皿盛りの料理があるが、盛り付ける量は少量である。向付・汁・飯・椀盛り、焼き物の一汁三菜が基本。これに箸洗い・八寸・強肴・湯桶・香の物・茶と菓子が出される。

会席料理

宴席で酒を楽しむための料理。お品書きに従って、一品ずつ出す場合と、すべての料理を一度に配膳する場合がある。前菜・刺身・吸い物・口代わり・焼き物・揚げ物（または煮物）・蒸し物・和え物（または酢の物）・止め椀・香の物・飯・水菓子といった献立構成。

賀　寿

長寿の祝い。数え年で一定の年齢に達したときに、そこまで長生きしたことを祝う。61歳を祝う還暦、70歳を祝う古稀、77歳を祝う喜寿、80歳を祝う傘寿、88歳を祝う米寿、90歳を祝う卒寿、99歳を祝う白寿などがある。

郷土料理

その地域でとれる食材や調味料、調理方法で作られてきた伝統的な料理。土地特有の生活習慣や条件のもとで、生活の知恵や工夫の中から生まれ、受け継がれてきた。

五　法

切る（刺身）・焼く（焼きもの）・煮る（煮物）・蒸す（蒸し物）・揚げる（揚げ物）を、調理の五法と言う。

五　味

甘味・酸味・塩味・苦味・うま味を、五味と言う。

山水の法則

盛り付けるときに、向こう側を高く手前を低くし、立体的に山と谷を作ること。

卓袱料理

江戸時代初期に長崎で生まれたもので、西洋料理や中国料理を日本化させた食事様式。卓袱とは中国で食卓に掛ける布のことを意味し、円卓を囲んで大皿に盛られた料理を各自が取り分けて食べる。

旬

ある食材が、他の時期よりも新鮮でおいしく食べられる出盛りの時期。新鮮でおいしいだけでなく、その季節に必要な栄養素も豊富。旬の出始めを旬の走り、その季節に初めて収穫したものを初物と言う。最盛期を旬の盛りと言い、狭義ではこの期間が「旬」。旬の終わり、最盛期を過ぎた頃を旬の名残、旬外れと言う。また、1年中食べることができ、旬を感じさせない食材を時知らずと言う。

精進料理

魚介類や肉類などの動物性食品を一切使用せず、植物性食品のみで作る。だしは昆布やしいたけで、たんぱく質は、豆腐・湯葉などの豆類・野菜でとる。

身土不二 <small>しんど ふじ</small>

「身体と環境は切り離せない関係である」という意味。その土地に育った食べ物を食べることが、その土地に暮らす人間の体に最も合っているということを表している。

スローフード運動

イタリア発祥の食を中心とした地域の伝統的な文化を尊重し、生活の質の向上を目指す世界運動。①希少で消えようとしている食品を保護する、②一定の基準を満たす小規模生産者を直接支援する、③子どもをはじめとする消費者に味などの感覚を通じた食教育を行う、④消費者と生産者を結ぶ──などの活動を行っている。

西洋料理

フランス料理をはじめとして、イタリア料理、スペイン料理など欧米各国の料理の総称。香りを楽しむ料理と言われ、香辛料を用いた加熱料理が中心。主材料は牛・豚・鶏などの肉類と乳製品で、味付けは一般的に濃厚。

節　句

季節の変わり目を指す言葉。その行事食を食べて節句を祝うことで、次の季節の食べ方に変える意味合いもある。五節句は、人日の節句（1月7日）、上巳 <small>じょうし</small> の節句（3月3日）、端午 <small>たんご</small> の節句（5月5日）、七夕 <small>たなばた</small>（七夕 <small>しちせき</small>）の節句（7月7日）、重陽 <small>ちょうよう</small> の節句（9月9日）。

地産地消

「地域生産＋地域消費」の略。地域で生産された農産物や水産物などをその地域で消費することを表す。新鮮なものが手に入る、消費者として安心感が得られる、輸送にかかるエネルギーやコストが節約できる、地域経済の活性化、伝統的食文化の継承、食料自給率の回復につながるなどのメリットがある。

中国料理

味を楽しむ料理と言われ、調理法よりも調味中心で味付けを重視する。様々な材料が使われ、料理の種類が多い。料理を1つの皿に盛り、取り分けて食べる。

通過儀礼

人生の各節目での祝い事。帯祝い、お七夜 <small>しちや</small>、初宮参り、お食い初め <small>くいぞめ</small>、初節句、七五三、十三参りなどがある。

日本料理

目で楽しむ料理と言われ、色彩や形が美しく、また盛り付け方や外観など見た目を重視する。主材料は魚介類や季節の野菜で、だしを基本に淡白で繊細な味付けで、素材の味を生かす。

煮　る

調味料液中で加熱する方法で、加熱しながら調味できることが特徴。煮物の種類には、次のようなものがある。煮上げ：落とし蓋 <small>ふた</small> をして、煮汁が少量になるまで十分に煮ること。

重要用語集

煮切り：酒やみりんを煮立たせて、アルコール分を蒸発させること。または、煮汁がなくなるまで煮詰めること。

煮こごり：ゼラチン質の多い魚や肉の煮汁を冷やして、ゼリー状に固めること。

煮転がし：イモ類などを鍋の中で転がしながら、煮汁をからめて煮詰めること。

煮しめ：食材を崩さないように時間をかけて煮ること。醤油などの煮汁がよく染み込み、味や色が付く。

煮付け：煮汁の味を染み込ませるように煮ること。煮しめより短時間で煮る。

年中行事

正月・節分・五節句・彼岸・花見、盂蘭盆会・新嘗祭・冬至・大晦日など、毎年同じ日や時季に家庭や地域で行われる儀式や催し。各年中行事には季節感や地域性が見られる行事食がある。

箸使い

箸を持ち上げるときは、右手で箸の中央を持って取り上げて左手を下から添え、右手を回して下から添えて持ち替える。置くときは、左手を下から添え、右手を回して上から中央を持って置く。なお、マナーに反した使い方を嫌い箸と言い、移り箸・逆さ箸・刺し箸・涙箸・迷い箸・寄せ箸などがある。

ハレとケ

「ハレ」とは儀礼や祭り、年中行事などの非日常、「ケ」は日常の生活。正月・季節行事・誕生日・結婚式など特別な日を「ハレの日」と言い、季節の食材を使った行事食やご馳走を食べながら祝う。普段の日は「ケの日」。

フードマイレージ

生産地から食卓までの距離が短い食料を食べたほうが環境への負荷が少ないという考え方から、輸入食品が食卓に運ばれるまでにかかったエネルギーを数値化したもの。輸入相手国別の食料輸入量（t）×輸出国から輸入国までの距離（km）で算出し、t・kmで表す。

包 丁

鋼・ステンレス・セラミックなどの材質で、和包丁・洋包丁・中華包丁などがある。刃元・刃の中央・刃先・峰など、各部位を食材によって使い分ける。

本膳料理

一人ひとりの正面に膳を配る日本料理の正式な膳立て。一汁三菜を基本に、宴席の規模に応じて二汁五菜、三汁七菜と料理の数を増やしていく。膳の数は本膳・二の膳・三の膳が基本だが、料理の数によって与の膳、五の膳と増やしていく。脚付きの銘々膳を使い、盛り付けはすべて銘々盛りが基本。

味 覚

甘味・酸味・塩味・苦味・うま味を五味と言い、そのほかに、辛味・渋味・えぐ味など様々な味がある。食べ物の味は舌の表面の味蕾細胞で感じとり、味覚神経を通じて脳に伝わり感知される。

第3章　食品学

アナフィラキシーショック
食物アレルギーの症状のうち、血圧の低下、呼吸困難などの死に至る可能性のある重篤なショック症状。

一般JASマーク
品位・成分・性能等の品質について、日本農林規格（JAS規格）を満たす食品や林産物などに付けられる。

遺伝子組換え表示
日本において遺伝子組換えが認められているのは8農産物（ジャガイモ・大豆・テンサイ・トウモロコシ・ナタネ・綿・アルファルファ・パパイヤ）。8農産物とこれらを主な原料とする食品は、表示方法が定められている。

栄養成分表示
食品表示法によって表示基準が定められており、エネルギー（熱量）・たんぱく質・脂質・炭水化物・食塩相当量をこの順番で含有量を表示する。表示単位は100g・100m*ℓ*・1食分・1箱・1枚など。

機能性表示食品
事業者の責任において、科学的な根拠に基づいて機能性を表示した食品で、安全性と機能性の根拠に関する情報を消費者庁長官に届け出られたもの。

強調表示
加工食品の栄養成分や熱量について、適切な摂取ができるなどの表示をすること。誇張表現にならないように基準値が設けられている。表示方法は、豊富・ノン・控えめなど。

消費期限
保存方法に従い保存し、容器包装が未開封でも製造・加工されてから品質が急激に劣化しやすい食品に記載される期限表示。腐敗・変敗せず、食中毒などが発生する可能性がないとされる期限。製造・加工されてから、おおむね5日以内のものが対象。年月日で表示。

賞味期限
保存方法に従い保存し、容器包装が未開封の場合、品質が急激に劣化しない食品に記載される期限表示。品質特性を十分に保持できるとされる（おいしく食べられる）期限。製造・加工されてから、おおむね6日以上のものが対象。年月日または年月で表示。

食品表示法
これまで、JAS法・食品衛生法・健康増進法・計量法・景品表示法など複数の法律によって定められていた食品表示について、規定を一元化した食品表示法が2015年4月より施行されている。

食物アレルギー

食品に含まれる物質が原因で引き起こされる症状。皮膚のかゆみ、じんましん、下痢、腹痛などが代表的。アレルギーを起こす原因となる物質がアレルゲンで、小麦・鶏卵・牛乳を三大アレルゲンと呼ぶ。この3つに加え、症例数の多いエビ・カニ・症状が重篤（じゅうとく）になるそば・落花生の7品目を特定原材料と言う。また、特定原材料に準ずるものとして20品目が定められている。

真空調理食品

生または下処理された食材をフィルムで真空包装し、加熱・急速冷却したもの。

チルド食品

食品の凍結が始まる−5〜−3℃と、有毒菌などの発育を阻止する温度帯である3〜5℃の間で流通販売されるもの。

特定保健用食品

体の生理的機能などに影響を与える特定の保健機能成分を含む食品のうち、表示を消費者庁が許可した食品。表示例は「虫歯の原因になりにくい」など。

特別用途食品

病人用の食品、乳児用調整粉乳、妊産婦・授乳婦用粉乳、高齢者用低カロリー甘味料など、特別の用途に適するという表示を消費者庁が認可した食品。

有機JASマーク

有機JAS規格を満たす、農産物・畜産物・加工食品・飼料に付けられる。有機JASマークが付けられていない農産物と農産物加工食品には「有機○○」などと表示することはできない。

冷凍食品

食材に下処理を行い、急速に凍結させて包装したもの。

レトルトパウチ食品

レトルト食品とも言い、調理済みの食品を密閉し、加圧熱殺菌釜で高圧加熱殺菌したもの。

 第4章　衛生管理

遺伝子組換え技術

ある農産物から有用な性質を持つ遺伝子を取り出し、別の農産物に取り入れて新しい性質を持たせること。正確性、多品種・他品種で取り込める、短期間でできるなどのメリットがある一方、生物多様性への影響や摂取した場合の人体への影響が懸念されている。

ウェルシュ菌

生体内毒素型の細菌性食中毒の一つ。原因食品は、カレー・シチュー・スープ・グラタン（大量調理したもの）など。生物の消化管に存在。潜伏期間は8〜20時間で、主な症状は腹痛・下痢。

ADI（Acceptable Daily Intake）

食品添加物の1日の摂取許容量。毎日生涯にわたってとり続けたとしても、健康に問題はない量とされている。安全な摂取量の1日当たりの平均値÷体重（mg/kg/日）で算出される。

黄色ブドウ球菌

食品内毒素型の、細菌性食中毒の一つ。食品全般が原因となり、人の皮膚、傷口などに存在。菌は熱に弱いが、毒素は熱に強い。潜伏期間は1〜3時間で、主な症状は、激しい嘔吐・下痢・腹痛。

環境ホルモン

正式名称は外因性内分泌かく乱化学物質。体内のホルモン作用に変化を起こさせ、その個体や子孫に健康障害を誘発する物質で約70種類ある。中でもダイオキシン類は、生ごみの焼却で大気中に排出されると植物や土壌、水などを汚染。食物連鎖で人間に蓄積されると考えられている。

カンピロバクター

感染型の細菌性食中毒の一つ。原因食品は、加熱不足の肉料理（鶏肉・牛レバー刺し）・飲料水など。微好気性で熱や乾燥に弱い。潜伏期間は2〜7日で、主な症状は、腹痛・下痢・発熱・血便。

サルモネラ菌

感染型の細菌性食中毒の一つ。原因食品は、肉・鶏卵など。人や鳥や動物の消化管に存在し、熱に弱い。潜伏期間は8〜48時間で、主な症状は発熱・腹痛・下痢・嘔吐。

食品添加物

食品衛生法では、「食品の製造の過程において又は食品の加工若しくは保存の目的で、食品に添加、混和、浸潤その他の方法によつて使用する物をいう」と定義されており、種類や量が規制されている。

セレウス菌

細菌性食中毒の一つ。食品内毒素型と生体内毒素型がある。食品内毒素型はチャーハンなどでんぷんの多い食品が原因で、日本で多発。潜伏期間は1〜5時間で主な症状は、嘔吐・腹痛。生体内毒素型は肉製品・プリンなどが原因食品で、欧米で集団発生。潜伏期間は8〜16時間で、主な症状は腹痛・下痢。

腸炎ビブリオ

感染型の細菌性食中毒の一つ。原因食品は生鮮魚介類などで、海水中で増殖し真水・熱に弱い。潜伏期間は10〜18時間で、主な症状は激しい腹痛・下痢・発熱・嘔吐。

重要用語集

腸管出血性大腸菌

生体内毒素型の細菌性食中毒の一つ。原因食品は、飲料水・加熱不足の肉類・生野菜など。ベロ毒素を産生し、胃酸中でも生存。感染力が強い。潜伏期間は1〜9日で下痢、腹痛から血便、激しい腹痛に変化し死に至ることもある。

低温長時間殺菌法

牛乳の加熱殺菌処理方法の一つで、パスチャライズ、LTLT製法とも言う。63〜65℃で30分の加熱を行う。牛乳の加熱殺菌処理方法にはこの他、72〜85℃で2〜15秒の加熱を行う高温短時間殺菌法（HTST製法）、120〜130℃で2〜3秒の加熱を行う超高温短時間殺菌法（UHT製法）、135〜150℃で1〜4秒の滅菌処理を行う超高温短時間滅菌法がある。

鳥インフルエンザ

鳥類が感染するA型インフルエンザウイルス。感染した鳥やその排泄物、死骸・臓器などに濃厚に接触することによってまれに人間への感染が見られる。潜伏期間は1〜10日（多くは2〜5日）で、発熱・呼吸器症状・下痢・多臓器不全などの症状。

ノロウイルス

ウイルス性食中毒の一つ。原因食品は生牡蠣などの貝類（加熱が不十分なもの）、生野菜などで、人から人へ感染。飛沫感染など、感染力が強く、低温に強い。潜伏期間は24〜48時間で、主な症状は、腹痛・下痢・発熱・嘔吐。

HACCP

Hazard Analysis Critical Control Pointの略で、ハサップまたはハセップと呼ばれる。

BSE

牛のプリオンというたんぱく質が異常な型に変化して脳に蓄積されて脳がスポンジ状になり、異常行動をとるなどの神経症状を起こす病気。人間への感染も確認されている。特に危険性の高い部位（特定危険部位）は、脳・脊髄・眼球・扁桃・回腸とされている。

5S活動

整理、整頓、清掃、清潔、躾（習慣づけ）の5つ。最近では、この5Sに、洗浄・殺菌を加えた7S活動を実践しているところが増えている。

腐　敗

いわゆる「腐った状態」。食品中のたんぱく質が腐敗細菌の酵素作用によって分解され、悪臭がしたり、刺激の強い味になったりすること。

変　質

食品の鮮度が失われ、乾燥や変色、変形が起きたり、異臭がしたりして、外観や内容に変化が生じること。

変敗
へんぱい

油脂が劣化して、異臭がしたり、粘り気が出たり、色や味が悪くなったりすること。特に、空気に触れるところでの放置や直射日光で油脂が劣化することを酸化型変敗（酸敗）と言う。

ボツリヌス菌

食品内毒素型の細菌性食中毒の一つ。原因食品は、びん詰・缶詰など。土壌に存在し、嫌気性（けんきせい）。熱に弱いが毒素の毒性は非常に強い。潜伏期間は12～36時間で、主な症状は、嘔吐・下痢・視覚障害・言語障害。死に至ることもある。

 第5章　食マーケット

EOS（Electronic Ordering System）

オンライン受発注システム。企業間の受発注をオンラインでつなぐことで効率化が図れる。

EDLP

「Every Day Low Price」の略で、特売期間を設けず常に低価格で販売をしていること。

カテゴリーキラー

特定のカテゴリー（分野）に特化し、その分野の豊富な品揃えや低価格を武器に、販売展開する小売業者。

QSC

フードサービス店の運営・管理で、営業活動戦略として用いられる「Quality（質）・Service（奉仕）・Cleanliness（清潔）」の3つの視点のこと。

クイックレスポンス（QR）

生産から販売までにかかるすべての無駄を省くことで生み出されたコストを、販売価格の値下げなどによって消費者へ還元すること。

ジャストインタイム

「必要なものを、必要なときに、必要なだけ」という考え方。多頻度小口物流を可能にするシステム。

スーパーバイザー

本部の経営方針に沿って現場の責任者や運営者に指導・教育をし、店の売上増などの成果を上げるように管理・監督する担当者。

建値
たてね

「建値段」の略で、メーカーが卸売業者や小売業者に対して販売数量や販売価格などを設定する制度。日本的商慣行の一つで、取引価格、販売価格の基準となる。

チャンスロス

機会損失とも言う。欠品（発注ミスや補充忘れなどで商品が品切れすること）など、人的なミスが原因で売ることができず、得られたはずの利益を逃すこと。

NB

ナショナルブランド（National Brand）の略。メーカーが自社ブランド名を付けて、全国規模で展開している商品。

中食

外で調理された料理を、家庭やオフィスなどに持ち帰って食べる食事の形態のこと。惣菜などがこれにあたる。

パワーセンター

同一敷地内に複数のカテゴリーキラーやディスカウントストア、スーパーマーケットなどが集合し、駐車場を共有する郊外型のショッピングセンター。

PB

プライベートブランド（Private Brand）の略。小売業者や卸売業者などの流通業者が、独自に企画・開発したものをメーカーに生産を委託し、製造した商品。

フランチャイズチェーン

本部企業（フランチャイザー）と契約を結んだ加盟店（フランチャイジー）が販売を行う経営形態。本部は加盟店に対し、商標・商品提供・経営指導などを行い、加盟店は本部に対し、加盟料（イニシャルフィ）や商品売上に基づいた経営指導料（ロイヤリティ）を支払う。コンビニエンスストアやファストフードなどが該当。

ホームミールリプレースメント（HMR）

ミールソリューションの手法の一つ。直訳すると「家庭の食事に代わるもの」を意味し、そのまま食べられたり、下ごしらえがされてセットになっていたりする食材を指す。

POS（Point Of Sales）システム

「販売時点情報管理」の意味で、レジに導入されているシステム。何が、いつ、いくらで売れたかを管理できる。

マーチャンダイザー

消費者の求める商品を適切な数量・価格・タイミングなどで提供するため、商品の仕入れや販売計画などについての権限・責任を持つ担当者。

ミールソリューション（MS）

食事での悩みや問題に解決策を提案するマーケティング戦略。具体的には食事メニューのアイデアの提供、簡便食材の開発、消費者に役立つ情報を掲げたPOP、陳列など。食生活アドバイザー®の重要な役割の一つでもある。

リベート

日本的商慣行の一つで、メーカーが自社商品の取引高や売上高などに応じて、卸売業者や小売業者に対して売上貢献の報酬を支払う制度。取引の報奨金や割戻金のように、契約時に売上実績や販売数量などをあらかじめ設定し、それを超えた分に対して支払う。

流通経路

商品が生産者から消費者に渡るまでの流れ。一般的には、メーカー→卸売業者→小売業者→消費者という道筋。チャネルとも呼ばれる。

レギュラーチェーン

資本や経営に関して、本部が店舗を直営でチェーンオペレーションする本格的なチェーンストア。主に百貨店やスーパーマーケットなどが該当。

ワントゥワンマーケティング

消費者一人ひとりにターゲットを絞り、アプローチするマーケティング手法。購買履歴データや属性を販売に結び付ける。

 第6章　社会生活

円　高

相対的に円の価値が高くなること。1ドル＝100円から1ドル＝80円になるような状態を指す。円高になると輸入は有利、輸出は不利になる。

円　安

相対的に円の価値が安くなること。1ドル＝100円から1ドル＝120円になるような状態を指す。円安になると輸入は不利、輸出は有利になる。

オンラインショッピング

インターネットを通して買物をすること。電子商取引（eコマース）の一つで、パソコンやスマートフォン、携帯電話などで、企業のサイトから商品を購入する。代金の支払いは、クレジットカードや代引きが主流。

カロリーベース自給率

食料自給率を表す指標の一つ。「供給熱量自給率」とも呼ばれる。国内の生産量÷国内の消費量×100で計算。

クーリングオフ制度

消費者が一定期間に限り、契約を一方的に撤回・解除ができる制度。原則として契約書面を受け取った日から8日以内に書面で行う。適用外のものもある。

コーポレートガバナンス

企業統治と訳される。企業運営における監視を強化することで、正しく経営できているかを確認すること。

コンプライアンス

法令遵守と訳される。企業および従業員が法律を守り、道徳や倫理など社会的規範を守って行動すること。

サステナビリティ

企業活動の継続性のこと。企業の環境問題や経済活動、社会貢献活動などへの配慮により実現を目指す。

JAS法

正式には「農林物資の規格化等に関する法律」。「JAS規格制度」として、食品安全性確保のために消費者への情報開示を主な目的とする法律。

食品安全基本法

国・地方公共団体・食品事業者・消費者の責務と役割を明らかにするとともに基本的な方針を定め、食品の安全性の確保に関する施策を総合的に推進することを目的とする法律。

食品衛生法

食品の安全性確保のために、飲食に起因する衛生上の危害の発生を防止し、国民の健康増進を目的とする法律。

食料自給率

国内の食料生産で、国内の消費がどれだけ賄えるかを表した指数。通常、カロリーベース自給率を指す。日本の食料自給率は近年40%前後の低水準で横ばい状況が続いている。

スタグフレーション

物価が継続的に上昇していくインフレーションと、経済不況や経済停滞が複合した状態。

デフレスパイラル

物価が継続的に下落していくデフレーションと、経済不況や経済停滞が複合した状態。

PL法

PL（Product Liability）の頭文字で、製造物責任法の通称。商品の欠陥で消費者が生命・身体・財産に損害を受けた場合、消費者の保護と、製造業者の損害賠償の責任について定めた法律。

マネーストック

金融機関や政府が保有する預金などを除いた、市場に流通している通貨の総量。

リサイクル

循環型社会システムを構築していくための3Rの一つ。環境にかかる負荷を抑制し、無駄を取り除くことを目的にし、「再生利用」させること。

リデュース

3Rの一つ。製品の寿命を延ばしたり、製品を部分的に交換したりすることで、「減量」させることを意味している。

リユース

3Rの一つ。使用済みの製品を回収したりして、「再使用」することを指す。

LOHAS

Lifestyle of Health and Sustainabilityの略で、健康や地球環境の持続可能性を志向するライフスタイルや、その志向を持つ人のこと。